老年长期照护

Geriatric Long-term Care

主　编　宋岳涛　杨　兵

副主编　邓宝凤　张爱军

编　者（按撰写内容排序）：

宋岳涛　杨　兵　邓宝凤　张爱军　黄玉琦

李凤莲　纪冬梅　秦爱红　甄光军　王艳艳

陶　方　李海芳　樊　静　罗昌春　宋　暖

赵玉荣

秘　书　刘向国

中国协和医科大学出版社

图书在版编目（CIP）数据

老年长期照护／宋岳涛，杨兵主编. —北京：中国协和医科大学出版社，2015.3
ISBN 978-7-5679-0277-0

Ⅰ．①老…　Ⅱ．①宋…②杨…　Ⅲ．①老年人-护理　Ⅳ．①R473

中国版本图书馆 CIP 数据核字（2015）第 048584 号

老年长期照护

主　　编：宋岳涛　杨　兵
责任编辑：吴桂梅

出版发行：中国协和医科大学出版社
　　　　　（北京东单三条九号　邮编 100730　电话 65260378）
网　　址：www. pumcp. com
经　　销：新华书店总店北京发行所
印　　刷：北京佳艺恒彩印刷有限公司

开　　本：787×1092　　1/16 开
印　　张：19.25
彩　　页：1
字　　数：320 千字
版　　次：2015 年 5 月第 1 版　　2015 年 5 月第 1 次印刷
印　　数：1—5000
定　　价：30.00 元

ISBN 978-7-5679-0277-0

主 编 简 介

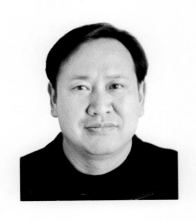

宋岳涛，山西静乐人，医学博士，研究员，现为北京老年医院老年病临床与康复研究所常务副所长及北京市中西医结合老年病学研究所副所长，是中国预防医学会老年病防治专业委员会第一届常务委员、北京市老年学学会健康与长期照护专业委员会副主任、中国老年学学会老年医学委员会委员和中华医学会老年医学分会第八届委员会老年基础医学专业学组委员。

近年来，致力于我国老年健康服务体系建设和老年健康服务模式等方面的研究，主要研究方向为老年综合评估和老年健康管理，先后负责完成"老年健康档案与诊疗信息动态管理系统"、"老年健康评估体系的建立"和"跌倒后及时评估与干预对提高老年生命质量的影响"等15项科研项目，负责组织实施"北京市社区老年医疗保健适宜技术的培训与推广"和"老年长期照护关键技术的培训"等老年卫生公益项目10余项。2006年和2012年两度获得北京市"十百千"卫生人才"百级"经费资助，2011年获得北京市卫生系统"215"人才工程建设项目老年医学学科骨干培养经费的资助。组织编写了《老年综合征管理指南》《老年综合评估》《老年病多学科整合管理》《老年跌倒及其预防保健》《老年病诊疗手册》《临终关怀与舒缓治疗》和《老年中期照护》等多部老年医学著作。

内 容 提 要

老年长期照护是老年医疗卫生服务中的一个重要环节。本书全面系统地论述了老年长期照护的基本理论和具体实践方法。全书共分九章。第一章为老年长期照护的概述，主要从回顾与展望、照护内容、服务模式、照护人员、准备工作、失能评估与质量控制等方面进行了阐述；第二章至第五章分别介绍了老年长期照护中的营养照护、生活活动照护、清洁照护和居家照护，是老年长期照护中最基本的服务内容；第六章和第七章分别介绍了常见老年综合征和老年问题的照护，是老年长期照护中最具特色的服务内容；第八章与第九章分别介绍了老年长期照护的备忘录和照护资源。

本书内容丰富，理论性和实用性兼备，并具有很强的针对性和操作性，可供老年医疗服务机构与养老服务机构中的照护人员使用和参考，也可作为老年专科护师（士）和养老护理员的培训教材。

序 言

长期照护（long term care）的概念起源于西方发达的老年社会，各国学者对长期照护的定义也各有不同。早在 20 世纪 80 年代国外学者就为其下过定义，是指为缺少某些自我看护能力的人在健康、个人看护及社会需求方面提供的各种服务。美国联邦长期照顾保险计划中的定义是：长期照护是指对不能自行料理日常生活的人所实施的一项照顾措施，可以通过各种途径得以实施，包括居家、助理设施或者护理院等。中国学者认为，老年人长期照护是老年人由于其生理、心理受损，生活不能自理，因而在一个相对较长的时期甚至在生命存续期内都需要他人给予各种帮助的总称。我国现阶段长期照护一般是指为失能人群提供生活照料、康复护理、精神慰藉、社会交往和临终关怀等综合性、专业化的服务。

北京市中西医结合老年病学研究所，致力于我国老年健康服务体系建设和老年医疗服务模式的研究，他们将"老年长期照护"作为一种至关重要的老年医疗卫生服务模式来进行推广。与此同时，北京老年医院护理部也将常见老年综合征或老年问题的照护作为老年护理的服务特色在全国进行推广。为了推动我国老年长期照护服务体系建设的不断向前发展，由北京老年医院老年病临床与康复研究所牵头、护理部密切配合，组织人员编写了《老年长期照护》这本老年护理方面的学术专著，但愿此书能成为老年医疗服务机构和养老服务机构中照护人员的良师益友。

老年长期照护是介于医疗卫生服务和养老服务之间的一种老年照护服务模式。由于我国目前医疗卫生服务由卫生计生委负责管理，而养老服务由民政部门管理，致使我国的老年长期照护服务缺乏宏观政策方面的支持及长远规划的顶层设计，医养结合缺乏有效的衔接机制和运行管理办法。再加上我国目前缺乏以国家层面的老年长期照护保险做保障，老年人的长期照护问题一直得不到有效的解决。鉴于上述原因，《老年长期照护》这本书没有过多地涉及国家政策和体制方面的问题，而是从普及推广老年长期照护适宜技术的角度进行撰写，适合于老年医疗服务机构和养老服务机构中的照护人员使用。

北京老年医院是一家以老年医疗服务为特色的三级医院，在老年长期照护方面，通过近十年的国内外交流与积极探索，已积累了一定的经验。我院针对老年人年老体衰、多病共存的特点，在国内率先建立了以人为本、以综合功能评估和多学科团队整合管理为特色的老年照护服务模式，为老年人开展健康促进、慢性病管理、危急重症救治、中长期照护、临终关怀和舒缓治疗等一系列连续性的服务。在《老年长期照护》这本书中融进了我院的管理理念及成功的经验，但愿读者能从中受益。鉴于我们认识上的限制、经验上的不足和文字功底上的肤浅，书中可能会有不少疏漏之处，欢迎大家给予批评指正！

陈　峥

2015 年 1 月

前　言

　　老年长期照护，是介于老年医疗服务与养老服务之间的一种照护服务模式，具体是指老年人由于生理或心理受损生活不能完全自理，因而在一个较长时期内甚至无限期都需要别人在日常生活中给予广泛帮助，包括日常生活照料、医疗护理、精神慰藉、社会支持和临终关怀等综合性的服务。

　　老年长期照护的服务对象为失能老年人，失能老年人分部分失能和完全失能两种。老年人随着年龄的增长，生活自理能力不断下降，失能、半失能老年人数量不断攀升，预计到 2020 年，我国失能老年人口将达 4800 万，其中完全失能者将超过 2185 万人。失能老年人数量的迅速增加，对家庭、单位和社会都造成了巨大的压力，老年长期护理的需求缺口巨大。

　　《老年长期照护》这本书涵盖了老年长期照护的发展历史、照护内容、服务模式、照护人员、准备工作、失能评估与质量控制，详细介绍了老年人生活活动照护、清洁照护、居家照护和营养照护等基本服务内容，重点突出了老年人常见综合征和常见照护问题的关键技术，最后推荐了老年长期照护的备忘录和照护资源。本书既可作为老年医疗服务机构和养老机构中照护人员的学习资料，又可作为老年专科护师（士）和养老护理员的培训教材。希望读者能够从中获得启迪，能够通过本书的学习将护理知识应用到实际工作中去，促进我国老年长期护理服务体系的建设，推动我国老年护理事业的发展。

　　北京老年医院近年来组织实施了"北京老年健康服务体系"的建设，为区县级老年医院和基层社区卫生服务机构的医护人员举办了多期"老年长期照护适宜技术的培训"。为了更好地发挥老年长期照护在临床实践中的作用，北京老年医院老年病临床与康复研究所组织编写了《老年长期照护》这本书，但愿能成为老年服务工作者的良师益友。

　　本书的出版，得到国家卫计委医改项目"老年长期护理服务体系建设研究"数据资源方面的支持，有赖于北京市卫生系统"215"人才工程建设项目学科骨干培养经费、北京市卫生局 2014 年度老年卫生项目"北京老年健康服务体系的建设"等项目经费的支持，在此真诚致谢国家卫计委医改办、中共北京市委组织部、北京市卫计委和北京老年医院的各级领导！

　　在编写本书的过程中，北京老年医院的陈峥院长给予了悉心指导，也得到了医院护理骨干的大力支持，来自山西医科大学的刘江永、侯文运、司旭东、宋军来和胡旭磊5位同学在资料的收集和整理中付出了辛勤的汗水，研究所全体人员也给予了密切配合，所有的编委不辞劳苦、加班加点倾注了大量的心血，在此一并致以诚挚的谢意！由于编写时间仓促，编者水平有限，书中的缺点和错误在所难免，敬请读者朋友不吝赐教。

宋岳涛　杨　兵

2015 年 1 月 20 日

目　　录

第一章　长期照护概述

第一节　回顾与展望

随着全球老龄化的加剧，老年长期照护的服务需求日益增加。老年长期照护服务是指为日常生活活动需要帮助的老年人所提供的一系列服务。老年长期照护制度是当今社会保障制度的必要补充，且随着全球老龄化问题的日益严重而显示出越来越独特的作用。由于我国社会保障制度不完善，加之在老年照护方面缺乏丰富的经验，致使我国老年长期照护服务发展严重滞后，远不能适应不断增长的老年健康服务需求。建立具有中国特色的老年长期照护服务体系，已成为人心所向、大势所趋的事情。

一、长期照护的基本概念

（一）长期照护的概念

长期照护的概念有多种解释。在美国 rene hancock group 长期照护保险的词汇表中是这样解释的：长期照护是提供给体力上和精神上不能独立照料自身的人们以广泛的医疗和非医疗服务。我国倾向于将长期照护定义为：为失能或失智者提供不同程度的健康护理、个人照料和社会服务，使其尽可能独立、自主，具有自尊和享受有品质的生活。

长期照护的概念起源于西方发达的老年社会，其服务对象是具有慢性病的患者和残障的人，而老年人则构成此类人中的绝大多数。长期照护的目标是满足那些患有各种疾患或身体残疾的人对保健和日常生活的需求，其内容包括从饮食起居照料到急诊或康复治疗等一系列正规和长期的服务。长期照护的时限暂无统一标准，是相对于临时照护、短期照护和中期照护而言的。有的人认为一个较为合理的长期照护应在 6 个月以上。

（二）老年长期照护的概念

老年长期照护是涵盖老年人日常生活服务和医疗服务的一种照料服务，具体是指老年人由于生理或心理受损生活不能完全自理，因而在一定时间内甚至终身都需要别人在日常生活中给予广泛帮助，包括日常生活照料、医疗护理和社会服务。医疗护理包括在医院中的临床护理，愈后的康复护理和临终关怀等。老年长期照护疾病转归的程度依其原因而彼此不同，有的时好时坏，有的基本维持老样子，而大多数的人则是愈来愈坏；也有一些个案例外，会发生戏剧性的复原。

（三）长期照护服务的特点

1. 正规和专业

这是长期照护最显著的特点。提供照护的场所可能是有专门设施的机构，例如医院、护理院和社区护理机构等；也可能是家庭。以家庭为场所的长期照护服务应由有组织和经过培训的居家照护服务者来提供，这是因为仅仅传统的非专业照护，如一般家庭照护，已经不足以使患病或失能老人维持正常的生活状态。但由于我国目前还没有建立比较完善的老年长期照护服务体系，故我国的老年长期照护服务还未完全步入正轨。

2. 持续时间长

长期照护一般持续时间很长，数月或数年，甚至是无期限的。需要长期照护者通常患有短期内难以治愈的多种疾患或长期处于残疾和失能状态。

3. 具有连续性

老年人因患病或失能程度或其他治疗的不同而需要不同的照护。如一位老人因患病住进了医院，急性期在医院接受手术治疗后，还需要到中期照护机构接受综合性的医疗、康复和护理服务；有些人恢复得比较缓慢或者难以完全治愈，在这种情况下，他们可能需要家庭病床服务或住进护理院，接受长期照护服务；经长期照护的部分患者，如处于生命末期，便应接受临终关怀与舒缓治疗服务。

4. 医疗护理和生活照料相结合

长期照护所提供的服务，已经超出了传统医疗护理或单纯生活照料的范畴，它是两者有机的结合和应用。在护理院和养老院服务中这个特点比较明显，社区服务中的上门服务和对长期住院患者的照护也属于长期照护的范围。正如前面谈到的，有些老年人，特别是高龄老人，处于患病和日常生活能力退化两种状况同时存在且相互影响的状态，单一的医疗保健服务不能满足他们的需求，他们需要的是集医疗和生活照护于一体的综合性服务。

二、长期照护的发展历史

（一）国外长期照护的发展历史

20 世纪 60 年代，瑞典将社区照顾作为老年福利政策中最关键的部分加以强调和实施，开启了老年长期照护的先河。20世纪80年代末和90年代初，美国长期照护保险发展迅速，成为美国健康保险市场上最重要的产品之一。1991年，英国发布了《社区照护白皮书》，强调建立以"促进选择与独立"为总目标的老年照护体系。1994年，德国正式立法通过《护理保险法》，使社会性护理保险成为并列于健康保险、意外保险、年金保险及失业保险的第五种社会保险。1998年，日本颁布了《护理保险法》，实施强制性互助型的护理保险制度。上述国家在老年长期照护服务方面取得的成功经验值得我们国家进行研究、应用和推广。

（二）国内长期照护的发展历史

我国是一个以"儒家文化"为主导的传统国家，大部分老年人在家庭养老。但随着经济发展及老龄化步伐的加快，传统养老方式正在逐渐弱化。由于家庭支持系统被"4-2-1"型家庭结构和"空巢家庭"的存在所破坏，自我照顾方式由于慢性病高发和经济条件而受到限制，社会支持系统也因不充足的老年照护设施和不完备的法律、法规和保险制度而难以满足老年照护服务需要，所以构建具有中国特色的老年长期照护服务体系逐渐进入国家和政府重要的议事日程。

从20世纪末开始，上海、广州和北京等国内较发达城市在借鉴国外老年护理服务体系建设经验的基础上，结合我国国情开始兴办福利院、敬老院和老年护理院，也陆续兴办了一些商业化的养老服务机构并提供一定的保险服务，使得老年长期照护事业得到了一定程度的发展。但由于没有国家宏观政策的引领和专项资金的支持，我国老年长期照护的整体发展举步维艰，体系建设远不能适应快速增长的老年长期照护服务需求，尤其是在经济欠发达地区，受经济落后、家庭养老功能弱化、农村劳动力输出、社区养老服务功能不健全等影响，老年长期照护的供需矛盾进一步加剧。因此，大力发展老年长期照护，加快老年长期照护的社会化进程，是我国应对人口老龄化挑战的迫切要求，对构建和谐社会和实现中华民族的伟大复兴具有重大的现实意义。

三、长期照护的现状

（一）国际现状

许多发达国家已经初步建立起以长期照护保险为核心，以服务机构为主体，以服务标准和规范为准绳，并辅之以家庭成员、社会工作者和志愿者共同参与的长期照护服务体系，成为了整个社会保障的最后一道防线。

1. 英国的老年长期照护服务

英国于 1991 年发布了《社区照护白皮书》，现已建成分工明确、条理清晰的老年照护服务体系。其照护模式为基本安全网模式，这种模式下的筹资通常由国家和（或）地方的税收以及使用者自付的费用组成，只有少数人可以获得享受公共资源的资格。照护服务内容包括日常生活照护、医疗照护以及社会服务等，其中强调家庭成员的照护。照护的对象主要是老年人和失能者。照护服务的质量具有严格的控制措施，如英格兰由中央政府出资支持社会护理监察委员会、一般性社会护理委员会及卓越社会护理研究所进行监管。

2. 美国的老年长期照护服务

美国商业照护保险发达，是基于社会安全网的自愿性质与强制性质相结合的医疗照护模式。美国目前的长期照护服务机构主要有营利性的私立服务机构、非营利性的服务机构、慈善机构举办的服务机构和政府公立的服务机构等。为了适应老年人失能水平，其服务内容较为复杂，包括个人照料、健康照料、社会心理服务、居住服务、看护服务和临终关怀服务等，能基本满足失能群体的生理需求、情感需求、精神需求及社会活动需求。在解决长期照护服务费用上，有医疗保险（medicare）、医疗救助（medicaid）、个人储蓄、家庭资助、健康保险、长期照护保险和反向贷款等多种选择。

美国长期照护有其专门的管理和服务机构。其中，美国卫生部负责联邦长期照护服务事务，各州卫生部门负责长期照护服务机构的资格审查等。美国住房与城市发展部、农业部分别设立了推动长期照护服务的项目，美国老龄署和相关的非政府组织如美国退休者协会、美国健康照料协会、美国老龄居家服务协会、美国临终关怀协会等为老年人提供长期照护的信息咨询和投诉服务。还有遍布美国社区的小的服务机构为老年人直接提供相关的服务。总之，美国长期照护服务的管理规范，服务方便。

为了应对长期照护服务质量下降、药物滥用现象、长期照护服务成本昂贵、非专业性的家庭照料者背负负担沉重以及长期照护服务人员缺乏等问题，美国一是积极地进行探索和改革，鼓励各类长期照护服务机构为老年人提供多种选择，以满足老年人的各种服务需求；二是对专业化要求越来越高，使长期照护服务发展越来越成熟，越来越规范；三是让居家照料服务成为主流，提供高科技居家服务或者设置没有围墙的医院，即运用现代科技手段为居住在家的老年人提供各种长期照护服务。

3. 德国的老年长期照护服务

德国是现代社会保险制度的摇篮，也是社会安全网最完整的国家。为了应对预期的长期照护服务的迅猛增长，德国于 1995 年制定了长期照护保险制度，并于 1996 年 7 月全面实行。其长期照护服务模式强调风险共担，由个人、企业与国家共同承担保险费用，提供服务时间或现金津贴给经过评估的各级失能人口。

德国的长期照护保险体制包含公共长期照护保险和私人长期照护保险，前者覆盖了德国90%的人口。其主要目的是扩大居家照护和社区照护，发展市场竞争来提供服务；减少机构照护，鼓励居家和社区照护的模式。除了正式保险制度提供长期照护外，还有一些非正式制度提供养老互助服务：一是老人与老人互助模式，即由低龄老人帮助高龄老人；二是老人与单亲家庭互助模式，这种模式主要是将有照顾孩子需求的单亲家庭与有照顾需求的老人结合起来的"三代同堂"的特殊照顾模式，在一定程度上能满足部分失能老人的情感需求和精神需求；三是老人与大学生互助模式，即将有住宿需求的在校大学生与有房子有照顾需求的老人结合起来的互助形式，由民政局与大学服务中心介绍大学生到孤寡老人家居住，可免去房租，但大学生要承担部分照顾老人的义务等。

4. 日本的老年长期照护服务

日本在1997年制定了《公共护理保险法》，2000年4月1日实行了长期照护保险（LTCI），由国家强制实行，市町村具体运营，被保险人无论身体状况好坏均要参加。日本的长期照护也是基于社会保险的筹资模式，由政府和个人共同承担保险费用，其中经过评估的失能老人及因限定疾病引发障碍需要照护者，接受服务时需缴纳10%的费用。

日本是老龄化程度最高的国家，其长期照护服务也最为完善，由直接护理、社会福利与医疗保健等综合性指标构成。不仅涵盖如来访护理、来访看护、居家康复训练、居家护理、痴呆老年人的生活护理指导、居家疗养指导等居家护理项目，还涉及老年人保健设施等设备护理项目。日本有严格的人力资源培训与考核机制，护理保险管理师根据使用者的情况拟定计划，为认定的访视与护理费用进行核算与管理，护理保险管理师由具有医疗、保健、福利等工作经验的人员经过国家统一培训和认证考试后予以承认；照护护士具体承担老年人照顾的工作，也必须经过专业知识和技能的培训，到指定机构进行临床实践，还要通过国家资格认证考试。

5. 加拿大的老年长期照护服务

加拿大长期照护服务由公共部门的工作人员、国家资金资助建立的社区机构的工作人员或私营部门的家庭护理人员来提供，包括安宁照护、居家照护以及机构照护等。安宁照护是指对那些身患绝症的个人和家庭成员提供的照顾，这种类型的护理重点是坚持最好的服务和质量，为被护理人员在生命剩余的时间里提供一个舒适和没有任何压力的环境；居家照护包括单一功能项目服务、单一功能项目及某些专业性服务、单一功能项目及所有专业性服务、单一功能项目及专业性服务和居家支援 4 种服务模式；机构照护是指个人由于身体、生理或心理等原因而需要得到公共或私营的护理机构的照顾。

6. 韩国的老年长期照护服务

（1）筹资渠道：长期照护保险资金的来源主要有两种，一是中央政府和地方政府的投入，约占资金总额的 20%；二是从医疗保险中提取 6.5% 左右的比例列入长期照护保险资金。参保人员在享受长期照护服务的时候，需要承担 15%~20% 的共付比例。

（2）服务体系：长期照护服务主要有两种类型，一是居家服务，包括工作人员定期上门访视和 24 小时护理等；二是专业服务机构提供的服务，包括社区服务机构和长期照护医院提供的服务。

（3）补偿机制：申请加入长期照护保险前，必须由专门的评估委员会对申请人的身体和认知状况进行详细评估，评估确认符合条件并分级后方能入保。长期照护服务采取按服务单元进行付费的方式，在专业机构接受护理和居家护理的报销比例分别为 80% 和 85%。另外，对于居住在偏远地区、不具备上门服务条件和没有服务机构的地区，由长期照护保险给予参保人一定的现金补贴。

（二）国内现状

我国的老年长期照护服务在 20 世纪末有了一定的发展，上海、广州、北京和青岛等较发达城市建立了具有一定规模的老年护理院和养老院等服务机构，引领了我国老年长期照护服务事业的发展。但由于我国是未富先老的国家，人口老龄化超前于现代化，失能老年人口的迅速增长始料不及，与发达国家相比，我国长期照护服务发展相对滞后，具体表现在以下 5 个方面：

1. 职能监管体系不健全

在长期照护服务的监管方面，我国一直处于管理部门定位不明确的状态，即老年长期照护最终是由卫生部门还是由民政部门或是由其他部门来管理，没有明确的职责分工，监管混乱；同时还缺失长期照护服务的人力资格认证机制与服务质量监管机制，监管不到位。

2. 服务机构资源配置严重不足

（1）服务机构数量不足：随着社会经济的发展，不同性质、多种形式的老年医疗服务机构和养老服务机构不断涌现，如老年医院、老年康复院、老年公寓、敬老院、托老所、老年服务中心等。然而，介于医疗服务机构和养老服务机构之间的长期照护服务机构却严重短缺，现有服务资源难以与服务需求相适应，供需矛盾十分突出。根据相关研究数据显示，我国的长期照护呈现资源总量严重不足、床位利用率低和服务质量差等特点，如目前我国失能老年人所需要的机构服务床位按最保守口径计算约为600万张，但实际供给只有不到200万张，供给缺口为400万张。有研究数据表明，目前我国养老床位总数仅占全国老年人口的1.59%，不仅低于发达国家5%~7%的比例，也低于一些发展中国家2%~3%的水平，保障面相对较小，服务项目偏少。

（2）服务机构功能定位不清：老年长期照护服务应是介于老年医疗服务和养老服务之间的一种服务，服务的对象应该是失能的老人。但由于我国尚未形成"分层管理、无缝衔接"的老年健康服务体系，致使绝大部分老年服务机构功能不明确，定位不清楚。

（3）服务机构缺乏准入标准和管理规范：因老年长期照护是对失能老人的照护，因此其机构的建设应充分考虑到失能老人的特点，在组织建设、设施设置和人员配备等方面应有相应的标准规范，但现状是管理制度不完善、准入标准缺乏和诊疗规范不健全。长期照护服务机构所提供的服务分为日常生活照料、医疗护理和特别照顾服务3大类，实践中一些机构往往以日常生活照料为主，而日常保健和康复护理等医疗护理、特别照顾服务功能没有得到充分体现。

3. 护理服务人员严重短缺

当前，老年长期照护服务的一个重要问题是缺乏训练有素的护理人员，这对老年人的照护服务非常关键。

（1）缺乏长期照护的专业人才：我国几乎没有专业的老年护理人才。在现有的机构和社区长期照护服务项目中，从事服务工作的人员主要是企业下岗人员和来自农村的人员。这些人受教育程度相对较低，女性占绝大多数，来到服务工作岗位之前接受相关培训甚少，基本上是边服务边学。即使有关部门组织一些培训活动，也是不系统和非制度化的。目前，从事老年护理的护士大都学历低、人数少，且没有接受过老年护理的系统教育，知识老化和知识结构不合理，且只能从事一般的生活和医疗护理，缺乏专业性。

（2）缺乏长期照护的专业培训：许多养老服务机构内部的工作人员和管理人员没有经过相关专业培训，大多数工作人员学历是初中或初中以下，即使像北京这样的大都市，一些养老服务机构内55%的工作人员的学历水平也仅仅是初中甚至是初中以下，大学文化程度或者是专科学校毕业的所占比例极小。由于缺乏相关专业及岗位的技术培训和基本的医疗、护理知识，使一些本不应该死亡的老年人死亡，本不应该残疾的老年人残疾，更谈不上提高服务水平和质量，存在引发纠纷的严重隐患，甚至还会有不良事件的发生。

（3）缺乏对从业人员的准入制度：长期照护服务从业人员资格准入制度尚未建立，严重影响并降低了长期照护机构服务的整体水平。民办照护服务机构中大多数从事护理工作的人员为下岗女工或农民工，学历低，难以胜任护理工作。国家和政府主办的老年长期照护机构中从业人员素质较高，但其数量极少，难以满足巨大的长期照护服务需求。因无标准可依和无制度可循，养老机构和长期照护服务机构中的管理人员和护理人员普遍意识不到自身专业的重要性，致使服务队伍素质参差不齐，服务机构的管理缺乏制度化、规范化和科学化。

4. 老年福利政策不完善

我国已经初步搭建了一个基本的老年福利政策框架，但从老年人社会福利事业发展的客观要求来看，我国老年人社会福利政策法规体系的建设还远远不够，不仅在总体上缺少法律层面的根本保障，老年人社会福利的政策法规体系建设也滞后于经济和社会的发展水平，老年人社会福利政策建设缺少配套和衔接体系。此外，老年人社会福利政策落实不到位和不落实的现象突出，特别是表现在财政资助、税收减免、用地划拨等方面。

5. 老年长期照护保险未建立

长期照护保险是为老年人提供长期照护的一种有效的筹资渠道，但限于我国相关政策法规的制约，多数省市老年长期照护保险的发展一直停滞不前。青岛在老年长期照护保险的实施方面做了大胆的尝试，经验值得借鉴。

总之，我国的老年长期照护服务存在职能监管体系不健全、服务机构资源配置严重不足、护理人员数量严重缺乏、高素质护理人员所占比例极低、老年人社会福利政策不完善和老年长期照护保险未建立等问题，严重影响和制约了老年长期照护服务业的发展，需要国家和政府尽早建立老年长期照护服务体系，以便能够尽快解决老年长期照护服务中的供需矛盾，更好地为老年人谋福祉。

四、老年长期照护的展望

（一）老年长期照护服务需求持续增长

《中国老龄事业发展报告（2013）》指出，2013年中国老年人口数量将超过2亿，预计到 2050 年 60 岁及以上老年人将达到 4.8 亿人，80 岁及以上老年人将超过 1 亿人。在这样的背景下，老年人口中需要长期照护的人数将持续增长，以老年人口中 9%需要长期照护的比例推算，目前需要为 1800 万老年人提供长期照护服务，预计到 2050 年需要为 4300 万老年人提供长期照护服务。

（二）将逐步建立和完善老年长期照护服务制度

2012 年新修订的《老年人权益保障法》首次明确规定"国家逐步开展长期照护保障工作，保障老年人的护理需求"和"对生活长期不能自理、经济困难的老年人，地方各级人民政府应当根据其失能程度等情况给予护理补贴"。在社会保障制度不断完善的前提下，我国将会出台长期照护的法律和制度，全面推进老年照护方面的人才培养、家庭成员照护政策支持、老年照护和服务的科学研究、长期照护需求常规统计制度的建立、老年照护需求与服务的评估等工作，来缓解每个人在老年阶段可能遭遇的长期照护的顾虑，保障失能老年人及其家庭的生活质量。

（三）将逐步建立老年长期照护服务机构

《中国老龄事业发展"十二五"规划》中指出，国家将优先发展护理康复服务。在规划、完善医疗卫生服务体系和社会养老服务体系中，加强老年护理院和康复医疗机构的建设。政府重点投资兴建和鼓励社会资本兴办具有长期医疗护理、康复促进、临终关怀等功能的养老机构。根据《护理院基本标准》加强规范管理，地（市）级以上城市至少要有一所专业性养老护理机构。

（四）将逐步建立老年长期照护保险制度

《国务院关于促进健康服务业发展的若干意见》（国发〔2013〕40 号）中指出，我国将积极开发长期照护商业险以及与健康管理、养老等服务相关的商业健康保险产品。在《中国老龄事业发展"十二五"规划》中也指出，我国将研究探索老年人的长期照护制度，鼓励、引导商业保险公司开展长期照护保险业务。

第二节　长期照护的内容

长期照护服务是为永久失能（躯体功能障碍）、失智（认知功能丧失）、长期或慢性功能受限（或残障）的人群提供的医疗护理服务、精神慰藉服务、生活照料服务和社会服务。长期照护服务的目标是尽可能提高患者的生命质量，维护患者的自尊，提高患者的自信。对于老年长期照护而言，要实现"老有所医、老有所养、老有所尊和老有所乐"等老年医学目标。老年长期照护服务的内容主要包括照护对象的选择、老年综合评估、老年照护服务、转介服务和随访服务等。

一、照护对象的选择

简言之，老年长期照护的服务对象是失能老人。失能老人是指因年迈虚弱、残疾、生病、智障等而不能独立完成穿衣、吃饭、洗澡、上厕所、室内运动和购物等其中任何一项活动的老人，即丧失生活自理能力的老人。按照国际通行标准分析，吃饭、穿衣、上下床、上厕所、室内走动、洗澡6项指标，1~2项"做不了"的，定义为"轻度失能"，3~4项"做不了"的定义为"中度失能"，5~6项"做不了"的定义为"重度失能"。在通常的工作中，一般将失能分为部分失能和完全失能两种，部分失能老人可以实施居家照护或社区照护，而完全失能的老人则应尽可能实施机构照护。

据中国老龄办发布的《中国老龄事业发展报告》称，2010年中国城乡部分失能和完全失能老人约3300万，其中完全失能者1080万，占在家庭居住老年人口的6.4%。2012年和2013年中国失能老人总数分别为3600万和3750万；预计到2015年，我国失能老年人口将达4000万，其中完全失能者将超过1240万。预计到2020年和2050年我国完全失能的老人将分别达到2185万和3850万。

二、老年综合评估

所谓老年综合评估（comprehensive geriatric assessment，CGA），就是依据生物-心理-社会-环境的医学模式，对老年人的生理、病理、功能、社会和环境等做出综合性的评价，具体包括对老年人的一般医学评估、躯体功能评估、精神心理评估、社会评估、环境评估、生活质量评估、常见老年综合征和老年长期照护问题的评估等。

（一）一般医学评估

即通常所说的医学诊断，它是以"疾病"为中心的一种诊疗模式，目的在于确诊人体中是否存在某种器官的某种病变，采用的是定位和定性的方法。

（二）躯体功能评估

重点是进行日常生活活动能力（activities of daily living，ADL）的评估。ADL评估可分为基本ADL评估（basic activities of daily living，BADL）和工具性ADL评估（instrumental activities of daily living，IADL）两种。BADL评估包括对患者平地走动、移位（从床上坐到椅子上）、洗漱、穿衣、如厕、大小便控制、上下楼梯、洗澡和吃饭等能力的评估；而 IADL 评估更加复杂，包括对患者独立服药、处理财物、操持家务、购物、使用公共交通工具和使用电话等能力的评估。在躯体功能评估中，还包括平衡与步态、关节活动度、营养状况、视力和听力等的评估。对长期照护服务对象躯体功能的评估，重点要进行失能状况的评估。

（三）精神心理评估

主要是对老年人进行认知功能和情绪状态等的评估。有效筛查认知功能障碍的方法，包括画钟试验（clock drawing test，CDT）、简易智能评估量表（mini-mental status examination，MMSE）和简易操作智能问卷（short portable mental status questionnaire，SPMSQ）等。在痴呆和谵妄的评估中，进行认知功能的评估是一种非常重要且十分有效的方法。情绪状态的评估包括抑郁的评估和焦虑的评估等。对长期照护服务对象精神心理的评估，重点要进行失智状况的评估。

（四）社会评估

是对老年人社会适应能力、社会关系网或社会支持、社会服务的利用、经济状况、特殊需要、角色和文化背景等方面的评估，这些都可能影响到长期照护计划的制订。在对长期照护服务对象的社会评估中，应高度重视患者的经济收入、个人价值观、精神寄托和照护服务需求等问题。任何情况下都应尊重和关心这些失能老人，激发他们战胜病魔的勇气和信心，避免出现患者自暴自弃、家属对他们放弃和社会对他们遗弃的现象。

（五）环境评估

是对老年人生存的物理环境、社会环境、精神环境和文化环境等的评估。在物理环境的评估中，老年人的居家安全评估最为重要，对预防老年人跌倒和其他意外事件的发生极具重要的意义。

（六）生活质量评估

即对老年人生活质量的综合评估，对衡量老年人的幸福度具有一定的意义。国际上有许多生活质量评定量表，还有相应的应用软件。

（七）常见老年综合征和老年照护问题的评估

即对老年人跌倒、痴呆、尿失禁、晕厥、谵妄、帕金森综合征、失眠、抑郁、慢性疼痛、多重用药、压疮、便秘、肺栓塞、吸入性肺炎、深静脉血栓和肢体残疾等的评估。在失能的老年人中，有一部分是长期卧床的患者，他们极易发生压疮、深静脉血栓、肺栓塞、吸入性肺炎和便秘等问题，对这些问题进行风险的评估对老年长期照护具有重要的意义。

三、老年长期照护服务

老年长期照护服务主要包括医学护理服务、日常生活照料服务和社会服务等。

（一）医学护理服务

主要包括对各种慢性病的护理、常见留置管道（如引流管、静脉通道、胃管、导尿管、造瘘管）的护理、常见老年综合征和老年照护问题的护理等。

（二）日常生活照护服务

主要包括以下几个方面的照护问题：

1. 基本日常生活活动能力的照护，如行走、上下楼梯、穿衣、吃饭、移位、如厕、洗澡、梳洗和大小便等方面的照护。

2. 复杂日常生活活动能力的照护，如购物、家务、洗衣、理财、备餐、使用交通工具、使用电话和服药等方面的照护。

3. 日常饮食照护，如各种营养管路的照护以及一般疾病、癌症和失智等患者的饮食照护。

4. 清洁照护，如头颈部清洁照护、全身清洁照护、排泄的照护、指甲修剪、衣服更换和寝具的更换等。

（三）社会服务

长期照护中的社会服务，既包括由国家和政府为失能患者开展的各种社会活动，又包括由志愿者、慈善机构和福利机构为失能老人提供的服务。

（四）转介服务

承担长期照护服务的机构或医护人员应为失能患者提供转介服务。转介服务一般应遵循以下原则：

1. 被照护对象有急性疾病或危重疾病发生时，应将患者转介到急性期疾病治疗医院进行救治。

2. 被照护对象在某些方面仍具有一定的康复潜能时，应将患者转介到中期照护机构或老年康复院进行康复治疗，或转介给康复师进行康复治疗或康复训练。

3. 被照护对象处于生命末期时，可转介患者到临终关怀机构接受临终照护和舒缓治疗。

四、随访服务

长期照护服务机构对于出院的患者应进行定期的随访服务，这样不仅能为失能患者提供持续性的服务，充分体现人性化的服务理念，表现出对患者的亲情关怀和爱心呵护，还可构建良好的医患沟通渠道，改善医患关系，提高患者及其家属对照护机构的满意度，为照护机构树立良好的形象，扩大照护机构的社会知名度。随访服务的方式主要包括电话随访、上门随访和信函随访等方式。

第三节　长期照护服务模式

一、国际老年长期照护服务模式

（一）日本的长期照护服务模式

日本是亚洲关注和研究老年照护最早的国家之一，她的长期照护服务起步于30多年前，到目前为止已经建立了一整套完善的老年长期照护（介护）体系，具体体现在以下几个方面：

1. 有职业化的照护服务机构。

2. 有专业化、标准化的照护人才，如老年病医生、护士、介护士、营养师、理疗师和义肢装具师（士）等。

3. 建立了规范的流程、标准和质量控制体系，照护的等级按需求分为6级。

4. 有系统的法律保障制度和老年长期照护保险制度。

（二）美国的长期照护服务模式

美国老年长期照护采用的是全方位的老年照护服务模式，它由多学科成员组成的照护协作团队提供服务，团队成员包括内科医师、照护实践医师、注册护士、助理护士、健康助理、社会工作者、生理康复治疗师、生活技能康复治疗师、语言康复治疗师、药剂师、营养师、牧师、司机及其他后勤人员。他们共同评估服务对象的需求，制订出个体照护计划，并以此提供全方位的医疗、照护、康复、情感支持等服务和相关的社会服务。与之相匹配的有比较完善的老年医学和老年照护学教育体系，强有力地保障了老年照护的质量与教学科研水平。

（三）意大利老年长期照护服务模式

意大利是世界上开展老年长期照护服务较早的国家之一，她的服务具有以下特点：

1. 多学科团队提供综合评估服务

由医师、康复师、照护人员、社会-心理工作者组成的老年服务团队，定期对社区老年人进行综合评估，并将全部资料实行信息化管理，根据老年人生活自理情况决定实施居家照护还是进入老年长期照护机构。

2. 量化管理与合理配置资源

对入住长期照护机构的老年人，定期进行老年综合评估，依据评估的结果提供相应的服务，并对服务项目和服务强度实施量化管理，合理配置服务资源。

3. 规定明确的照护时间

规定每个老年人每周最低照护时间为90分钟，其中医生、护士、社会心理辅导员和照护人员所提供的服务时间都有相对明确的标准。

4. 规范的资质认证

老年长期照护机构的从业人员均需经过规范的老年医疗、照护和心理等相关的专业教育，并获得资质证书。以专业护理人员为例，护士需接受3年的本科教育，然后通过一级进修，即进行老年照护专业进修后才能从事老年照护协调员工作，包括策划、运行、组织、指导、评估和监督工作。照护协调员通过二级进修获得老年照护硕士学位后才能胜任老年照护机构护士长职务（相当于综合医院的业务副院长），护士长组织协调全面工作，负责人力资源的管理，根据入住老年人类型采取特定的组织形式开展工作，监督照护质量。

二、国内老年长期照护服务模式

国内老年长期照护服务主要有居家、社区和机构3种服务模式。由于老年长期照护服务既涉及老年医疗服务，又涉及养老服务，如何实现老年医疗服务与养老服务的有机结合，是目前我国急需研究和解决的问题。

（一）居家长期照护服务模式

美国医院协会（American hospital association）和美国居家健康机构协会（national association of home health agencies）曾对居家照护下过这样的定义：居家照护是连续性综合健康照护的一部分，在个人居住场所或家庭中提供健康照护服务，用以增进、维持、恢复个人健康，或将残障、疾病的影响减至最低，并尽可能让患者达到能独立自主生活的境界。美国卫生部（department of health and human service）在其官方网站居家照护的简介中提到，居家照护是为具有特殊需求的老年人、慢性病患者、手术后恢复期患者和能居住在自己家中的残疾者而提供的服务。

国内所谓"居家照护"是指老年人居住在自己的家中，由家庭内、外的照护资源提供的一种照护服务模式。居家照护是老年长期照护最主要的一种方式，既可节约照护服务费用，还符合老年人的心理或社会需求。医院或社区的医师、护士、社工和志愿者等均可为居家的老年患者提供上门服务。

居家照护服务的内容主要包括以下4点：

1. 个人照顾

帮助患者从事日常生活活动，如行动、洗澡、洗头和更换干净衣服等。

2. 家务劳动

如购物、清洁环境、整理庭院和清洗衣服等。

3. 饮食照顾

提供家中烹调或送餐服务，提供喂饭或其他方式的饮食服务。

4. 健康照顾

由医护人员提供上门的医疗、康复和护理服务。

（二）社区长期照护服务模式

社区老年长期照护服务具有两层含义，一是由社区卫生服务机构对居家的老年失能患者进行管理，由其医护人员提供定期的上门服务或特殊情况下的随诊服务；二是在社区卫生服务机构设置老年长期照护病床，为住院的老年失能患者提供服务。一般而言，高龄老人的带病期和生活不能自理期都较其他人群长。随着高龄老人数量的急剧增长，高龄化所带来的长期照护需求在今后较长的一段时间内必将日趋增大。家庭照料的人力资源正由于家庭的小型化、核心化而日渐短缺，有限的社会护理机构又难以满足老年人的长期照护需求，所以社区长期照护可以弥补家庭和社会照护能力的不足。

概括地讲，社区老年长期照护大致有以下优势：

1. 就近方便，贴近老年人的心理需要，即老年人仍可继续生活在他们熟悉的生活环境中，更容易得到亲情、友情的关怀，因而能大大提高照护质量。

2. 可缓解家庭长期照护的困难。

3. 能发挥社区优势和有效利用社区资源。

4. 社区照料护理，减少了政府和社会的投资，也方便了群众。

5. 覆盖面广，稳定持续，容易普及与推广。

（三）机构长期照护服务模式

机构老年长期照护服务是指由专门的老年护理院、专科或综合性老年医院、养老院或敬老院等提供的长期照护服务。

1. 老年医院中的长期照护服务

目前我国的老年医院偏重于老年病急性期的医疗服务和中期照护服务，但由于极少部分患者难以出院，需要长期住院治疗，尤其在我国还未建立比较完善的老年长期照护服务体系的情况下，老年医院的部分病床实际充当着老年长期照护服务的职能。

2. 老年护理院中的长期照护服务

老年护理院是实施老年长期照护服务的主体。目前我国的老年护理院有的由民政部门管理，有的由卫生部门管理。老年护理院究竟是由卫生部门管理还是由民政部门管理并不重要，重要的是管理部门要明确各自的分工和职责，管理部门间应形成相互协作、相互配合的关系。一般来讲，卫生部门管理的老年护理院应侧重于提供老年的康复和医疗护理服务，而民政部门管理的老年护理院则应主要提供老年日常生活照料方面的服务。目前应重点发展卫生部门管理的老年护理院，增加老年护理机构在某种程度上可节省大量的医疗卫生资源和节约大量的医疗费用。

3. 养老院或敬老院中的长期照护服务

养老院或敬老院等老年养老机构，也可对那些失能的老人提供长期照护服务。由于养老服务和长期照护服务属于不同的医保范围，所以应明确界定养老或长期照护的服务内容和服务范围。

第四节　照护人员

老年长期照护的团队包括医生、护理人员、个案管理师、社会工作者、康复师、营养师、药学师和志愿者等多学科成员。

一、老年病医生

老年病医生的主要职责包括：

1. 对接受长期照护服务的患者进行综合评估，根据评估结果制订或调整治疗方案。

2. 治疗和管理老年病患者并存的多种疾病，处理各种并发症。

3. 坚持定期的访视制度，及时处理发现的问题，预防不良事件的发生。

4. 关注患者生活环境和精神心理方面的问题，必要时协同消除对疾病产生的不良影响。

5. 及时完成患者的病历资料的采集，确保患者病历资料的完整性。

二、护理人员

护理人员主要包括注册护士、专科护士和助理护士3种。

（一）注册护士

注册护士须具备法定的护理资质，拥有从事护理工作的资格，主要职责包括：

1. 以较高的职业素养对待老年病患者。

2. 在专科护士的指导下对老年病患者进行护理评估，发现现存的或潜在的护理问题。

3. 参加多学科管理的会议，分享所掌握的资料，整合来自医疗、康复、营养等多学科成员的意见，针对护理问题参与规划和制订护理方案。

4. 完成日常护理工作，观察患者的病情变化，落实护理措施，促进患者躯体功能的恢复和精神心理状况的改善，检查护理措施的有效性，不断改进护理方案。

5. 做好护理记录。

（二）专科护士

专科护士（specialty nurse，SN）是高级临床护理工作者的一种，主要职责包括：

1. 以专业化的态度、价值观和期望值对待老年病患者。

2. 对老年病患者进行护理评估，发现现存的或潜在的护理问题。

3. 参加或主持多学科管理的会议，整合来自医疗、康复、营养等学科成员的意见，针对护理问题设计和制订护理方案，并对其他多学科成员提出工作建议。

4. 加强与患者和多学科成员的沟通，运用所掌握的专科知识指导护理工作，不断改进护理措施，确保护理工作的有效性。

5. 做好护理记录。

（三）助理护士

助理护士在注册护士带领下对老年人进行生活护理，主要职责如下：

1. 基础护理工作

包括整理或更换床单，保持患者的清洁卫生，常规测量和记录患者的生命体征，更换患者卧位，确保患者安全，留取患者的粪便、尿和痰标本；协助患者进食和活动，护送患者进行检查和专科治疗。

2. 非技术性护理工作

包括整理、清洁、维护各种护理仪器、设备和用品，参与病区环境的管理，保持病房的整洁与通风，整理、清洁、消毒各房间，做好联系工作（接听电话，联系和预约检查、会诊、复诊等）和协助患者办理出入院手续。

3. 工作中随时观察患者的情况，发现问题及时汇报。

三、个案管理师

个案管理是管理性照护的一种方法，它通过健康评估、制订照护计划、提供照护服务、协调管理和监测效果等方法的应用，在合理的住院天数内提供符合个案需求的整体性、连续性的照护服务，重视目标导向及结果导向，希望降低成本及减少住院天数以达到成本效益与品质兼顾的照护服务的目的。实施个案管理可以缩短住院天数，降低医疗成本，增进和改善家属、患者与医护人员之间的沟通和关系，因而可提升照护质量，提高患者及家属对服务的满意度。实施个案管理的人员一般为护师，称个案管理师。个案管理师的主要职责如下：

1. 对患者进行综合评估，确定患者存在的各种问题。

2. 提供符合患者需求的照护，并给予患者生活上的照护。

3. 给予患者及其家属精神上的支持，注重与患者家属的交流，协同团队其他成员完成照护工作。

4. 了解医疗资源使用状况与患者需求，协助医生制订特定疾病的治疗计划与目标。

5. 确保患者在住院期间能如期完成其所需要的检查和治疗。

6. 协调制订出院计划，为患者提供适合的转介服务，定期追踪治疗效果。

四、社会工作者

社会工作者是指在社会福利、社会救助、社会慈善、残疾康复、优抚安置、医疗卫生和司法服务等机构中，从事专门性社会服务工作的专业技术人员，通常简称"社工"。社会工作者的主要职责如下：

1. 深入了解老年人，通过日常生活的接触和有效的沟通，取得老年人的信任，有效解决老年人身体、心理、家庭、文化、种族、环境和伦理等方面的问题，使医患关系更为密切，维护老年人的尊严，提高老年人的自主独立能力和生活质量。

2. 评价患者的生活状况，包括生活方式、家庭、经济、雇佣史、社区资源等情况；评估老年病患者和其家属的状况，了解患者的身体、心理、社会、文化、环境和精神状况，这对于辅助疾病治疗和康复有积极作用。

3. 与患者及其家属保持一种持续性的关系，为患者提供社会心理咨询服务，缓解患者心理压力，帮助患者、家属和护理人员正确面对疾病。

4. 协调各方资源，保障患者及其家属的利益；帮助患者和其家属获取社会福利保障、医疗保险和商业保险等。

5. 帮助患者家属提高家庭治疗计划中所需的各种技能。

6. 负责为患者提供解决生活问题的方案，如联系服务人员或老年关怀场所（老年公寓或护理之家）等。

7. 为处于紧张状态中的患者和其家属提供情绪支持。

8. 与护理人员密切配合协调工作，共同制订出院计划，让患者顺利平稳地出院或转诊到别的医疗机构。

9. 帮助解决患者可能存在的影响诊断和治疗的非医疗范围的所有问题。

五、康复师

康复师主要包括康复医师和康复治疗师。

（一）康复医师

全面掌握患者的疾病情况和身体功能状况，为患者制订康复目标和康复治疗方案，指导康复治疗师进行具体的治疗。康复医师的主要职责如下：

1. 询问和检查患者身体状况，应用必要的设备对患者身体进行功能评测。

2. 对患者身体检查和功能测试的结果进行分析和评估，制订康复治疗计划和开具康复处方。

3. 指导康复治疗师为患者实施康复治疗计划。

4. 对出院患者进行康复效果的总体评定，提出全面的、合理可行的康复建议。

（二）康复治疗师

根据康复医师制订的方案对患者进行具体的康复治疗和康复训练。根据治疗目标的不同又可以将康复治疗师分以下 4 种：

1. 物理治疗师（PT）

负责老年人活动能力的训练，包括上、下肢肌肉力量的训练，日常生活活动能力的训练和心肺功能的训练等。

2. 职业治疗师（OT）

解决和降低患者日常生活中存在的问题和风险，如解决患者吃饭、穿衣、洗浴、淋浴、打扫卫生和购物等服务需求问题，根据患者的不同情况进行相应的康复训练。

3. 语言治疗师（SP）

对有语言功能障碍和吞咽功能障碍的患者进行有针对性的训练，改善患者的语言功能和吞咽功能。

4. 工娱治疗师

组织患者进行相关的娱乐活动，如唱歌、跳舞、体操、棋牌等活动，为老年人提供相互交流和学习的机会。

六、营养师

营养师能科学地解答患者营养和健康方面最迫切的问题，指导患者合理饮食，提高患者的健康水平和生活质量。营养师的主要职责如下：

1. 与患者友好相处，自觉应用营养基础知识和专业理论知识解决患者的实际问题。

2. 及时评估患者的营养状况，为患者确定适当的营养目标和制订有效的营养支持方案。

3. 科学而合理地解答患者出现的营养问题，给予患者及时而有效的营养和饮食指导。

4. 积极参与团队查房工作，善于与医生和护士进行沟通，共同为患者制订治疗方案。

5. 可独立进行与营养相关的各种工作，管理和指导食品加工制作。

七、药学师

药学师或称临床药师，对于多病共存、多重用药的失能患者来讲至关重要。药学师的主要职责如下：

1. 参与临床药物治疗方案的设计与实施，协助临床医生科学选药和合理用药，尽可能避免或减少患者的药源性损伤，增强临床药物治疗效果，提升患者生活质量。

2. 开展临床用药指导服务，指导患者安全用药。

3. 进行临床药学研究，为提升药物治疗水平提供科学的监测或实验数据。

八、志愿者

志愿者可为接受长期照护服务的老人提供各种服务，可解决老人存在的实际困难，加强老人的生活保障。

第五节 照护的准备工作

一、照护方式的选择

老年长期照护方式按服务模式分，主要有居家式、社区式和机构式 3 种。失能老人选择什么样的照护方式，应该依据老人自身的意愿、所处的地域、身体状况、经济条件、家庭和社会支持等情况进行确定。老年长期照护服务因兼有医疗卫生服务和养老服务于一体的功能，所以应在保证被照护对象充分享有医疗卫生服务的基础上尽可能与养老服务模式保持一致，即建立以居家式照护为基础、以社区式照护为依托和以机构式照护为补充的老年长期照护服务模式。老年长期照护方式的选择一般应遵循下列原则：

1. 若被照护对象为半失能的老人或部分不完全失能的老人，一般只需要提供日常生活方面的照护，且家中有老伴、子女或保姆等提供照护者，应选择以居家式照护为主的长期照护。

2. 若被照护对象虽然有一定的活动能力，没有管路在身，但不具备独立生活能力，其子女既希望天天见到自己的父母，但又不能不上班来照护老人，家中又无其他人可提供足够的帮助，这样的老人应选择以社区式照护为主的长期照护。

3. 若被照护对象为完全失能的老人，或需要提供比较密集医疗照护的半失能老人，如因无法吞咽进食而插上鼻胃管的老人，因呼吸困难、咳痰能力差或短期内无法脱离呼吸器而做气管切开插上气切套管的老人，因手术等原因需要长期置管（如造瘘管、导尿管和静脉通道等）的老人，有慢性伤口需要长期照护的老人，严重痴呆或有严重精神疾病的老人，均应选择以机构式照护为主的长期照护。

二、照护人员的培养

我国正处于老龄化的快速发展时期，老年医学人才严重匮乏，老年长期照护所需的专业医护人员相对较少，难以满足日益增长的照护服务需求。由于我国的老年长期照护服务体系还有待于建立和完善，老年医学方面的管理人才、老年病医师、护理人员、社会工作者、营养师和心理师等都处于非常短缺的状态。因此，构建老年长期照护服务的人才队伍应是老年长期照护服务体系建设中首要的任务。

（一）管理人才的培养

建立老年长期照护服务体系，需要大量的管理人才，医学院校和非医学院校都可以设置一些老年健康管理和老年病管理方面的专业，积极进行老年事业管理人才的培养。

（二）医学专业技术人才的培养

限于我国老年医学人才严重紧缺的状况，老年医学专业技术人才的培养应从以下三方面着手进行，其一是抓好现有非老年医学人才的老年医学继续再教育，一般接受两年左右的老年医学培训，经考核合格后才可从事老年临床医学工作；其二是扩大老年临床医学研究生的招生比例，加大对老年临床医学人才的培养力度；其三是逐步在医学高等院校开设老年医学专业或成立专门的老年医学系或老年医学院，以便培养一定数量的老年医学人才，逐步满足老年医疗卫生和老年长期照护服务对老年医学人才的需求。

（三）护理人员的培养

现有的老年护理人员无论从规模上还是从专业水平上都不能满足老年人对于长期照护服务的需求，国家和政府亟待建立一个制度健全、标准规范的老年护理人员的培养机制。应加强老年护理人员的培养力度，规范老年护理人员的护理行为，推行老年护理人员的专业技术等级评定、资格认证和上岗考核培训制度，逐步实现老年护理人员的职业化和专业化，不断提高老年护理人员的职业道德、业务技能和服务水平。

（四）其他学科人才的培养

从事老年长期照护服务，除需进行上述人才的培养外，还需进行营养师、临床药师和老年社会工作者等的培养。

三、照护环境的改造

老年长期照护的服务对象为失能老人，照护的场所或环境应有别于普通的居室或病房，其应符合无障碍设施的标准和条件，一切都应与失能老人的生理、心理、病理和特殊需求相适应，应充分考虑失能老人的生活结构、时间结构，家庭地位和社会角色，尽可能保证让失能老人感觉到舒适和安全。对失能老人居住环境的改造，既要考虑到生活场所的细节设计和安全设备的配置，又要考虑到要为其提供稳定的物理环境和安全监控设施，还要考虑到照料和护理的方便以及为失能老人的活动和交流创造条件等这些因素。通过居住环境的设计和改造，以达到提高失能老年人生活质量的目的。

（一）生活空间的设计与改造

在为老年人做建筑设计和改造时，必须考虑到老年人在感觉功能、生理功能、心理特性和生活结构等方面的改变，尽可能适应和满足老年人的身体功能特性（表1-1）和特殊需求。

表 1-1　老年人身体功能特性与居住空间的关联性

项目	老年人身体功能特性	居住空间设备的考虑
人体尺寸	骨骼短缩	考虑空间尺寸和采光
	身体尺寸变小	考虑轮椅的使用
运动能力	身体僵硬	不易滑倒的地板材质
	平衡感觉退化	耐脏且易清洁的装潢
	速度关联功能退化	各个生活空间的地面应平整
	持久力退化	壁面、桌角避免为锐角
	骨质疏松，容易骨折	门把手、开关等设备需易于操作
	容易跌倒	增设扶手等辅助器材
排泄能力	排泄功能障碍	将厕所配置在附近
	失禁、尿频	选用坐式马桶
感觉功能	视、嗅、听觉功能退化	明显且清楚的开关位置，加强走廊、楼梯、脚边灯的照明
	温度觉变差	灶具旁设置警报装置
	对新环境的适应力较低	
心理精神	生活定型化	充实上下两代交流空间
	从工作岗位退休丧失成就感	有方便的接待访问空间
	较健忘	
其他特性	急症、紧急意外事故	紧急通报装置，确保紧急时的避难路径，防止犯罪的设备

由于老年人在运动功能、平衡感、反应灵敏度、视觉及听觉等生理功能方面的明显衰退，在老年人居家环境设计和改造中更应注重安全性，以避免或减少不必要的伤害。在功能分区和空间划分上要力求简洁、流畅，减少竖向交通，避免曲折多变的交通路线和空间布置，做到无障碍通行。老年人活动范围的地面材料应平整、防滑、耐磨，地面高度应保持同一水平；应有步行和使用轮椅的空间，以保证老年人活动的安全与畅通，形成科学、合理且符合老年人生活特点的户型平面。

（二）室外生活环境的适应与选择

1. 老年人生理功能下降，对抗外界恶劣环境的能力明显降低，因此应尽量避免处于雨、雪、冰雹等恶劣气候中。

2. 又密又乱的建筑物环境会造成老年人心理上的不安与烦躁，使老年人缺乏安全感，易致老年人情绪激动。应尽可能让老年人居住在布局合理、视野开阔、规律有序的社区里。

3. 老年人不适合观看紧张的体育比赛、惊险的杂技表演和乘坐游乐场里的过山车等项目。

4. 老年人喜欢宁静、祥和的生活氛围，不宜去繁杂的活动场所，否则老年人易产生烦躁情绪，会诱发各种心脑血管疾病。

四、照护工具的使用

为了保证失能老人的安全，让失能老人可以进行力所能及的活动，老人及照护者应正确掌握照护工具的使用方法，如轮椅、约束品和床档等的使用。

（一）轮椅的使用

1. 使用对象

失能或有功能障碍者。轮椅是增强患者生活自理能力、帮助克服生理功能障碍和加强社会参与性的好帮手。

2. 使用方法

使用者必须学会适应各种不同的情形，如上下坡、有高度落差的地面、路面凹凸不平和转位（移至床上或车内），在不同情形使用者应都能很好地控制身体和轮椅的平衡，避免跌倒。具体操作方法及注意事项见表1-2。

表 1-2　轮椅的正确使用方法

序号	活动形式	使用方法
1	上坡	使用者身体前倾，保持平衡，以维持轮椅的速度及保证安全
2	下坡	使用者身体保持后倾，以防向前跌倒，最好由照护者协助倒退下坡，或由照护者将手置于使用者的肩膀或胸部处
3	上小台阶	照护者用脚踩压轮椅后方横杆，使轮椅前轮跨上台阶，再将后轮推上阶梯边缘
4	下小台阶	使用者背向台阶下方，照护者将后轮先滑下阶梯，再将前轮滑下
5	路面不平	减速慢行，可抓握两侧扶手，并系上固定带
6	轮椅转位	（1）轮椅停在侧旁 45° 并刹车，移除扶手与脚踏板 （2）使用者臀部往前移坐至椅子边缘，使脚掌对称地载重在地面 （3）站起后，抓住目标处的把手 （4）脚旋转，慢慢坐至目标处 （5）转位回轮椅与上述步骤相反，但第一步仍需刹车；若两处高低落差太大，可用脚凳或转位板协助
7	收折轮椅	拿开坐垫、背垫，再拉起帆布或座面
8	展开轮椅	用双手压椅面，将两边金属杆向两边撑开

（二）约束物品的使用

1. 使用目的

限制行为失常、精神紊乱的失智老人的躯体及四肢活动，避免撞伤和抓伤等意外。

2. 适用者

（1）有危险行为者，如有自杀、自伤、极度兴奋冲动和明显攻击行为者。

（2）意识障碍和谵妄躁动者。

（3）对治疗和护理不合作者。

3. 操作前准备

（1）评估老人：评估内容包括老人的病情、意识、心理状态、理解能力与合作程度。

（2）环境准备：病室温度、湿度适宜，空气清新。

（3）护理人员准备：护理人员应着装整洁，掌握沟通交流技巧。

（4）准备各种约束带。

4. 各种不同部位约束带的使用方法，详见表 1-3。

表 1-3　各种不同部位约束带的使用方法

约束方法	目的	物品准备	操作要点
手腕、踝部约束法	限制肢体活动	宽绷带、棉垫	宽绷带打成双套结；用棉垫包裹于手腕、踝部，双套结套在棉垫外；稍拉紧，松紧适度，以能放入 1~2 指为宜
肩部固定法	限制坐起	简式约束带、棉垫	老人腋窝衬棉垫，两肩部套上袖筒，细带结胸前，粗长带系床头
双膝固定法	限制下肢活动	膝部约束带、棉垫	两膝衬棉垫，约束带横放两膝上，宽带下的两头各绑住一侧关节，宽带两端系于床缘

5. 注意事项

（1）约束老人要非常谨慎，要严格掌握使用约束带的适应证，维护老人自尊。使用时必须得到主管医生、护士长或主班护士的同意。

（2）约束带是为防止老人发生意外、确保老人生命安全而采取的必要手段，不论老人是否愿意接受约束，使用前都应该耐心向老人解释。

（3）保护性约束属于制动措施，故使用时间不宜太长，病情稳定或治疗结束后应及时解除约束。需较长时间约束者应定时更换约束肢体或每 2 小时活动约束肢体或放松一次。

（4）约束只能作为保护老人安全、保证老人得到治疗的方法，不能作为惩罚老人的手段。

（5）约束时，老人平卧，四肢舒展，保持肢体功能体位。约束带的打结处和约束带另一端不得让老人的双手触及，也不能只约束单侧上肢或下肢，以免老人解开套结而发生意外。

（6）做好被约束老人的生活护理，保证入量，协助老人大小便，保持床单清洁干燥。15~30 分钟观察一次约束部位的血液循环情况以及约束带的松紧程度，并及时进行调整。

（7）约束带的使用一定要在护士的监视之下，并要保证被约束老人不受其他老人的伤害，更应防止老人挣脱约束带而发生危险。

（8）做好记录，包括记录约束的原因、时间、约束带的数目、约束部位、解除约束时间、执行者等，并做好交接班工作。

（三）床档的使用

1. 使用目的

防止高热、谵妄、躁动的老人坠床，确保老人安全。

2. 使用原因：老人坠床与其在床上活动的方式、时间、体位改变、用药后的情况有相关性，护理人员在老人入院日即应评估老人潜在的坠床危险因素，重点防护高危老人坠床，做好主动护理工作并提高老人的自我保护意识。

3. 操作流程如下：

（1）将床档放至床旁，核对床号、姓名，向老人解释使用床档的原因。

（2）根据需要将一般床档或移动床档取下或安插在床的两侧。

（3）多功能床档，可根据需要随时升降。

（4）护理操作完毕后即将床档固定好，以保证老人的安全。

（5）经常检查床档是否完好稳当。

4. 注意事项

取下与安插床档时，动作要轻稳，以免引起老人的不适。

五、照护经费的筹集

老年长期照护服务经费在不同国家或地区有不同的筹集渠道，目前我国老年人的长期照护经费主要还依赖于个人和家庭，但国外有许多国家已建立了长期照护保险制度。借鉴国际的经验并结合我国的实际，建议我国应尽早建立以社会保险为主体、以商业保险为补充的老年长期照护服务保险制度，从而从根本上解决老年长期照护服务中经费短缺或严重不足的问题。

第六节 失能评估与照护质量控制

一、失能的评估

失能的概念目前还不太统一，有广义失能和狭义失能两种概念。广义失能是指由于意外伤害、疾病或衰老等原因导致身体或精神上的损伤，造成人体部分或全部的工作能力受限，无法执行与其所受教育、训练、经验相当的本行业或任何其他行业的工作，具体包括失动（肢体残疾或运动功能障碍）、失智（认知功能障碍或痴呆）、失禁（大小便失禁）、失眠（睡眠障碍）、失明（视力严重下降或全盲）、失聪（听力严重下降或全聋）和失语等，其中失动和失智为失能最主要的影响因素。狭义的失能是指丧失生活自理能力，所以通常将老年长期照护的服务对象简单概括为失能和失智的老人。为了使用上的方便，本书采用狭义失能的概念。

对老年失能的评估，普遍采用日常生活功能指数评定量表—Barthel 指数（BI）、Katz 指数（又称 ADL 指数）、工具性日常生活活动功能评估量表（IADL）和功能独立性量表（FIM）等进行评估。具体的评估工具请参见宋岳涛主编的《老年综合评估》。

二、照护质量的控制

如何有效地对老年长期照护质量进行控制，虽然每个国家都有相应的标准、措施和经验，但基本上都是根据质量管理体系进行组织与实施。质量管理体系（quality management system，QMS）ISO9001：2005 的标准定义为"在质量方面指挥和控制组织的管理体系"，通常包括制订质量方针、目标以及质量策划、质量控制、质量保证和质量改进等活动。由于我国还未建立老年长期照护服务体系，因此，到目前为止我国还没有形成国家层面的老年长期照护质量管理体系。随着我国老龄事业的发展和老年长期照护服务体系的建立，在不久的将来也一定会有相应的质量管理或控制体系出台。英国、德国、日本、澳大利亚和美国，均已建立了比较完善的老年长期照护服务质量控制体系，值得我国老年医学工作者学习和借鉴。

（宋岳涛）

参 考 文 献

［1］宋岳涛. 老年综合评估［M］. 北京：中国协和医科大学出版社，2012.

［2］台北、台中、高雄荣民总医院高龄医学团队. 居家长期照护全书［M］. 台北市：原水文化出版社，2010.

［3］张广利，马万万. 我国老人期照护的模式选择［J］. 华东理工大学学报（社会科学版），2012，3：33-39.

［4］宋岳涛. 老年医学的核心技术——老年综合评估［J］. 中国现代医生，2012，23：9-11.

［5］木培弟. 某三级医院开展志愿者服务活动的探讨［J］. 科技信息，2013，(4)：107.

［6］尹尚箐，杜鹏. 老年长期照护需求现状及趋势研究［J］. 人口学刊，2012，(2)：49-56.

［7］清华大学老年学研究中心. 老年长期照护体系的规划与发展［J］. 社会福利，2010，(4)：31-32.

［8］高和. 老年长期照护研究进展［J］. 中华保健医学杂志，2012，14 (4)：265.

第二章　日常营养照护

随着人口老龄化的加速，老年人的营养照护日益受到重视，尤其对于被长期照护的老年人来说更为重要。到 2015 年全球 1/6 的人将会受到营养不良的威胁。一项对 6000 名老年患者进行的专题调查显示，老年患者总体营养不良及营养风险的发生率为 55%。大多老年人所患的疾病是与营养密切相关的慢性病，其中营养不良的老年人有 52% 不能自理，而正常的老年人只有 4% 不能自理。老年人能够及早发现营养不良，尽早进行营养干预或制订个性化的营养计划，有利于改善其营养状况，降低慢性病及相关并发症的发生率，从而能够有效地提高其生活自理能力，改善其生活质量。

第一节　老年人营养特点

一、认识营养学基础

（一）营养学概述

1. 营养是人体不断从外界摄取食物，经过消化、吸收、代谢和利用食物中身体需要的物质来维持生命活动的全过程。它是一种全面的生理过程，而不是专指某一种养分。

2. 营养素指食物中的养分，科学上称为营养素。它们是维持生命的物质基础，没有这些营养素，生命便无法维持。人体需要的营养素约有 50 种，归纳起来分六大类，即我们通常所说的六大营养素：蛋白质、脂类、碳水化合物、矿物质和微量元素、维生素。近年来有学者提出膳食纤维也是维持人体健康必不可少的物质，它具有防癌通便的重要作用，可算是第七类营养素。

3. 合理营养的含义是从食物中摄取的各种营养素与身体对这些营养素的需求达到平衡，既不缺乏，又不过多，尤其是对被长期照护的老年人来说更应如此。营养缺乏和营养过剩引起的症状或体征统称为营养不良，都是营养不合理的后果，对健康都是十分有害的。由于没有一种食物能供给我们身体所需的全部营养素，所以我们在日常膳食中要尽量选取多样化的食物，根据各种食物中不同的营养成分，恰当地搭配膳食来全面满足身体对各种营养素的需要。

（二）蛋白质

1. 蛋白质概述

蛋白质是生命的物质基础，没有蛋白质就没有生命。因此，它是与生命及各种形式的生命活动都紧密联系在一起的物质。机体中的每一个细胞和所有重要组成部分都有蛋白质参与。蛋白质占人体质量的16%～20%，即一个60kg的成年人其体内约有蛋白质9.6～12kg。因此，老年人的健康长寿，与膳食中蛋白质的含量有着密切的关系。

2. 蛋白质的功能

蛋白质是一切生命的物质基础，是机体细胞的重要组成部分，是人体组织更新和修补的主要原料。人体的每个组织：毛发、皮肤、肌肉、骨骼、内脏、大脑、血液、神经和内分泌器官等都有蛋白质参与组成，所以说饮食造就人本身。蛋白质对人的生长发育非常重要。

（三）碳水化合物和脂类

1. 碳水化合物的概述

碳水化合物（carbohydrate）是由碳、氢和氧3种元素组成的，由于它所含的氢氧的比例为2∶1，和水一样，故称为碳水化合物。它是为人体提供热能的3种主要的营养素中最廉价的营养素。食物中的碳水化合物分为两类：一类是人可以吸收利用的有效碳水化合物如单糖、双糖、多糖，另一类是人不能消化的无效碳水化合物，如纤维素，但是它是人体必需的物质。

2. 碳水化合物的生理功能

是构成机体的重要物质；储存和提供热能；维持大脑功能必需的能源；调节脂肪代谢；提供膳食纤维。老年人膳食中碳水化合物含量应低于青年人，应占每日总能量的60%～70%。一般情况下，60岁以上的老年人膳食中碳水化合物含量不应超过300～350g。

3. 脂类

脂类包括油脂（甘油三酯）和类脂（磷脂、固醇类）。油脂即甘油三酯或称之为三酰甘油，是油和脂肪的统称。一般将常温下呈液态的油脂称为油，而其呈固态时称为脂肪。

4. 脂类的生理功能

以上3大脂类是生物膜的重要组成成分，可以构成疏水性的"屏障"，分隔细胞水溶性成分及将细胞划分为细胞器、细胞核等小的区室，保证细胞内同时进行多种代谢活动而互不干扰，维持细胞正常结构与功能等。

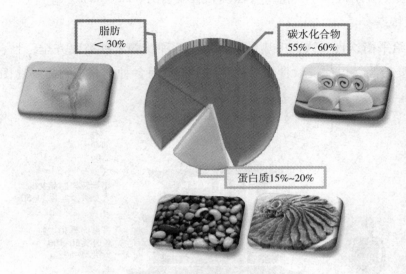

脂肪 < 30%

碳水化合物 55% ~ 60%

蛋白质15%~20%

图 2-1 三大营养物质分配

（四）矿物质、微量元素、维生素和水

矿物质占成年人体质量的5%~6%。钙和磷都是构成机体、维持人体正常生长发育及人体生命活动必需的矿物质。WHO人体营养专家委员会报告中提出，在组织中浓度不超过$250\mu g/g$的元素为微量元素。维生素分为脂溶性和水溶性两大类，前者有维生素A、维生素D、维生素E、维生素K，后者有B族维生素与维生素C。水是人体不可缺少的物质，是维持生命最重要的营养素之一。矿物质、微量元素、维生素和水对老年人的健康有着重要的作用。适量补充有利于老年人的健康和长寿。

二、常见饮食种类

（一）普通饮食

1. 定义

普通饮食简称普食，普食中总热能、蛋白质、矿物质和微量元素、维生素、水等，均应充分均匀地供给，达到平衡饮食的要求，不应因饮食配制不当而导致体重减轻。

2. 适用对象

普食与健康人饮食基本相似，其主要适用于饮食不受限制，体温正常或接近正常，消化功能无障碍以及恢复期的患者。适用于眼科、妇科、手术前后以及内外科等的患者的恢复期饮食。应用范围广，占所有住院患者饮食的50%~60%。

3. 膳食特点

（1）供给平衡饮食。饮食中热量要充足，各种营养素种类要齐全，且含量要充足，相互间比例要恰当，以保证饮食的平衡及满足机体对各种营养素的需要（图2-2）。

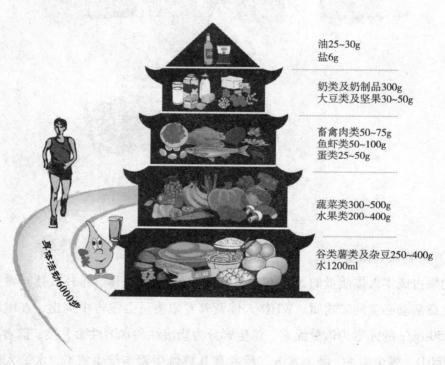

油25~30g
盐6g

奶类及奶制品300g
大豆类及坚果30~50g

畜禽肉类50~75g
鱼虾类50~100g
蛋类25~50g

蔬菜类300~500g
水果类200~400g

谷类薯类及杂豆250~400g
水1200ml

身体活动6000步

图2-2 膳食宝塔，营养均衡

（2）保证体积。每餐饮食尚需保持适当的体积，以达到饱腹感，特别是限制热能供给时，如糖尿病饮食。

（3）品种多样化。主副食应注意多样化及烹调方法，使食物色、香、味、形俱全，美观可口，以增进食欲。

（4）合理分配。将全天的食物适当地分配于各餐，通常早餐为全天食物的25%~

30%，中餐 40%左右，晚餐为 30%~35%。

（5）避免刺激。各种刺激性食物如尖辣椒，强烈调味品如芥末、胡椒、咖喱等，应尽量少吃。难以消化的食物如油炸食物，过分坚硬的食物以及产气过多的食物都应少吃。

4. 食物举例

馒头、米饭、饼、饺子、包子、花卷等（图 2-3）。

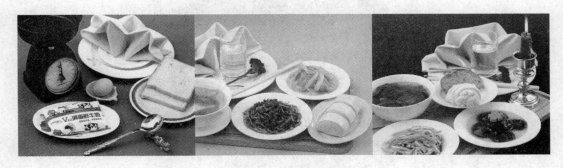

图 2-3　营养套餐：早餐、中餐、晚餐

（二）软质饮食

1. 定义

软质饮食简称软食。软食是婴儿或病弱者吃的软而烂的食物（如在乳汁或水中煮过或泡软的面包）或容易咀嚼和消化的半流质性食物。在消化道疾病的恢复期，我们常会指导患者进食细软易消化的饮食。

2. 适用对象

低热患者，消化不良患者，肠道疾病如伤寒、痢疾、急性肠炎等恢复期患者，口腔有疾病或咀嚼不便的老年人。

3. 膳食特点

（1）介于半流质到普通饮食中间的一种饮食。食物易于消化，便于咀嚼，因此一切食物烹调时都要切碎、炖烂或煮烂。

（2）不吃油炸的食物，少吃含粗纤维的蔬菜，忌用强烈辛辣调味品。

（3）长期采用软食的患者，因蔬菜都是切碎煮软的，维生素损失较多，所以要注意补充维生素，多采用维生素 C 含量丰富的食物，如番茄、新鲜水果、菜心等。

（4）每日所需营养素应达到或接近我国推荐膳食营养素供给量需求，即成人每日的总热量为 1800~2200kcal，蛋白质含量为 70~90g。饮食更需鲜美可口，每日三餐，下午可增加一餐点心。

4. 食物举例

面条、软饭、馄饨、面包、蛋糕、豆腐等，见图 2-4。

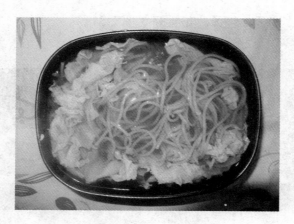

图 2-4　软食：面条汤

（三）半流质饮食

1. 定义

半流质饮食是一种比较稀、软、烂、易消化、易咀嚼、含粗纤维少、无强烈刺激呈半流质状态的食物。

2. 适用对象

半流质饮食适用于发热、咀嚼吞咽困难、急性消化道炎症、手术前后以及病情危重的患者。

3. 膳食特点

（1）食物呈半流体状态，比较稀、软、烂，易消化、易咀嚼、含粗纤维少、无强烈刺激。

（2）每日的食物品种要多样化，以增进患者食欲。少食多餐，患者可每隔 2~3 小时进 1 次餐，每天进餐 5~6 次。全天主食最好不超过 300g。

4. 食物举例

粥、馄饨、藕粉、面片汤、蒸蛋羹、豆腐脑等（图 2-5、图 2-6）。

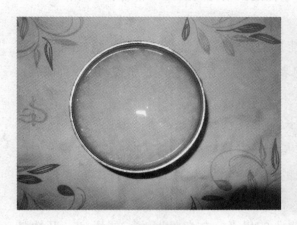

图 2-5 半流质饮食：粥

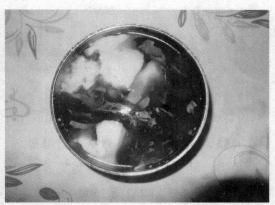

图 2-6 半流质饮食：豆腐脑

（四）流质饮食

1. 定义

流质饮食简称流食。流食是一种呈液体状态，在口腔内能融化为液体，比半流质饮食更易于吞咽和消化的无刺激性的食物。

2. 适用对象

流食适用于极度衰弱、无力咀嚼食物的重症患者。如高热，口腔、面颊部及外科手术前后以及急性胃肠炎、食管狭窄等疾病患者。

3. 膳食特点

此种膳食只能短期应用，作为过渡期的膳食。因为其所供营养素均不满足人体每日所需的量。每天进餐 6~7 次。

4. 食物举例

稠米汤、蛋花汤、牛奶、果汁等，见图 2-7。

（五）治疗饮食

1. 定义

是指在基本饮食的基础上，根

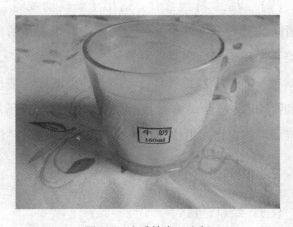

图 2-7 流质饮食：牛奶

据病情的需要，适当调整总热能和某些营养素而达到治疗目的的一种饮食。

2. 适用对象及食物举例

（1）高能量饮食：高能量饮食适用于能量消耗较高的患者，如老年结核病、大面积烧伤、肝脏疾病、甲亢、体重不足等的患者。在基本膳食基础上加餐两次，如牛奶、豆浆。总能量为 3000kcal/d。

（2）高蛋白饮食：高蛋白饮食适用于长期消耗性疾病、营养不良、贫血、烧伤、恶性肿瘤、大手术前后、肾病综合征患者。是在基本饮食基础上添加高蛋白食物，如肉类、鱼类、乳制品类、蛋类、豆类等，摄入的蛋白质总量为 1.5～2g/（kg·d），但总量不超过 120g/d，总能量为 2500～3000kcal/d。

（3）低蛋白饮食：适用于限制蛋白质摄入的患者，如急性肾炎、尿毒症、肝性脑病患者等。成人饮食中蛋白质摄入量要小于 40g/d。

（4）低盐饮食：适用于高血压、充血性心衰、腹水、慢性肾炎及各种原因所致的水钠潴留的患者。成人的食盐摄入量限制在 2g/d，但不包括食物中的氯化钠。

（5）低脂肪饮食：适用于肝、胆、胰疾病患者以及高脂血症、动脉粥样硬化、冠心病、肥胖症的患者。低脂肪饮食应少油，禁食肥肉、奶油、蛋黄、动物脑、煎炸食品。脂肪总量限制在 50g/d。

（6）低胆固醇饮食：适用于高胆固醇血症、动脉粥样硬化、高血压、冠心病患者。限制高胆固醇食物如蛋黄、动物内脏、动物油的摄入。摄入的胆固醇总量应小于 300mg/d。

（7）高膳食纤维饮食：适用于肠蠕动减弱、便秘、肥胖症、糖尿病、高脂血症等患者。高膳食纤维饮食一般应选用含纤维素多的食物，如韭菜、芹菜、卷心菜、粗粮及豆类等，还应多食水果。

（8）低膳食纤维饮食：习惯上称少渣或无渣饮食。适用于腹泻、肠炎、伤寒、咽喉部和胃肠道手术后、有食管-胃底静脉曲张、直肠及肛门手术后的患者。禁食或限制摄入纤维素多的食物如粗粮、竹笋、韭菜等，不食用坚硬的食物。一般能量高的食物含渣低。

三、营养进食的方式

（一）经口进食

指直接通过口腔摄入食物满足营养需要的方式，适用于口腔功能完善、吞咽功能正常的患者。

（二）经鼻胃管进食

即鼻饲，是将导管经鼻腔插入胃内，经导管将流质食物、营养液、水和药物注入胃内的方法，以满足不能经口进食或病情危重的晚期患者对营养的需要。鼻饲导管的插入方法是将导管经一侧鼻孔插入，经咽、食管至胃内，一般导管插入的深度是45~55cm。

（三）经造瘘进食

主要是针对无法通过口腔进食的患者，通过这种进食方式来满足他们对营养的需求。常见的造瘘进食的方式有经胃造瘘进食和经肠造瘘进食两种。通过造瘘管为患者提供营养物质。

第二节　一般疾病患者营养照护

一、脑中风患者营养照护

（一）脑中风概述

脑中风也叫脑卒中，是神经内科最常见的急性脑血管病。患者多在50岁以上发病，近年来发病年龄有所提前，40多岁发病的患者也为数不少。由于脑部血管的损伤，造成了脑细胞、脑组织的不同程度的损伤，除半身不遂、感觉障碍外，许多患者还有昏迷及吞咽障碍的表现，合并肺部感染时可导致发热，这时候的饮食原则就一定要与平时相区别。

（二）脑中风患者营养照护

1. 控制血脂是关键

长期摄入大量脂肪或胆固醇导致的动脉粥样硬化是诱发脑卒中的原因之一。尤其是肥肉和荤油中存在的饱和脂肪酸，在引发心血管病的同时，还易增加血液中的胆固醇的含量。而不饱和脂肪酸对此则有相反的积极作用。因此，伴发高脂血症的患者在少食动物脂肪、动物内脏及油炸食物的同时，还应适当增加富含不饱和脂肪酸食物的摄入，例如深海鱼类，饮食上应粗细搭配，多吃蔬菜水果，可选择洋葱、山药等，这些食物都有降脂功效。

2. 蛋白质要适量

不应刻意限制蛋白质的供给量，平均每天应保持70~80g蛋白质的供应量。动物蛋白质与植物蛋白（大豆蛋白）应各占1/2的供给量。动物蛋白应以虾、鱼、肉类、蛋类、奶类为主，植物蛋白应以大豆、花生、芝麻为主。动物蛋白质过高不但会增加肝、肾的负担，同时还可加重动脉硬化，因此应适量。植物蛋白中不含胆固醇，且还含有许多特殊的植物化学物质，其蛋白质能保持血管柔韧，减少钠盐的排出，可预防高血压。

3. 养成少吃食盐的习惯

世界卫生组织要求，食盐摄入量每人每天应限制在 5g 以下，有高血压或脑中风家族史的人应限制在每日 3g 左右。

4. 补钙、补钾、补镁

钙可以调节血压，常喝牛奶、吃豆制品和海产品可补钙。钾具有维持人体细胞内正常的渗透压与维持心肌收缩、舒张和机体能量代谢的功能，因此应适当多吃一些含钾高的食物，如土豆、黄豆、黑豆、绿豆、香蕉等食物。镁对稳定血压、调节和维护脑细胞钙平衡、保护大脑、预防脑中风也有重要作用，含镁多的食物有玉米、西红柿、海鱼、香蕉、各种坚果（腰果、花生）等，干豆中的黄豆、黑豆，黑麦、小米、大麦等含镁量也较高。

5. 食用含维生素 C、维生素 E 多的食物

维生素 C 和维生素 E 是抗氧化的维生素，维生素 C 能保护血管内皮细胞的完整性，防止发生血栓和脑出血；维生素 E 可防止有害的物质对脑血管的破坏，可保持血管弹性以及防止脑中风发生。因此要养成多吃蔬菜水果的习惯，此外还要养成吃适量坚果和植物油的习惯。必要时可每天补充维生素 C、维生素 E 制品，以增强免疫功能，促进脑中风患者的身体康复。

6. 多饮水和多食木耳可降低血黏度

高黏滞血可导致血液黏度增高而使血液流动缓慢，容易出现血栓而引发脑中风。木耳具有抗血栓形成的作用。除此之外，养成每 1 小时喝 1 杯水的习惯，对调节血液黏度也十分有效。

对于受长期照护的老人，出现昏迷及吞咽功能障碍明显者，应采取鼻饲进食的方法，应定时、定量喂入蔬菜汁、水果汁、流质食物，每次量不宜多，要防止流质食物反流，而引起吸入性肺炎。神志清醒而有吞咽不畅的患者，应采用半流食、糊状饮食，将需要进食的素食、荤食、水果等均制成食物糊以利于进食，切忌食用干、硬食物，如烧饼、油条，以防食物噎于咽喉而导致窒息；花生米、干饭等食物粒易误入气管，切忌食用。

（三）病例参考

患者，男性，64岁，退休工人，主因言语不利1小时，就诊于我院，行头颅CT示脑梗死。既往糖尿病病史9年，给予胰岛素降糖治疗，未正规监测血糖，睡眠、饮食较好。

查体：身高171cm，体重71kg。血压160/100mmHg，神志清醒，语言流畅度尚可，右侧肢体活动不利，可在一人辅助下步行。实验室检查：血红蛋白116g/L、总蛋白868.6g/L、白蛋白38g/L、空腹血糖9.23mmol/L、糖化血红蛋白8.8%、总胆固醇6.32mmol/L、总甘油三酯2.65mmol/L、低密度脂蛋白4.26mmol/L。

临床诊断：脑梗死、2型糖尿病、高血压和高脂血症。主要临床用药：拜阿司匹林、硝苯地平缓释片、奥拉西坦和阿伐他汀钙。

日常饮食情况：患者平时食欲较好，口味较重，喜食肥肉和咸食，平时活动较少，属轻体力活动。

该患者体重超重（BMI=24.3），轻体力活动，每日能量摄入量拟定1600kcal，蛋白质为70g（每千克体重供给约1g蛋白质）。营养饮食种类：低能量、低盐、低脂、高膳食纤维饮食。其中至少50%为奶类、豆类、鱼、禽类等来源的优质蛋白质，每日食盐摄入量不超过5g。折算成食物为：谷薯类265g、蔬菜类400g、奶类250g、肉类105g、豆类25g、油脂类18g。一日食谱举例如下：

♨ **早餐**

1. 牛奶250g、咸面包25g、拌芹菜熏干125g，煮鸡蛋50g
2. 豆浆250g、花卷25g、拌豇豆50g、咸鸭蛋25g
3. 牛奶250g、馒头25g、豆丝拌圆白菜125g、煮鸡蛋50g

♨ **午餐**

1. 花卷100g、黄瓜木耳熘肉片228g、素炒小白菜150g、肉末榨菜汤65g
2. 米饭100g、豆角炒肉片200g、素炒圆白菜100g、西红柿鸡蛋汤110g
3. 米饭100g、清蒸鲤鱼100g、虾米冬瓜160g、丝瓜汤60g

♨ **加餐**

1. 芦柑100g
2. 苹果100g
3. 猕猴桃100g

♨晚餐

1. 米饭 100g、酸菜鱼 175g、素炒豆芽 100g

2. 馒头 100g、排骨炖白萝卜 175g、素炒西葫芦 150g

3. 米饭 100g、萝卜炒肉丝 150g、素炒豇豆 150g

♨加餐

1. 橙子 100g

2. 西瓜 100g

3. 梨 100g

每餐有 3 个食谱可以选择，饮食不再单调。加餐不加量，防止低血糖。

二、高血压患者营养照护

（一）高血压概述

高血压是最常见的慢性病，也是心脑血管病最主要的危险因素，脑卒中、心肌梗死、心力衰竭及慢性肾脏病是其主要并发症。国内外的实践证明，高血压是可以预防和控制的疾病，降低高血压患者的血压水平，可明显减少脑卒中及心脏病事件的发生，可显著改善患者的生存质量，有效减轻由疾病带来的经济负担。

在高血压的定义与分类中，将高血压的诊断标准定在收缩压≥140mmHg 和（或）舒张压≥90mmHg，根据血压水平分 1、2、3 级高血压（表 2-1）。

表 2-1　高血压水平的分级标准

血压水平分级	收缩压（mmHg）	舒张压（mmHg）
1 级高血压	140～159	90～99
2 级高血压	160～179	100～109
3 级高血压	≥180	≥110

（二）高血压患者的营养照护

1. 养成良好的饮食习惯

一日三餐，定时定量，细嚼慢咽，不吃零食。每天食谱可做以下安排：碳水化合物

250~350g（相当主食6~8两），新鲜蔬菜400~500g，水果100g，食油20~25g，牛奶250g（ml），高蛋白食物3份（每份指：瘦肉50~100g或鸡蛋1个或豆腐100g或鸡肉、鸭肉100g或鱼、虾100g。其中鸡蛋每周4~5个即可。

2. 多食富含钾、镁、钙、优质蛋白和维生素的食物

富含钾的食物进入人体可以对抗钠所引起的升压和血管损伤作用。建议每日摄入含钾类食物，这类食物除豆类、冬菇、黑枣、杏仁、核桃、花生、土豆、竹笋、瘦肉、鱼和禽肉类等外，还有根茎类蔬菜，如苋菜、油菜及大葱等；水果如香蕉、枣、桃、橘子、苹果、香蕉、梨、猕猴桃、柿子、菠萝、核桃和西瓜等。

镁、钙有降压作用。缺钙可使钙离子易进入血管壁细胞，导致小动脉痉挛收缩，血压升高，因此应多摄入高钙食物，如黄豆、葵花子、核桃、牛奶、花生、鱼虾、红枣、鲜雪里蕻、蒜苗和紫菜等。低血镁能激活肾素-血管紧张素-醛固酮系统，使血压升高，因此必须保证血中镁的含量，应多食高镁食物，如小米、豆类、辣椒干、干蘑菇、冬菇、番茄、海带、紫菜、苹果、杨桃、桂圆、花生、核桃仁和芝麻酱等。美国医学专家认为，每天坚持食入高钙食物，能使2/3左右的高血压患者获得明显的降压效果。

多吃含优质蛋白和维生素的食物，如应多食鱼肉、牛奶、瘦肉、鸡蛋、豆类及豆制品等含大量优质蛋白质的食物。老年人每天需要的B族维生素和维生素C，可以通过多吃新鲜蔬菜及水果来满足。

3. 补充膳食纤维

纤维素能延缓食物中糖类的吸收，可降低空腹和餐后血糖，多食含纤维素的蔬菜既能达到控制热量摄入的目的，又能增加饱腹感，同时还可以促进胃肠蠕动，防止便秘，减少糖类和脂类的吸收，减少血脂对血管壁的损害，从而可减少心血管疾病的发生。应多食如麦麸、富含胶质、燕麦麸或富含混合纤维等食物。

4. 饮食宜清淡

提倡以素食为主，素食方式可使高血压患者血压降低。因此高血压患者饮食宜清淡，宜采取高维生素、高纤维素、高钙、低脂肪、低胆固醇饮食。总脂肪应小于总热量的30%，蛋白质应占总热量15%左右。提倡高血压患者多吃粗粮、杂粮、新鲜蔬菜、水果、豆制品、瘦肉、鱼、鸡等食物，提倡食用植物油，少吃猪油、油腻食物及白糖、辛辣食物、浓茶、咖啡等。高血压患者还宜少吃动物脂肪，因动物脂肪含胆固醇量高，可加速动脉硬化，如动物肝、脑和心等应少吃。

5. 科学饮水

高血压患者，要尽量饮用硬水，如泉水、深井水、天然矿泉水等。便秘往往是心脑血管疾病的大敌，饮水有助于排便，同时还可帮助代谢废物排出，完成人体内毒素的内洗涤；饮水还能保持充足的血容量，防止血液浓缩，血小板聚集，形成血栓；水还能调节体内钠的代谢，使过量的钠由尿中排出，有利于降低血压。

6. 限制钠盐的摄入

高钠低钾是我国国民的主要饮食结构特征，也是引起高血压的危险因素之一。正常情况下，人体对钠盐的需要量为 0.5~1g，因此建议每人每日摄入量应在 6g 以下。WHO认为轻度高血压患者食盐摄入量每日应少于 5g，中度高血压患者每日应少于 3g，重度高血压患者每日摄入量 1.5~3g。熏腌猪肉、大红肠、谷糠、玉米片、泡黄瓜、火腿、青橄榄、午餐肉、燕麦、马铃薯片、香肠、海藻、虾、酱油和番茄酱等食物，高血压患者应该少吃。

7. 限制饮酒

高血压患者应限制饮酒，男性每日摄入酒精量应小于 25g，相当于葡萄酒应少于100~150ml（2~3 两）或啤酒应少于 250~500ml（半瓶至一瓶）或白酒应少于 25~50ml（半两至一两）。女性和轻度肥胖的人每天饮酒应减半。

三、糖尿病患者营养照护

（一）糖尿病概述

糖尿病是一种以慢性血浆葡萄糖（简称血糖）水平增高为特征的代谢性疾病，是由于胰岛素分泌和（或）作用缺陷所引起。长期碳水化合物以及脂肪、蛋白质代谢紊乱可引起多系统损害，可导致眼、肾、神经、心脏、血管等组织器官发生慢性进行性病变、功能减退及衰竭；病情严重或应激时可发生急性严重的代谢紊乱，如糖尿病酮症酸中毒、高血糖高渗状态等。老年糖尿病患者是指年龄>60 岁（西方国家>65 岁）的糖尿病患者，包括 60 岁以前诊断和 60 岁以后诊断为糖尿病的患者。

（二）老年糖尿病患者饮食照护三步曲

第一步，确定每日饮食的总热量：糖尿病患者的能量供给量以能维持正常（或理想）体重为宜。体重指数（BMI）= 体重（kg）/身高（m）^{2}，中国成人正常 BMI 为 18.5~23.9，BMI ≥ 24 为超重，BMI ≥ 28 为肥胖。

首先，计算出患者的标准体重：标准体重（kg）= 身高（cm）- 105，实际体重在标准体重 10% 范围内为正常，低于 10% 为偏瘦，超过 10% 为超重。

其次，查表（如表2-2）确定维持正常（或理想）每千克体重所需要的热量，并计算出每日所需要的总热量。每日所需要的总热量＝标准体重×每千克体重需要的热量。

例如患者A：男性，65岁，身高175cm，体重85kg，退休人员。每日总热量计算：标准体重：175－105＝70kg，超出标准体重20%，患者A属于轻体力劳动，每日所需要总热量：标准体重×25＝70×25＝1750（kcal）。维持正常（或理想）体重成人糖尿病患者每日能量供给量［kcal/（kg·d）］，见表2-2。

表2-2 维持正常（或理想）体重成人糖尿病患者每日能量供给量［kcal/（kg·d）］

体型	劳动强度			
	卧床	轻体力	中等体力	重体力
消瘦	25~30	35	40	45~50
正常	20~25	30	35	40
肥胖	15	20~25	30	35

第二步，确定各营养要素的比例，成人糖尿病患者每日热能供给量（千焦/千克标准体重），见表2-3。

表2-3 成人糖尿病患者每日热能供给量（千焦/千克标准体重）

营养要素	占总热量的比例（%）	产生的热量（kcal/g）
碳水化合物	55~60	4
脂肪	25~30	9
蛋白质	15~20	4

每日所需营养要素的数量：

碳水化合物＝1750kcal×50%＝875kcal≈219g

脂肪＝1750kcal×25%＝437.5kcal≈49g

蛋白质＝1750kcal×20%＝350kcal≈88g

每日所需摄入碳水化合物219g、脂肪49g、蛋白质88g。

第三步：合理安排餐次，少食多餐对糖尿病患者而言是一种很好的饮食习惯，一日至少三餐，定时定量。具体而言，三餐热量应按1/3、1/3、1/3的比例分配或1/5、2/5、2/5比例分配（图2-8）。如果每日所需的总热量为1750kcal，可以选1700kcal

食谱。

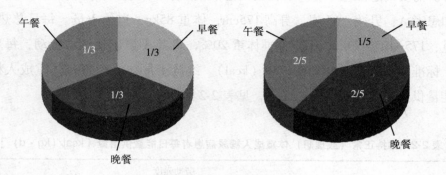

图 2-8 三餐热量分配比例

糖尿病患者全天饮食结构及热量，见表 2-4。

表 2-4 糖尿病患者全天饮食结构及热量

食物种类	谷薯	蔬菜	水果	大豆类	奶类	蛋类	肉类	油脂
进食数量（g）	200	1000	200	50	260	50	100	10
产生热量（kcal）	760	180	90	180	180	90	180	90

谷薯类应适当配合各种杂粮，如豆面、荞麦面等，主食（图 2-9）要均衡分配到早餐、午餐和晚餐中。还应适当增加副食（图 2-10），如各种瘦肉、鸡肉、鱼肉、豆类和豆制品、牛奶、鸡蛋、花生和植物油等。这类副食的适当增加，一方面可保证营养的需要，另一方面还有利于主食的减少。蔬菜（图 2-11）可以不控制，蔬菜指绿叶蔬菜。蔬菜的摄入，除能保证多种维生素、矿物质的摄入外，还有利于主食的控制。水果（图 2-12）遵循少量分次的原则，应在两餐之间进食水果。

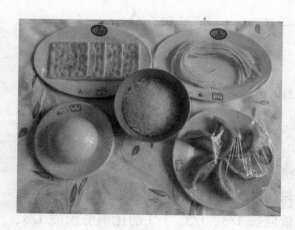

图 2-9 食物种类：主食

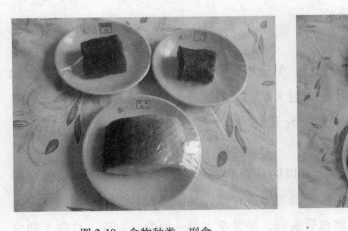
图 2-10 食物种类：副食

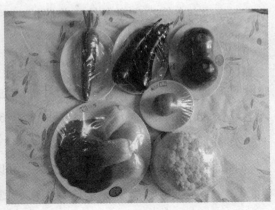
图 2-11 食物种类：蔬菜

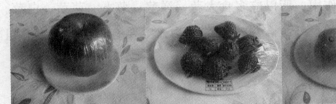
图 2-12 食物种类：水果

总之，糖尿病患者应根据自身身高、体重、血糖、血脂及有无并发症来制订个体化的饮食治疗方案。改变不良的饮食习惯，定时定量进餐，可改善代谢紊乱，减轻胰岛负担，保护胰岛功能，还可更好地改善糖尿病患者的预后。

四、心血管疾病患者营养照护

（一）心血管疾病概述

心血管疾病主要包括心脏、血管（动脉、静脉、微血管）的疾病，其诸多发病因素中又以动脉粥样硬化因素占首位。其常见的症状有：嘴唇及面部发绀、呼吸困难、咳嗽、咳痰、咯血、胸痛、心慌气短、腹胀、腹痛、恶心、呕吐、头晕或视物旋转、晕厥和抽搐等。其常见的体征有：心脏增大、心率过快或过缓、节律不齐、心音异常、心脏杂音和下肢水肿等。心血管疾病已成为危害老年人身体健康的常见疾病。科学合理饮食有利于患者功能的恢复。

（二）心血管疾病患者的营养照护

1. 低盐饮食

食盐对于人类来说是不可缺少的物质。但是进食食盐过量，易导致血压增高，增加血液对血管壁的压力，这样长期处于张力过大状态下的血管，会加速老化。因此，医学科学家认为，正常成人每人每天摄取食盐 6g 最好。

2. 高质量蛋白质的摄入

牛肉蛋白质含量高，脂肪含量少，可以防止肥胖和心血管疾病。而且牛肉所含的铁、锌、钙、烟酸等微量元素比猪肉多，既能增进食欲，又能补充营养。豆制品富含人体所必需的多种磷脂，能够预防心脑血管疾病，经常吃大豆、豆腐、豆芽、豆腐干和豆油等豆制品有益于人体健康。

3. 增加新鲜蔬菜及膳食纤维的摄入

蔬菜和水果有抑制血小板凝集作用，所以应多食大蒜、洋葱、萝卜、芹菜、白菜、生菜、桔子和西瓜等蔬菜和水果。膳食纤维含量丰富的食物，主要有米糠、麦麸、粗粮、杂粮和干豆类等，每日应摄入适量的膳食纤维。

4. 适当减少脂肪和胆固醇的摄入量

少吃动物脑髓、动物内脏、蛋黄、蟹黄等胆固醇含量高的食物，适量增加不饱和脂肪酸的摄入。

五、慢性肾功能衰竭患者的营养照护

（一）慢性肾功能衰竭基本概述

慢性肾功能衰竭（CRF）是各种慢性肾脏疾病发展至终末期引起的一系列临床综合征，到目前为止是不可逆转且无法治愈的慢性疾病，对于老年人来说更是如此。老年肾病起病隐匿，相当数量的老年肾病患者没有明显的肾脏病史，早期可通过代偿，将水、电解质代谢维持在平衡状态，可出现多尿和夜尿，病情进入后期，尿量开始减少，可出现少尿甚至无尿。中国老年人的 CRF 的主要病因与欧美发达国家接近，其中因慢性肾小球肾炎致病者明显减少，继发性疾病导致 CRF 者明显增多。医护人员应采取积极有效的营养干预措施，以控制病情的进展，提高患者的生活质量，尽可能延长老年人的生命。

（二）老年慢性肾功能衰竭患者的营养照护

1. 优质低蛋白饮食

CRF 患者饮食治疗的关键是蛋白质的摄入量。目前公认的饮食方式是采用低蛋白饮食，每日蛋白质摄入量（0.55～0.6）g/kg。然而，对 CRF 患者来说，保证蛋白质的质量和限制蛋白质的数量同样重要。膳食中能被机体充分利用的优质蛋白，应占 65% 以上。应指导老人多进食含优质蛋白的食物，如鸡蛋、牛奶、瘦肉、鸡、鱼、虾等高生物价值的动物性食物，并均匀分配在三餐内，鸡蛋最容易被吸收，应作为首选。还应减少豆类及其制品、杂粮、坚果类等植物蛋白含量高的食物的摄入，同时也要限制米面摄入量，应采用麦淀粉（图 2-13）（或玉米淀粉）为主食，可选用的食品有土豆、白薯、藕、荸荠、山药、芋头、南瓜、粉条、藕粉、团粉、菱角粉和荸荠粉等。动物蛋白和植物蛋白能更好地发挥蛋白质的互补作用，可满足机体对必需氨基酸的需求，同时还可改善食物的色、香、味，可增进患者的食欲。

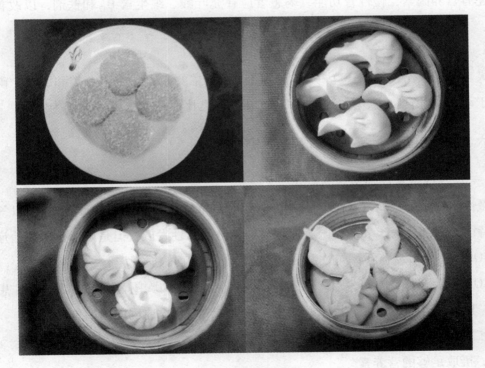

图 2-13　麦淀粉食品

2. 热量的供给

老年 CRF 患者每日供给的热量为 2000～3000kcal，因此，含淀粉的食物摄入要充足，以保证足够的热量。故食物应以粗粮和薯类为主，小麦淀粉也很合适。应以主食为热量的主要来源。患者进食量较少时，可在饮食烹制时增加糖及植物油以满足热量的供给。大多数 CRF 患者在进食低蛋白饮食时，需要每日供给 35kcal/kg 体重以上的热量才能维持体内的氮平衡。

3. 水及电解质的供给

水摄入量视具体情况而定，对不严重的 CRF 患者，常因多尿而存在潜在性失水，必须予以足够补充。对于 CRF 早期伴有低钾血症的患者，应指导其食用足量的蔬菜和水果，以补充钾的摄入。但尿毒症晚期及少尿时，应注意控制水果的摄入，如香蕉、桔子等，以防高钾血症的发生。

4. 维生素的供给

慢性肾功能衰竭患者都有不同程度的贫血，贫血原因除促红细胞生成素生成不足外，还有营养因素，慢性肾功能衰竭患者应补充叶酸、维生素 B_{12} 和铁剂，以改善贫血状态。

5. 高钙低磷的供给

人均钙的供给量应在 $300 \sim 400mg/d$ 之间，钙主要来自谷类、豆类和蔬菜。磷广泛存在于动植物性食物中，并且吸收率较高。钙磷之比在 1：2~1：1 之间为宜。

六、慢性阻塞性肺疾病患者营养照护

（一）慢性阻塞性肺疾病的概述

慢性阻塞性肺疾病（chronic obstructive pulmonary disease，COPD）是一种以气流受限为特征的肺部疾病，气流受限不完全可逆，呈进行性发展，但是可以预防和治疗的疾病，COPD 主要累及肺部，同时也可以引起肺外各器官的损害。

COPD 以慢性咳嗽、咳痰、气短或呼吸困难、喘息和胸闷为主要临床特征，患病人数多，其中以老年人为主，且死亡率高，目前居全球死亡原因的第四位。

（二）慢性阻塞性肺疾病患者的营养照护

1. 摄取足够的营养素

每日需摄取蛋类、鱼、肉类、豆类，以富含必需脂肪酸的鱼类取代部分肉类。若正餐无法达到足够的摄入量，应再适当增加点心和热量的供给。多吃富含维生素的蔬菜和水果等食物，以增强抵抗力及预防便秘。减少产气性食物的摄取，避免胀气，如减少洋葱、甘蓝、豆类和瓜类等食物的摄取。摄取足够的水分，不仅可以防止呼吸道分泌液过

于黏稠，使痰容易咳出，还可预防便秘的发生。

2. 避免精致饮食

过度精致的糖类及淀粉类食物会产生较多的二氧化碳，增加肺部负担，所以要减少精致甜食（图2-14）、糕点及饼干、水果罐头等的摄入。米饭、淀粉类食物也不要过量。

3. 慎选食用油

油脂代谢产生的二氧化碳较少，可作为浓缩热量来源，但需选择较佳的油脂，如花生油（图2-15）、橄榄油。

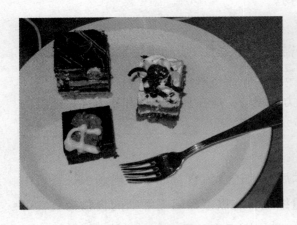 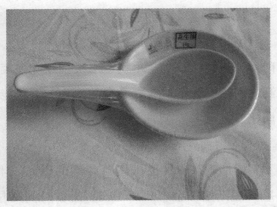

图2-14　甜食：蛋糕　　　　　　　图2-15　食用油：花生油10g

4. 避免刺激性食物

避免刺激性饮料及食物，如咖啡，酒，太冷、太热或辛辣的食物。

5. 养成良好习惯，保证睡眠质量及休息时间

吸烟是COPD重要的发病因素，吸烟者慢性支气管炎的患病率比不吸烟者高2~8倍，烟龄越长，吸烟量越大，COPD的患病率越高。因此，COPD患者应戒烟，并保持乐观心态，避免过度劳累，养成良好的睡眠习惯。

七、胃切除术后患者营养照护

（一）胃切除术的概述

胃切除术（gastrectomy）为将胃的一部分或全部切除的手术治疗法。胃切除术适用

的疾病主要包括胃溃疡、十二指肠溃疡、胃穿孔、胃癌等疾病。

胃切除术后营养摄入障碍及手术创伤造成的代谢应激等因素常使老年人术后营养状况迅速恶化，对预后有明显影响。术后按制订的饮食计划和方法，在各个阶段实施饮食护理，做好进食指导，密切观察进食后的反应，并做好饮食的健康教育，将有利于老年人术后饮食的顺利过渡，可防止营养性并发症的发生，对保证手术效果，提高老年人生存和生活质量，延长老年人生命都有着至关重要的作用。

（二）胃切除术后患者的饮食照护

照护原则是由清到浊，由稀到稠，少量多餐，定时定量，循序渐进。烹调上应严格选用容易消化的食物，忌辛辣、冷和酸的食物。

1. 营养素的摄取

手术后为利于伤口的愈合及体力恢复，需摄取富含蛋白质和维生素的食物如蛋类、肉类、鱼类、豆类、牛奶、水果和绿叶蔬菜等。也就是说，食物的种类并不需特别的限制，但是，为了适应胃容量的变小，消化能力的减弱，应在食物的量和质方面做适度的调整。

2. 少食多餐

增加餐次以保证机体营养素的摄入。术后开始进食流食，如各种肉汤，每餐可由40ml逐渐增加至100~200ml。流食时间尽量缩短，应以不经咀嚼吞咽的食物为宜，可以用各种肉汤制作蛋花汤、蒸蛋羹或冲粉糊，可逐渐适当加量至患者能够耐受的量，食物内容也可逐渐增加，如稠粥、肉末粥类、小面片、细面条卧蛋等，应尽量做到糊状、不稀不干。进一步可增加面包、饼干、豆腐或豆腐脑、少纤维的嫩菜叶、软瓜茄类，蒸煮的水果以及煮软的鱼、虾、鸡，但仍需以每日6餐进食。

当老年人处于恢复阶段，除油炸食物和含糖高的食物外，其他食物均可食用，数量可不受限制。可根据患者的食物耐受量安排餐次，仍可采用每日5~6餐的进食方法。

3. 干稀食物分开

流食在胃内停留时间很短，因此可先吃稀食后吃干食，使食物缓缓入胃。少喝汤及饮料，尤其是饭后要限制饮水。禁食一切刺激性、粗纤维和产气的食品，如粗粮和萝卜、韭菜、洋葱等高纤维产气蔬菜。

4. 克服不敢吃饭的惧怕心理

指导胃大部切除术后的老年人，开始应进食细软、易消化的食物，然后可不断循序渐进地增加食物量，使胃肠道逐步适应，从而顺利过渡到正常饮食。总之由于胃切除术后带来的生理及心理变化，患者进食多半都小心翼翼，无论进食的质还是量均会不足，若不进行必要的指导会造成营养障碍。应每周测量体重，并以此作为临床营养护理的常用指标，一般经过1个月左右的适应期，大多数患者的体重都会稳定并逐渐上升。

八、大肠术后患者营养照护

（一）大肠手术概述

老年大肠肿瘤主要是指原发于直肠和结肠的消化道恶性肿瘤。常见发病部位依次为直肠、乙状结肠、盲肠、升结肠、降结肠、横结肠。随着年龄的增长其发病率也会有所升高。由于人类寿命延长，老龄患者越来越多，大肠肿瘤的发病率和病死率有逐渐上升的趋势，是常见的十大恶性肿瘤之一。临床症状以中毒症状、贫血、腹部包块为主。右侧结肠癌临床症状依次以腹部肿块、腹痛及贫血最为多见。左侧结肠癌临床症状依次以便血、腹痛及大便频繁最为多见。直肠癌临床症状依次以便血、大便频繁及大便变形多见。手术治疗是大肠肿瘤最主要的治疗手段，是根治性治疗大肠肿瘤的方法。因此，要格外重视老年大肠肿瘤患者的生活指导，包括了解患者的饮食、体力和锻炼活动、日常生活起居和工作情况。

（二）大肠手术患者的营养照护

1. 制订合理饮食方案，并做好详细指导。

根据老年患者术后的身体情况、营养情况和生活习惯等变化，为患者制订一个完整的饮食计划及设计一个促进患者食欲的方案，以达到营养平衡。

2. 老年人大肠癌术后，待胃肠功能恢复，可遵医嘱指导其进食。

进食时应从流食到半流食再到普食，刚开始进食流食时最好选用米汤，应避免进食牛奶，以免引起胃肠胀气。还应注意饮食卫生和不吃生冷食物且应少量多餐。

3. 术后恢复普通饮食。

可根据患者的胃口指导陪护者给予患者营养丰富、富含蛋白质、高热量、富含维生素、易消化的食物，鼓励患者尽可能多吃动物类食物，如猪肉、羊肉、鱼类、蛋黄等，蔬菜以菠菜、芹菜、番茄为佳，水果以杏、桃、李子和橘子较好。改变食物的烹饪方法，多采用煮、炖、清蒸等方法，尽量不吃煎、炸、油腻刺激的食物，少食豆类、葱、蒜、韭菜、洋葱等产气食物，以尽量减少排气。

4. 保持心情舒畅，生活要有规律。

第三节　癌症患者营养照护

一、癌症的概述

癌症（cancer）是恶性肿瘤的统称。恶性肿瘤是以细胞分化异常、增殖异常、生长失去控制为特征的一类疾病。癌细胞通过直接侵袭周围组织、淋巴和血液循环形成远处转移，可累及正常器官，影响正常器官的功能或引发恶病质可导致死亡。侵袭和转移是恶性肿瘤的生物学特征之一。

在癌症的发病原因中，约有 1/3 与营养和食物有关。癌症患者并发营养不良时，可导致各种抗癌治疗并发症的发生和死亡率的升高，同时还可导致对抗癌治疗的反应减弱。因此积极给予癌症患者营养支持和治疗，改善患者的营养状况，也是抗癌治疗中最重要的措施之一。

二、癌症患者的营养照护

1. 高蛋白、高热量、易消化饮食

老年癌症患者在治疗期间应重视营养的需要，可以给高蛋白高能量的食物，比如鱼、虾、蟹、鸡肉、鸭肉、猪瘦肉、动物内脏、牛肉汤、牛奶、面条、馄饨、米汤、蜂蜜、豆制品等，并注意动物蛋白与植物蛋白的搭配，以达到蛋白互补，增加机体抗癌的耐受力，提高治疗的效果。积极的营养支持护理，不仅可减少并发症，还能改善患者的生活质量。

2. 饮食宜清淡

制作食物时应以煮、炖、烩的方式为主，避免进食熏烤和油炸食物，严禁食用刺激性调味品，如胡椒、芥末、烈性酒等。在不违反医疗原则的情况下，尽量满足患者对食物的要求，鼓励和指导家属烹调营养丰富又符合患者口味的食物，并注意菜肴的色、香、味及温度，以增进患者食欲。

3. 富含维生素的食物

维生素是抗癌必不可少的营养素，维生素能防止上皮细胞的转化，修复上皮细胞的损伤，故维生素可预防各种肿瘤和促进肿瘤患者的康复。维生素 A 的主要功能是维持上皮组织的正常结构，刺激机体免疫系统，调动机体抗癌的积极性，抵御致癌物的入侵和促进肿瘤术后的恢复。如胡萝卜、莴笋叶、油菜、动物肝脏、鱼肝油等食物中都富含维生素 A。B 族维生素缺乏可使肿瘤的形成和生长迅速加快。维生素 C 可阻断亚硝胺在体内的合成，降低肿瘤的发病率。多食含维生素 C 丰富的食物具有防癌与抗癌作用。因此，应多进食含维生素的新鲜蔬菜和水果，如油菜、菠菜、小白菜、西红柿、橙子、山楂、鲜枣和猕猴桃等。

4. 含微量元素的食物

硒是强抗氧化剂，能抗突变，抗细胞增生，还可促进致癌物质的自然灭活，增强免疫力。含硒多的食物有大蒜、猪肾、鸡肝、虾、鱼、鸡蛋黄、蘑菇、芦笋、卷心菜和西兰花等。碘缺乏或过量均可引起甲状腺癌和甲状旁腺癌，所以海带、紫菜、发菜等含碘多的食物摄入要适量。钼是人及动物的必需微量元素之一，其能阻断亚硝胺在体内的合成，尤其能降低胃肠道癌的发病率，日常食物中以谷类、豆类、乳类及动物肝、肾中含钼最丰富。

5. 抗癌能力强的食物

进食含有多糖、多种氨基酸和核酸以及人体必需的微量元素和维生素的食物，对提高肿瘤的抑制率和增强机体免疫功能具有重要作用，常用的抗癌食物有金针菇、香菇、银耳、黑木耳、蘑菇、黄豆、红薯、荠菜、胡萝卜、花生、黄花菜、洋葱、薏苡仁、海带以及海蜇等，这类食物均能提高巨噬细胞吞噬癌细胞的活力，对抗癌有益，应当适量给老人食用。

三、癌症治疗不良反应的营养照护

1. 恶心、呕吐

放疗和化疗患者副作用较大，食欲较差，常有恶心、呕吐和腹胀等症状，这时患者可多吃些以碳水化合物为主的流质、半流质食物或饼干、面包、馒头、包子等，且不必受进餐时间的限制，宜少食多餐，有食欲可随时进餐，应细嚼慢咽。饭后应立即躺下休息，因为饭后活动会使消化功能减弱而增加不适感。

2. 口腔溃疡、食管炎

口腔溃疡即口腔黏膜发炎。食管炎时，喉部有灼热感，可引起口干。茶与柠檬汁有助于减轻口干的感觉。可将食物制成果冻、肉泥冻等，亦可与肉汁、肉汤或饮料一起食用，以助于吞咽。不能进食时，可采用流食、软食或胃肠外营养，避免食用过热、酸性强、粗糙、生硬刺激性的食物及饮料，如咖啡、辣椒等；同时应注意补充 B 族维生素，如多食用瘦肉、动物内脏、豆类和坚果等食物。食物和饮料温度以室温为宜。进食后要注意保持口腔清洁及湿润，可用软毛牙刷刷牙或用温水、双氧水漱口。上述照护措施可帮助患者坚持完成化疗或放疗的整个过程。

3. 吞咽困难或食管内有异物感

出现进食后胃部疼痛、饱胀感等症状，可根据老年患者吞咽情况配以清淡少油流质饮食，如牛奶冲鸡蛋、藕粉冲鸡蛋、面糊冲鸡蛋、碎烂面条等，使食物经加工烹调后变为极细软、易吞咽和易消化的食物。同时应避免食用易产气、粗糙、多纤维的食物，如豆类、洋葱，马铃薯、牛奶、碳酸饮料等。正餐当中不要喝太多的汤汁或饮料，汤汁或饮料最好在用餐前 30~60 分钟饮用。还可以通过轻微运动或散步来减轻胃部饱胀感。

4. 腹泻

出现腹泻的患者应摄入纤维含量少的食物，避免摄入过量的油脂、油炸食物或太甜的食物。如腹泻严重时，可考虑清淡饮食（如过滤米汤、清肉汤和果汁等）。同时，还应注意水分及电解质的补充，多选用含钾量高的食物，如蔬菜汤、橘子汁、番茄汁等，并避免进食可能引起腹泻的食物，避免食用牛奶及乳制品。

5. 便秘

便秘的患者应多吃含纤维素丰富的蔬菜和水果，以刺激肠壁，使肠蠕动加快，粪便易于排出；应多进食含 B 族维生素的食物，如粗粮、酵母、豆类等，以增加肠道的紧张力；应多喝饮料和水，以使粪便变软；应多食用润肠通便的食物，如银耳、蜂蜜、洋葱等，都有利于排便通畅。每日清晨可饮适量淡盐水，每日饭后和睡觉前可饮少量蜂蜜水，也可常喝芝麻粥或大枣汤，它们均有助于排便。平时应适当增加体力活动，经常保持心情愉快，养成每日定时排大便的良好习惯，都有助于排便通畅。

第四节 阿尔茨海默病的营养照护

一、阿尔茨海默病的概述

痴呆是指智能活动降低达到相当水平之后再出现进行性衰退。阿尔茨海默病（Alzheimer disease，AD），是一种起病隐匿，病因不明的神经系统退行性病变疾病，老年人常见。

随着人口老龄化的发展，AD 的患病率在不断升高。目前我国已有 500 多万 AD 患者，预测到 2025 年我国将有 1009 万 AD 患者。研究发现，AD 的老年患者营养不良的发生率为 66.67%，主要为消瘦型营养不良，其次为蛋白质型营养不良，晚期常发生混合型营养不良。因此，在营养支持实施过程中面向老人及照护者开展营养知识宣教，可使营养支持实施得到老人及照护者的有效配合，以给失智老人最好的照护。

二、阿尔茨海默病的营养照护

1. 能量的摄入

糖类是 AD 的老年患者脑细胞活动时所需能量的主要来源。其中葡萄糖能被人体所有组织直接利用，老年人的糖代谢率低，给予葡萄糖可提高 AD 老年患者的记忆力。AD 的老年患者糖类的摄入量不应低于总热量的 55%。

2. 脂肪的选择

脂肪与老年性痴呆有密切的关系。脂肪的摄入量一般应控制在占总热量的 20%~25%，不应超过 30%，每天 50~70g。单不饱和脂肪酸，多不饱和脂肪酸与饱和脂肪酸的比例为 1∶1∶1。AD 的老年患者不仅要控制过量的脂肪摄入，同时还要注意脂肪的质量。多不饱和脂肪酸具有特殊的神经功能，如二十二碳六烯酸是脑细胞膜的重要组成物质。应多吃鲜鱼（尤其是鱼脑）、花生、鸡蛋等含多不饱和脂肪酸的食物。

3. 蛋白质的供应

蛋白质是人类大脑功能活动所必需的第一营养物质。大脑是含蛋白质最多的器官，其蛋白质含量占 30%~35%，蛋白质的主要作用是控制大脑的智力活动。AD 的老年患者除应保证一定的动物蛋白，如鸡肉、瘦肉及鱼肉等的摄入外，还应该多吃一些植物蛋白，其中磷脂酰胆碱被消化以后成为乙酰胆碱，经血液循环进入大脑，可增加大脑细胞之间的信息传递速度，增强大脑的记忆、思维和分析能力。胆碱的摄入量每日应为 500mg 左右，含胆碱丰富的食物有蛋黄、动物肝脏、大豆、大麦、玉米和小米等。

4. 维生素与叶酸的重要性

维生素对于维持大脑正常的功能具有重要的作用。维生素 E 中的生育酚，可被大脑吸收，参与神经保护膜的合成，缺乏时可出现类似于组织衰老的脂褐素、皮肤弹性变差、性腺萎缩、记忆力减退等，坚果、麦胚油、棉籽油、葵花籽油等食物中维生素 E 含量较多。维生素 B_1 主要有促进糖代谢的作用，缺乏时会出现注意力不集中，严重时可影响神经功能，可多进食如香菇、大豆、鸡蛋、牛奶、动物肾脏以及各种发酵的豆制品等食物来补充。维生素 C 和叶酸也与认知能力有关，缺乏时可导致记忆力下降，应多进食如牡蛎、金枪鱼、橘汁、西红柿、菜花、西瓜、菌类、酵母、牛肉、动物肝脏、动物肾脏、新鲜蔬菜和水果等食物。需要注意的是烹饪时应避免破坏蔬菜中的维生素，保证维生素的摄入量，可延缓 AD 老年患者病情的进展。

5. 各种微量元素的利与弊

微量元素不仅是构成大脑和神经组织的重要成分，其还参与体内的代谢过程。AD 老年患者尤其要注意微量元素的摄入。AD 老年患者日常生活中应多吃含钙的食物，如豆制品和海产品；含铁的食物，如海带、紫菜、动物肝脏等。微量元素虽有益于人体健康，但过量摄入可诱发神经细胞凋亡从而可降低细胞的存活率。应少吃或尽可能不吃含铝的油条和含铅的粉条和粉丝。烹饪工具也有不少铝制品，如果经常将过酸或过碱的食物存放在铝制器皿中过久，则有可能使铝溶入食物中从而被人体食入吸收。食物添加剂如酵母粉、干酪和苏打饼干中，含铝量虽不多，但也应注意控制它们的食入量。

6. 饮食习惯的改变

日本科学家研究发现，AD 的老年患者进食行为的改变主要表现为少食和挑食，如不吃鱼和绿色蔬菜，喜欢吃肉或甜食等。此外，由于 AD 的老年患者出现了语言障碍，可造成两种情况：一方面，照顾者害怕 AD 的老年患者出现营养不良而过度给予食物，从而造成老年 AD 患者的营养过剩；另一方面，由于照顾者的疏忽或照顾不周到，造成老年 AD 患者的营养不足。

（赵玉荣　李海芳）

参 考 文 献

[1] 姜安丽. 新编护理学基础 [M]. 北京：人民卫生出版社，2012.

[2] 吴丽文，史俊平，等. 老年护理 [M]. 北京：科学技术出版社，2012.

[3] 台北、台中、高雄荣民总医院高龄医学团队. 居家长期照护全书 [M]. 台北：原水文化出版社，2010.

[4] 张建. 中国老年卫生服务指南 [M]. 北京：华夏出版社，2009.

[5] 王志红，詹林，等. 老年护理学 [M]. 上海：上海科学技术出版社，2011.

[6] 薛荣. 老年人营养膳食及其保健 [J]. 发展，2011，(7)：128.

[7] 李会艳，刘红妹，卢娟，等. 福利院老年人营养现况分析 [J]. 科教导刊，2012，(14)：224.

[8] 冯村红. 社区老年人营养指导 [J]. 吉林医药学院学报，2011，32 (4)：212-213.

［9］王瑞娟. 浅析老年人营养健康［J］. 科技信息，2010，（21）：196.

［10］华梅. 老年人营养与保健［J］. 中国临床保健杂志，2006，9（5）：527-528.

［11］老年人预防脑中风的饮食［J］. 农民科技培训，2008，（5）：45.

［12］何永进. 饮食保健防中风［J］. 四川农业科技，2002，（11）：37.

［13］龚偲. 饮食助力脑中风患者康复［J］. 糖尿病天地·教育（上旬），2013，（4）：52-53.

［14］谭月英，徐慰婕，毛红梅，等. 消化道肿瘤经皮内镜下胃造瘘术行肠内营养的观察与护理［J］. 国际护理学杂志，2011，30（4）：523-524.

［15］潘夏蓁，林碎钗，邵利香，等. 鼻胃管肠内营养应用于重症患者的研究进展［J］. 中华护理杂志，2007，42（3）：268-271.

［16］王燕萍，张滢，裘丽珍，等. 老年痴呆患者内镜下经皮胃造瘘肠内营养的并发症观察及护理［J］. 护理与康复，2011，10（9）：779-781.

［17］徐玉斓，陈平平，陈水花，等. 高龄气管切开病人胃镜下胃造瘘肠内营养的护理［J］. 护理学杂志，2002，17（5）：368-369.

［18］刘霞，刘国红，李鹏胜，等. 空肠营养造瘘管在胃癌患者术后的应用及护理［J］. 现代护理，2007，13（8）：716-717.

［19］陈春香，经皮内镜下胃造瘘术在危重患者肠内营养中的应用及护理［J］. 南华大学学报（医学版），2009，37（5）：616-617，625.

［20］苏秀莲. 高血压病的饮食及护理［J］. 工企医刊，2008，21（2）：47-48.

［21］孙艳红. 176例高血压病病人膳食调查及饮食指导［J］. 护理学杂志，2001，16（8）：451-453.

［22］杨秋葵，高芳. 高血压病的饮食及护理［J］. 医药前沿，2012，（22）：260-261.

［23］刘吾英. 高血压病及其常见并发症的护理和饮食调理［J］. 中国现代药物应用，2010，4（9）：183-184.

［24］张海燕. 高血压病的饮食营养护理［J］. 内蒙古中医药，2010，29（14）：163.

［25］范玉红，李红艳，金淑兰，等. 老年高血压病患者饮食护理干预的效果评价［J］. 中国保健营养（中旬刊），2013，（3）：250.

［26］黄新荣. 浅谈糖尿病人的饮食误区及如何合理饮食［J］. 医学信息（中旬刊），2010，5（4）：991.

［27］奥基夫，庄稼英. 改善餐后血糖、血脂、炎症和心血管健康的饮食策略［J］. 糖尿病天地（临床），2012，6（3）：132-139.

［28］鲁勇. 通过调剂日常饮食防治心血管疾病［J］. 医药前沿，2012，2（9）：135.

［29］王海平，齐德，鞠建芝，等. 心血管病防治饮食指南［J］. 按摩与康复医学（下旬刊），2011，2（7）：219.

［30］王晓莉. 心血管病人饮食生活必须注意的问题［J］. 当代医学，2009，15（3）：123.

［31］岳慧娟. 健康饮食与防治心血管病的关系［J］. 中国农村卫生，2012，（z2）：435-436.

［32］邓丽丽，林静霞. 饮食干预延缓慢性肾衰病情进展的护理［J］. 西南国防医药，2006，16（4）：

424-426.

[33] 鲁新红，陆潜，汪涛，等. 慢性肾衰竭病人的饮食现状调查［J］. 护理研究，2008，22（28）：2560-2562.

[34] 徐玲芬，沈国娣，陈海燕，等. 不同营养比例饮食支持治疗对 COPD 患者生活质量的影响［J］. 临床肺科杂志，2011，16（11）：1765-1766.

[35] 陈琳，傅恩清，谢永宏，等. 老年 COPD 患者 153 例的营养支持治疗［J］. 第四军医大学学报，2002，23（14）：1273.

[36] 刘彬，杨菊，李树云，等. 慢性阻塞性肺疾病稳定期患者饮食干预研究［J］. 中国老年保健医学，2011，9（3）：21-23.

[37] 王平. 慢阻肺的饮食调理［J］. 食品与健康，2011，（4）：18-19.

[38] 刘彬，张红星，杨菊，等. 饮食干预对慢性阻塞性肺疾病稳定期患者的影响［J］. 中国老年保健医学，2012，10（1）：13-15.

[39] 李霞. 22 例胃切除术后功能性胃排空障碍的护理体会［J］. 中国医药导报，2009，6（16）：144.

[40] 何娜，龚晓清. 浅谈胃切除患者手术后早期经口饮食的护理［J］. 按摩与康复医学（中旬刊），2012，3（6）：174-175.

[41] 谢春蓉. 浅谈胃切除患者手术后早期经口饮食的护理［J］. 医学美学美容（中旬刊），2013，（3）：45，47.

[42] 蔡宝晶. 胃癌患者术后的饮食护理［J］. 中国社区医师（医学专业），2012，14（32）：260.

[43] 李同玲，黄小燕，关波，等. 胃大部切除术后病人的饮食护理［J］. 中国社会医学杂志，2009，26（1）：62-63.

[44] 朱红霞，郝青. 胃切除术的饮食护理［J］. 长江大学学报（自科版）医学卷，2012，9（1）：41，44.

[45] 李爱芹. 胃切除术后的饮食护理［J］. 工企医刊，2007，20（4）：59-60.

[46] 吕小英，徐玲芬，陈海燕，等. 不同营养比例的支持治疗对慢性阻塞性肺疾病患者营养状况的影响［J］. 解放军护理杂志，2012，29（2）：16-18，21.

[47] 陆再英，钟南山，等. 内科学［M］. 北京：人民卫生出版社，2008.

[48] 中国 2 型糖尿病防治指南. 北京：北京大学医学出版社，2010.

[49] 孙宁玲. 中国高血压患者自我管理标准手册［M］. 北京：中国轻工业出版社，2008.

[50] 顾景范，杜寿玢，查良锭，等. 现代临床营养学［M］. 北京：科学出版社，2005.

[51] 陈彬. 老年人营养与健康［J］. 临床心身疾病杂志，2008，14（2）：177-178.

第三章　日常生活活动的照护

日常生活活动是人们在日常生活中，为照料自己的衣、食、住、行，保持个人卫生整洁和独立进行社区活动所必需的一系列基本活动。由于机体老化和长期慢性疾病，使老年人日常生活活动能力减退，使其生活自理能力降低，从而需要依赖他人的照顾。所以，提高老年人日常生活活动能力及其生活质量，是长期照护服务的重要任务之一。

第一节　穿　　衣

老年人因疾病会出现肢体功能障碍，会影响到日常生活。不正确的穿衣方法会导致肢体受伤。掌握正确的穿衣方法及技巧，无论是对患病老年人还是陪护人员，都显得尤为重要。

一、穿衣功能的评估

表 3-1　穿衣功能的评估

穿衣 （应能穿任何衣服）	10 分 = 自理	10 分 = 能自行系扣、解开纽扣、拉拉链、穿鞋等
	5 分 = 需部分帮助	5 分 = 需别人帮助系扣、拉拉链等，但患者能独立披上外套
	0 分 = 依赖	0 分 = 穿衣过程完全依赖他人

注：根据评估结果，为患者选择不同种类的衣服，并在穿衣的过程中给予协助或指导。本章内容以偏瘫老年人为标准，左侧肢体为患侧，右侧肢体为健侧。

二、穿衣过程

（一）穿、脱开襟上衣：此方法适用于能够自行完成穿衣过程的老年人。

1. 穿开襟上衣

（1）取坐位，健手拿住衣领中间，内面向外，将患侧衣袖放在两腿中间（图 3-1）。

（2）健手握住患侧手腕，将患肢放入患侧衣袖内（图 3-2）。

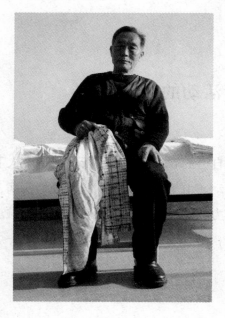

图 3-1

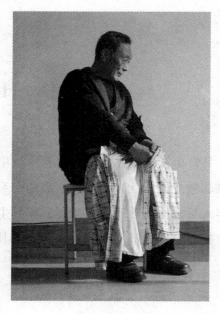

图 3-2

（3）用健手将衣袖拉至患侧肩部（图 3-3）。

（4）健手由颈后抓住衣领并拉向健侧肩部（图 3-4）。

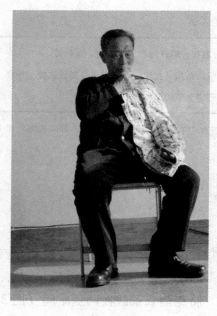

图 3-3

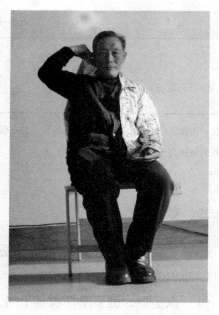

图 3-4

（5）将健手插入健侧衣袖（图3-5）。

（6）整理衣服，系好纽扣或拉上拉链（图3-6）。

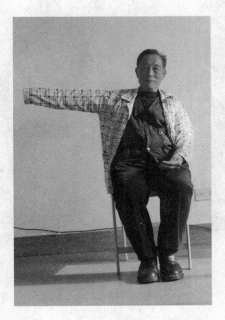

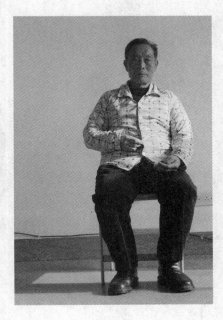

图3-5　　　　　　　　　　　　　　　　　图3-6

2. 脱开襟上衣与穿开襟上衣步骤相反

（二）穿、脱套头衫

1. 穿套头衫

（1）先解开套头衫的纽扣，将套头衫背面朝上，横放在双腿上（尽量将领口放于健侧肢体侧）（图3-7）。

（2）健手找到患侧袖口后，从患侧袖口伸入至衣服下缘伸出，健手拉起患侧上肢并使其穿入相应的袖口，向上拉衣袖直到穿到患侧上肢肘部以上（图3-8）。

（3）将健手套进另一只衣袖，并且尽量要穿到肘部以上（图3-9）。

（4）低头，健手将领口拉开，并让领口套过头部（图3-10）。

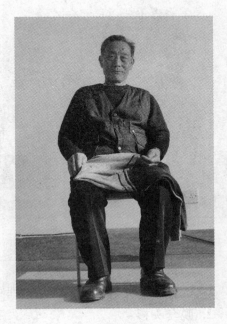

图3-7

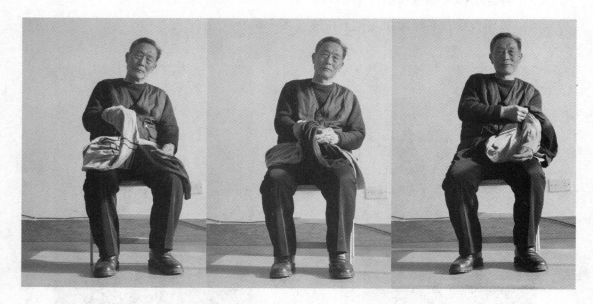

图 3-8

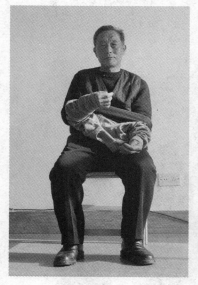

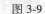

图 3-9

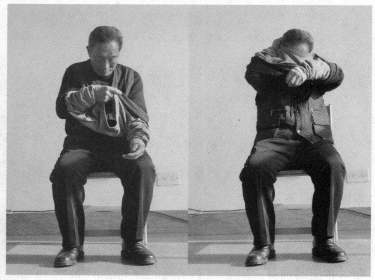

图 3-10

（5）用健手将衣服拉下，并整理好（图 3-11）。

2. 脱套头衫

（1）先解开套头衫的纽扣，低头，用健手从颈后将衣服拉过头部（图 3-12）。

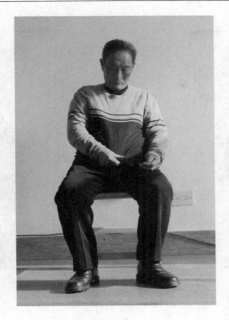

图 3-11

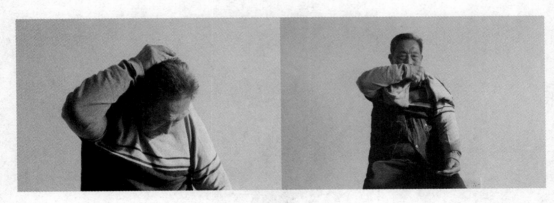

图 3-12

（2）脱去健肢的衣袖（图3-13）。

（3）用健手脱去患侧上肢的衣袖（图3-14）。

（三）坐位下穿脱裤子

1. 坐位下穿裤子

（1）老年人坐于床边或椅上，患腿屈曲跷于健腿上，用健手抓住裤腰并使患腿套入相应的裤管（图3-15）。

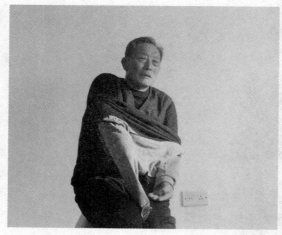

图 3-13   图 3-14

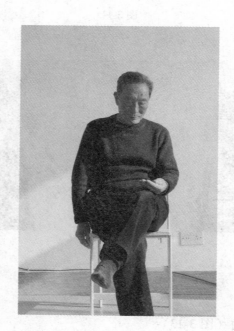

图 3-15

（2）将裤管上拉，直到患脚露出（图 3-16）。

（3）放下患腿，将健腿伸进另一裤管，将裤子向上拉并尽可能拉到臀部附近（图 3-17）。

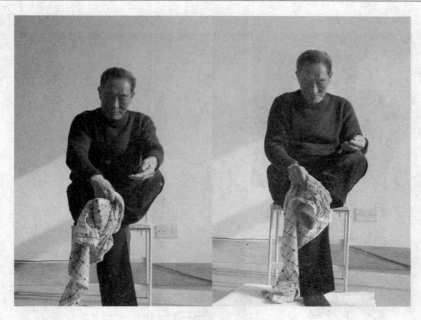

图 3-16

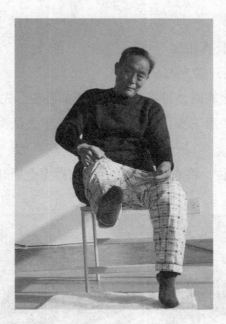

图 3-17

（4）照护者协助老年人站立，老年人用健手将裤子拉过臀部，拉上拉链，固定裤带（图 3-18）。若不能站立，可让老年人躺下，抬高臀部，再将裤子拉至腰部。

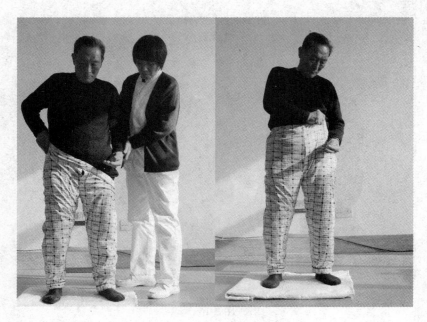

图 3-18

2. 坐位下脱裤子与穿长裤相反

（四）卧床老年人更换开襟上衣

卧床老年人更换开襟上衣时，可将老年人置于仰卧位。先将衣扣全部解开，使衣襟完全展开，然后从背部将衣服下缘拉至颈间部，嘱老年人低头，再将衣服拉至下颌处，最后将双侧袖子脱下。

1. 将老年人置于仰卧位，将衣扣全部打开，衣襟完全展开（图 3-19）。

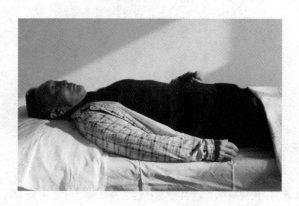

图 3-19

2. 从背部将衣服下缘拉至颈间部（图 3-20）。

3. 嘱老年人低头（图 3-21）。

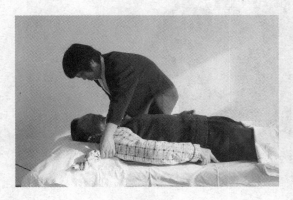
图 3-20

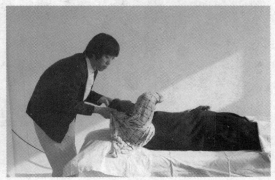
图 3-21

4. 再将衣服拉至下颌处（图 3-22）。

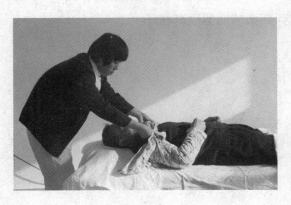
图 3-22

5. 将双侧袖子脱下（图 3-23）。

（五）穿袜

许多老年人或患有关节炎的人，由于做弯腰或屈腿的动作比较不方便，因此穿袜时常需要他人的协助。但是有了穿袜辅助器，老年人自己便能轻松穿袜，可使老年人有一个更独立自主的生活。

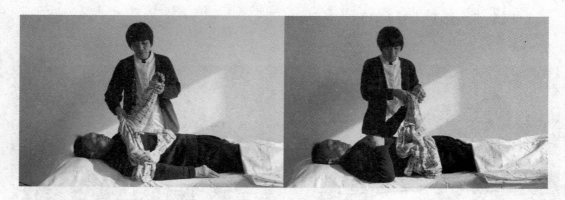

图 3-23

穿袜步骤：

1. 把袜子套在没有带子的一端（袜口应尽量宽松）。

2. 抓住两根带子，将穿袜辅助器（图 3-24）放在脚前面的地板上。

3. 将脚掌滑进袜子里，然后向上拉带子直到脚完全在袜子里。

4. 继续往上拉直到穿袜辅助器脱离袜子。

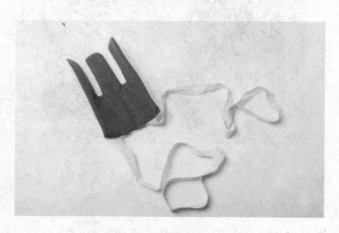

图 3-24　穿袜辅助器

（六）穿鞋

对中风或因腰、腿疾病不能弯腰、屈膝自行穿鞋的老年人，要避免"弯腰屈膝"

动作，可将患侧肢体置于健腿之上，摆成"二郎腿"姿势，或使用穿鞋辅助器（图 3-25）完成穿鞋过程。

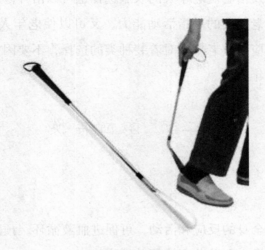

图 3-25　穿鞋辅助器

三、注意事项

1. 应注重康复护理，提高老年人生活自理能力，教会老年人穿、脱衣服，或者给予老年人协助或指导。

2. 不能自行完成穿、脱衣服者，可要求其配合活动肢体到最大程度，在照护人员的协助下完成穿、脱衣服过程。

3. 卧床老年人应遵循先穿患肢，先脱健肢的方法进行穿、脱开襟衣服。

4. 在更换衣服过程中，要注意动作轻柔，避免过度牵拉肢体。

5. 穿衣服时，要先穿患侧，后穿健侧，最后扣扣子。

6. 脱衣服时，要先脱患侧，待脱到一半时停止，改脱健侧，最后再脱掉患侧的衣服。

7. 如果是穿套头衫，要先套患侧，再套健侧，最后套头部。脱套头衫时，先脱健侧，再脱患侧。

8. 老年人应尽量选择有松紧带、宽松的裤子，裤子开裆处最好为尼龙搭扣。

9. 裤子不宜过长，以裤口到脚踝处为宜，过长易导致老年人跌倒。

10. 照护者应把裤子放在老年人健手容易够到的地方。

随着老年人肢体功能的逐渐恢复，照护人员应鼓励老年人独立完成衣服的穿脱，在护理过程中应给予鼓励及信心。老年人的衣服选择也可以由开襟拉链类逐渐过渡到纽扣类服装，这样既可锻炼老年人的手指活动能力，又可以使老年人增强自理能力及信心。照护者在护理过程中也应尊重老年人对着装种类的选择，不要因为穿着繁琐的衣服会影响其他的事宜而阻止老年人。

第二节 体位转换

一、翻身

床上翻身，能刺激全身的反应和活动，可促进血液循环，预防肺部感染和泌尿系统感染，还可预防压疮的发生和关节挛缩等并发症。

（一）翻身功能的评估

表 3-2　翻身功能的评估

从仰卧位到健侧卧位（起始位仰卧位，不屈膝）	分值
完全依赖他人	0
可自己借助外力侧卧	1
下肢可主动横移，且下半身可随之移动，上肢留在后面	2
健侧上肢可将患侧上肢提过身体，下肢可主动移动且身体可随之移动	3
患侧上肢主动移到对侧，身体其他部位随之移动	4
可移动上下肢并可翻身至侧位，但平衡差	5
可在 3 秒内翻身侧卧（不用手）	6

（二）翻身前的准备工作

通过翻身功能的评估及与老年人交流，了解老年人的整体情况及有无翻身的禁忌证。翻身前，向老年人说明翻身的意义和方法，以使老年人积极配合翻身。

（三）卧床的翻身方法

1. 一人翻身法

　　仰卧向一侧翻身时，先将老年人两手放于胸腹部，然后将其肩部和臀部移向床沿。老年人两腿屈曲，照护人员一手扶其肩，一手紧扶其膝部，轻轻推向对侧，然后以翻身垫或靠垫将其背部及肢体垫好。此法用于体重较轻或可稍微活动身躯的老年人。

　　（1）老年人两手放于胸腹部，将其肩部和臀部移向床沿（图 3-26）。

　　（2）老年人两腿屈曲（图 3-27）。

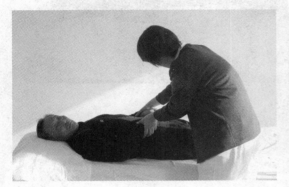

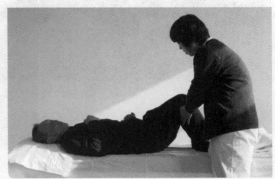

图 3-26　　　　　　　　　　　　　　　图 3-27

　　（3）照护人员一手扶老年人肩部，一手紧扶老年人膝部，轻轻推向对侧（图 3-28）。

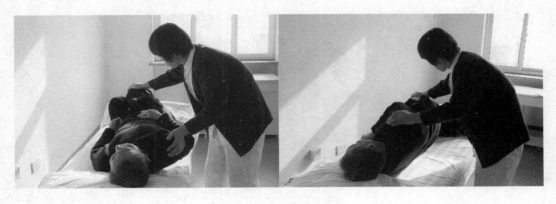

图 3-28

（4）以翻身垫或靠垫将老年人背部及肢体垫好（图3-29）。

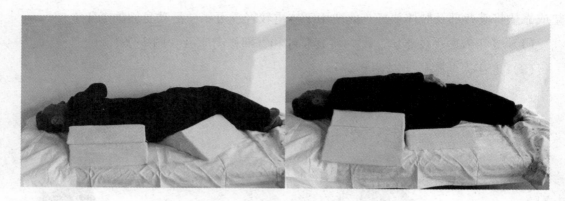

图 3-29

2. 二人翻身法

老年人仰卧，两手放于腹部，两腿屈曲，两名照护人员站于同一侧，一人托其肩部及胸背部，另一人托其腰部及臀部，两人同时将老年人抬起移近自己。照护人员分别托老年人肩、背、腰、臀4个部位，使老年人翻转侧卧。两人扶助翻身法主要用于身体较重，丧失活动能力或昏迷的老年人。

（1）老年人仰卧，两手放于腹部，两腿屈曲（图3-30）。

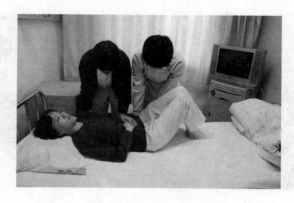

图 3-30

（2）两名照护人员站于同一侧，一人托老年人肩部及胸背部，另一人托老年人腰部及臀部，两人同时将老年人抬起移近自己（图3-31）。

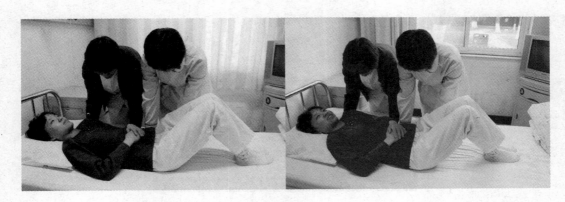

图 3-31

（3）照护人员分别托老年人肩、背、腰、臀4个部位，使老年人翻转侧卧（图3-32）。

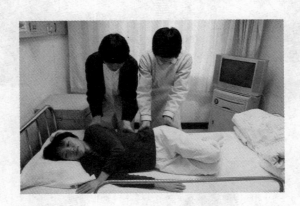

图 3-32

3. 扶助移向床头法

协助已滑向床尾，但不能自己移动的老年人移向床头，使其感觉舒适。

（1）一人扶助移向床头法：①放平靠背架，将枕头横立于床头，老年人成仰卧屈膝体位（图3-33）；②照护人员一手伸入肩下，一手放于臀部，嘱老年人双手握住床头栏杆，双脚蹬床面，挺身上移（图 3-34）；③为老年人枕上枕头或支起靠背架（图 3-35）。

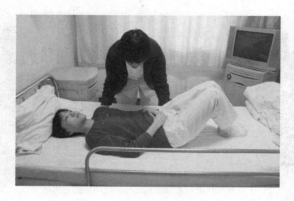

图 3-33

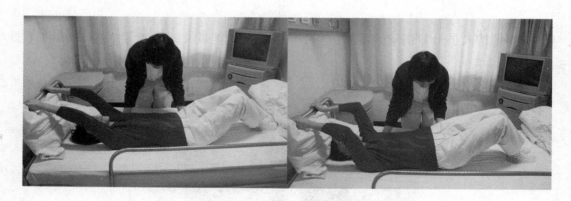

图 3-34

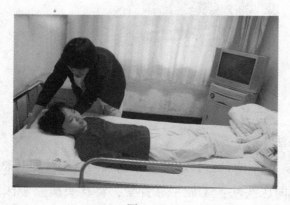

图 3-35

（2）二人扶助移向床头法：对完全不能活动或意识丧失的老年人宜采用两人扶助移向床头法。①照护人员分别站在床的两侧，对称的托住老年人的肩部及臀部，同时行动，协调的将老年人抬起移向床头（图3-36）；②亦可一人托住老年人的肩及腰部，另一人托住老年人的背及臀部，同时抬起移向床头。其他同一人扶助法（图3-37）。

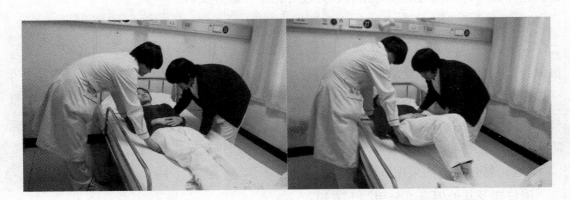

图 3-36

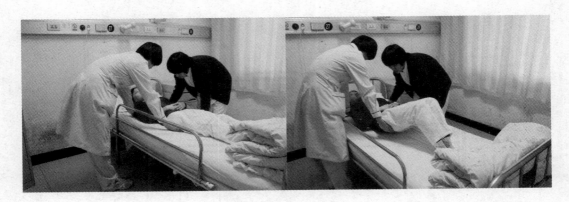

图 3-37

（四）注意事项

1. 翻身时不可拖拉，以免擦伤老年人皮肤。

2. 老年人身体稍抬起后，再完成翻身动作。

3. 移动体位后需用翻身垫或靠垫垫好老年人背膝，观察并确保老年人体位舒适。

4. 二人协助翻身时，注意动作协调轻微。

5. 翻身间隔的时间视老年人病情及局部皮肤受压情况而定。一般两小时内应完成一次翻身。

6. 翻身前后观察老年人皮肤是否发红破损，呼吸心率有无改变，是否有痛苦表情及强迫体位等，如发现应及时报告、处理并记录，做好交班。

7. 避免在老年人进食后半小时内翻身。

8. 如老年人身上有导管（如引流管、输液管、导尿管等），应将导管先安置妥当，再翻身，翻身后检查导管是否扭曲及通畅。

9. 对有脑血管病变或患脑部疾病的老年人，在采取翻身移动措施时，头部应尽量与身体保持同一水平，不能让头部下垂或过度抬高。对有骨折等创伤的老年人，要注意防止骨折部位移动，保护创口，防止牵拉、挤压引起疼痛及二次创伤。

（五）特殊卧位的采用

因疾病及其他因素可采用如下方法：

1. 头偏向一侧，去枕卧位（图3-38），对于昏迷或意识不清的老年人适用，可防止呕吐物反流至气管，引发窒息或肺部炎症。颅内疾病及手术麻醉后等患者短期内必须采用去枕卧位，以防颅压降低而引起各种意外。

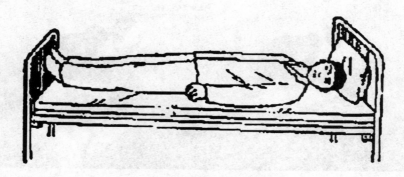

图3-38　去枕平卧位

2. 高枕卧位（图3-39）适用于通气不良，有心脏循环障碍的老年人，如慢性心力衰竭等患者应采取高枕卧位。

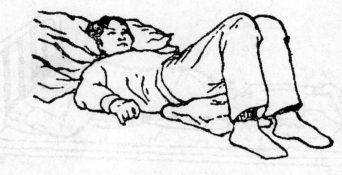

图 3-39　高枕卧位

3. 休克时卧位（中凹卧位）（图 3-40）。休克时，医护人员应及时进行抢救治疗。在医护人员未到达前应采取抬高胸部以利于呼吸，抬高下肢以利于静脉回流的卧位。可用枕头或靠垫垫高脚部，或摇起床头、床尾支架。

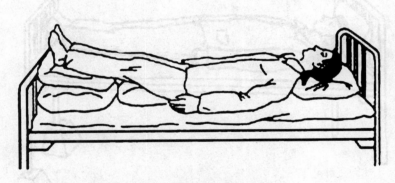

图 3-40　中凹卧位

4. 俯卧位（图 3-41）。背部手术，脊柱手术，背部有伤口的老年人应采取俯卧位。老年人两臂屈曲放于头的两侧，两腿伸直，在胸下、髋部、脚踝部各放一软枕，头转向任一侧，以不影响呼吸为宜。

5. 头低脚高位（图 3-42）。在分泌物引流时，如肺部、十二指肠引流等可采用头低脚高位，仰卧，头偏向一侧，将枕头横立于床头以防碰伤头部。床尾根据情况抬高 15~30cm。

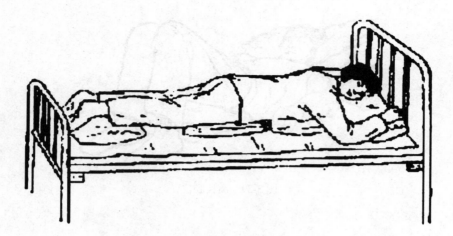

图 3-41　俯卧位

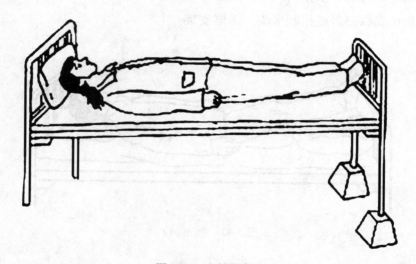

图 3-42　头低脚高位

二、坐立

有很多老年人，因疾病或疾病的急性期而导致卧床，致使其自理能力逐渐降低甚至消失，出现很多并发症。如果老年人随着病情的稳定，进行坐位的练习，可逐渐恢复部分的自理能力，也会增加其自信心。

　　老年人较长时间卧床易出现直立性低血压，故首次取坐位时，不宜马上取直立 90° 坐位。可用靠背架，依次取 30°、45°、60°、80° 坐位，如前一种体位能坚持 30 分钟，且无明显直立性低血压表现，可过渡到下一体位。

（一）坐位练习

1. 他人扶助下坐位练习（图 3-43）

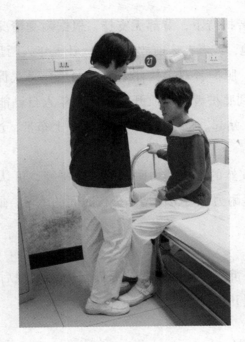

图 3-43

　　当老年人还不能保持静态坐位平衡而独自坐立，有时会向患侧倾倒，所以此时需有他人协助或保护，以保证老年人安全。

表 3-3　坐位平衡评估

不能坐	0
必须有支持才能坐（需帮助坐起）	1
无支持能坐 10 秒（不用扶，双足双膝靠拢，双足可着地）	2
无支持能坐起并可转动头部及躯干向后看（双足着地，不让双腿外展或双足移动，双手放在大腿上）	3

续 表

不能坐	0
无支持能坐起且双足可向前触地后返回原位（双足着地，不许抓物，腿和双足不要移动，必要时照护者可支持患臂，手至少触到足前10cm）	4
无支持坐在椅子上，可触侧方地面，并可回到原位（要求姿势同上）	5

（1）老年人在照护者扶持下，背部无支持，根据耐受情况静坐一定时间。可让老年人坐在床沿，两足着地，或者在床前放个小凳，让老年人两足踩在小凳上。也可让老年人用健侧手握住床架，照护者双手扶住老年人两肩，每次保持此姿势20~30分钟，每天3~5次。逐渐过渡到照护者可以放开双手，老年人自己能扶床保持平衡坐位，直至老人完全能自行坐稳、站起。也可以在后床架上系上布带，让老年人借力于拉布带练习坐起。

（2）老年人在受到突然的推拉外力时仍能保持平衡，可认为其已完成坐位平衡练习。此后坐位练习主要是耐力练习，即增加坐位时间的练习，最后，老年人可自行选择坐位的时间。

2. 自行由床边坐起

当老年人床上翻身、静态坐位、动态坐位都已熟练掌握后，可练习自行由床边坐起，活动范围可由此扩展开来。

表3-4　从仰卧位到床边坐起评估

完全依赖	0
侧卧位，头能抬起，但不能坐起（需帮助侧卧）	1
从侧卧位到床边坐起（需照护人员帮助移动，但能控制头部姿势）	2
从侧卧位到床边坐起（需照护人员随时准备帮助将下肢移至床边）	3
从侧卧位到床边坐起（不需帮助）	4
从仰卧位到床边坐起（不需帮助）	5
可在10秒内从仰卧位到床边坐起（不需帮助）	6

（1）侧翻至欲起身的一侧（或患侧）并靠近床边，膝关节保持弯曲（图3-44）。

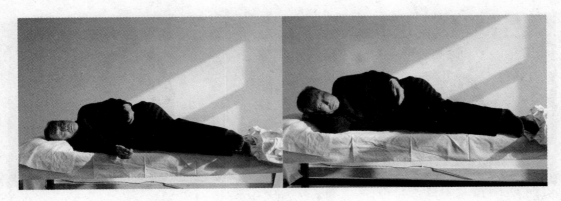

图 3-44

（2）将健腿插入患腿下，用健腿将患腿移于床边外，患膝自然屈曲（图3-45）。

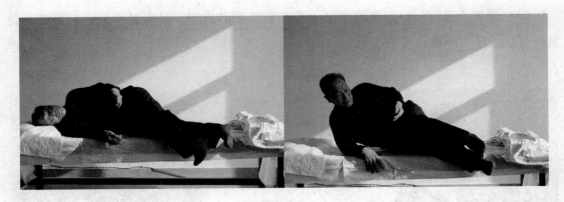

图 3-45

（3）将双脚放下床边后，用健侧手推床将自己的上半身撑起（图3-46）。

（4）慢慢地坐起，再次将身体挺直将推床的手置于床边帮助维持动作平衡（图3-47）。

3. 协助由床边坐起

每位老年人的情况和能力不同，最好由专业治疗师指导后再进行。大致步骤同自行由床边坐起，照护人员只给予必要的协助，以使老年人发挥健侧肢体的功能及患侧肢体的残余功能。

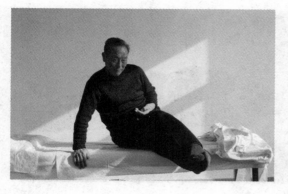

图 3-46

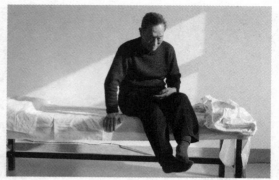

图 3-47

（1）协助老年人侧翻至欲起身的一侧（或患侧）并靠近床边，膝关节保持弯曲（图 3-48）。

（2）照护人员用一只手环绕老年人头部和床侧的肩膀，另一只手放在起身侧的骨盆处（注意千万不能拉患侧上肢）（图 3-49）。

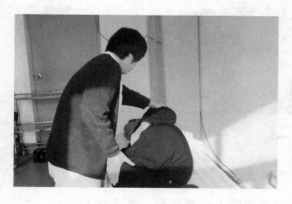

图 3-48

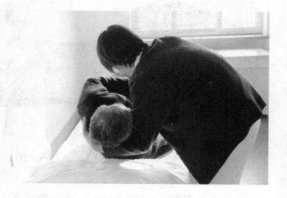

图 3-49

（3）起身过程中，请老年人慢慢将脚放下床（图 3-50）。

（4）协助老年人慢慢坐正，将身体挺直（图 3-51）。

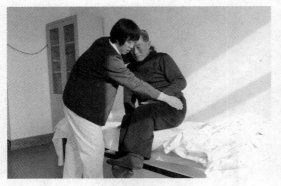
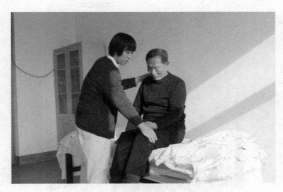

图 3-50　　　　　　　　　　　　　　图 3-51

（二）注意事项

1. 在练习坐位的过程中，注意观察老年人的反应及听取老年人的主诉，如果发现老年人有不适，应及时停止练习，恢复至平卧位，适当休息，并进一步观察。

2. 久病卧床的老年人坐位练习时应循序渐进，可先从抬高床头到半卧位，逐渐过渡到端坐位，以使老年人能够逐渐适应体位的改变。

三、站立

站立是准备行走的基本动作，照护人员应让老年人尽量做到自行站立。此外，对有些长期卧床的老年人，突然站立会出现直立性低血压，容易发生头晕跌倒的危险，所以要特别小心。

（一）自行从椅子上站起

1. 将臀部往前移坐至椅子边缘，使脚掌对称地载重在地面（图 3-52）。

2. 脚掌挪近椅子，使膝盖的位置超过脚跟（即膝关节的角度小于 90°）（图 3-53）。

3. 利用身体前倾直至头部超过膝关节的力量使大腿离开椅子（图 3-54）。

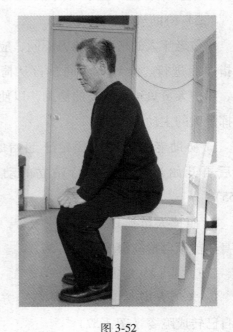

图 3-52

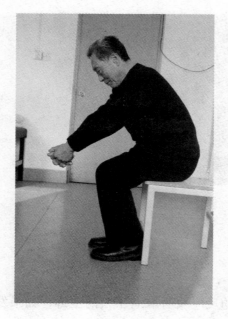

图 3-53

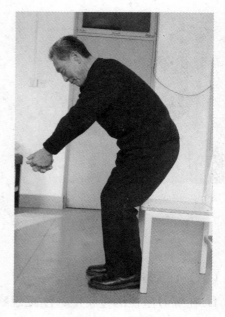

图 3-54

4. 膝关节伸直，躯干紧接着挺直。

（二）协助从椅子上站起

每位老年人的情况和能力不同，应由治疗师指导后进行。大致步骤同自行从椅子上站起，照护人员只给予必要的协助，以使老年人发挥最大的主动参与性。

1. 协助老年人将脚固定于起始的位置，然后再开始让老年人进行站立的动作（图3-55）。

2. 照护人员抓住老年人的腰带，请老年人身体前倾再抬高臀部（图3-56）。

（三）自行从地上站起

1. 老年人用双手支撑，往侧边方向慢慢将自己转成跪姿（图3-57）。

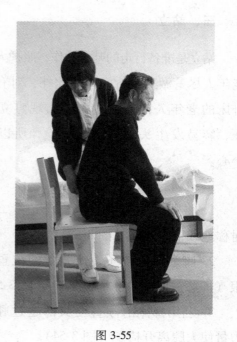

图 3-55

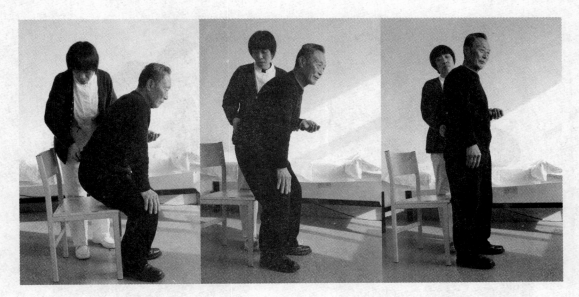

图 3-56

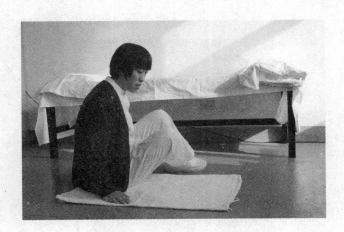

图 3-57

2. 将其中一只脚（或较有力的脚）前置，成为半跪姿势，双手撑地（图 3-58）。

3. 将身体重心前移至撑地的手和前置脚的脚尖（图 3-59）。

4. 前置脚的膝关节伸直站立，上半身挺起，一手撑于前置的膝关节，撑地的手离开地面（图 3-60）。

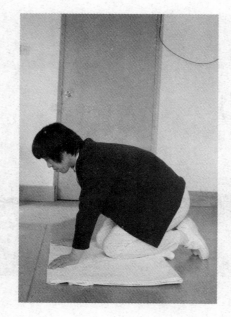

图 3-58

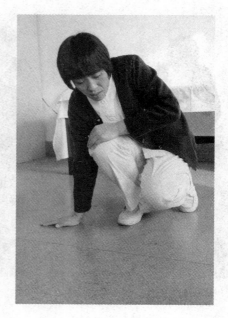

图 3-59

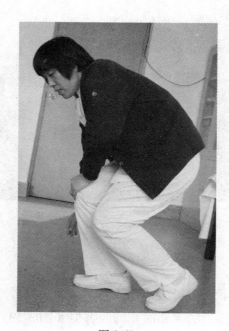

图 3-60

5. 双手手掌放于膝盖上，慢慢地站立（图 3-61）。

6. 利用双手撑起膝盖，让原本在后的脚，跟着伸直前移（图 3-62）。

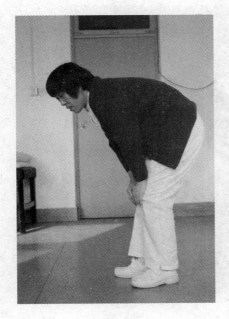
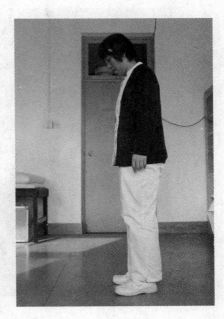

图 3-61　　　　　　　　　　　　　　　　图 3-62

（四）协助从地上站起

1. 协助老年人，从侧面慢慢转成高跪姿，然后再开始让老年人做动作（图3-63）。

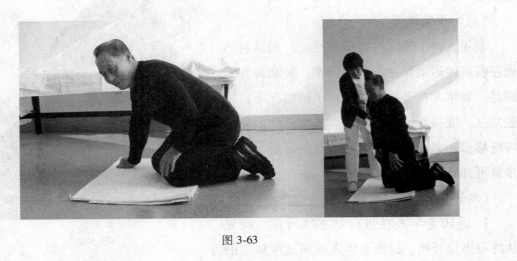

图 3-63

2. 老年人双手环绕照护人员的脖子，将其中一只脚（或较有力气的脚）前置，成为半跪姿势（图 3-64）。

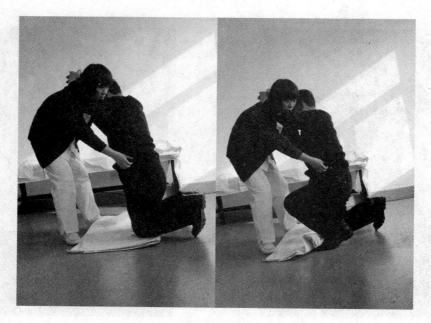

图 3-64

3. 照护人员用双手抓住老年人的腰部两侧衣裤（或腰带），支撑老年人的腰部并引导其重心往前移动至前置的脚尖，再让老年人慢慢站起（图 3-65）。

（五）平衡练习

老年人两手扶床栏或桌子站立，而后身体做左右旋转运动及左右弯腰动作，再交替提起两足。老年人在手扶床栏或桌子的情况下，单独站立，维持 6 秒钟以上，再扶床开始做横向慢慢移步。老年人经过以上站立练习后，下一步就可开始进行移位练习了。

（六）注意事项

1. 卧床老年人在进行站立练习前，应先从练习坐位开始，以使老年人逐渐适应体位的

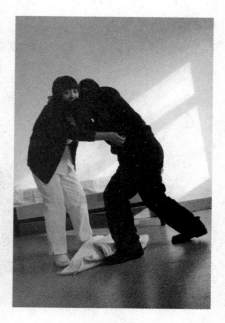

图 3-65

改变。

2. 站立练习过程中，注意保护老年人，以防跌倒等意外的发生。

四、移位

当老年人坐位平衡练习熟练掌握后，双下肢有力时，即可进行移位练习。那么老年人的生活空间就能因此扩展开来，日常生活也就会变得更有活力。

（一）自行由床面移位到椅子上

1. 椅子应放置在老年人身体较有力气的那一侧，与床缘夹角45°，并尽量使椅子和床面保持同等的高度，老年人将臀部往前移坐至床边缘，使脚掌对称地落在地面上（图3-66）。

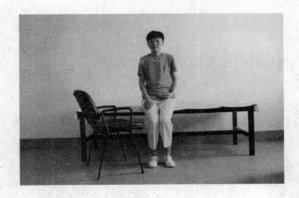

图 3-66

2. 利用有力的手抓住椅子远侧的扶手，身体应该保持前倾（图3-67）。

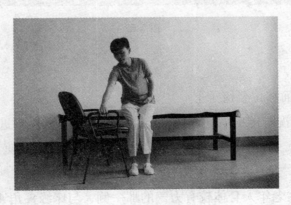

图 3-67

3. 身体持续往前倾，使臀部离开床面（图 3-68）。

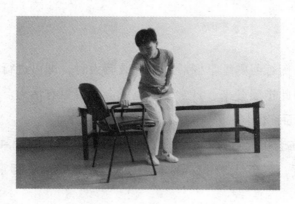

图 3-68

4. 以双脚为支点慢慢转身坐至椅子上（图 3-69）。

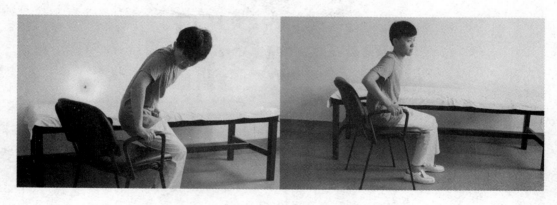

图 3-69

（二）协助由床面移位至椅子上

每位老年人的情况与能力不同，应先由专业治疗师指导后再进行。大致步骤同自行由床面移位到椅子上，照护人员只给予老年人必要的协助，以使其发挥最大的主动参与性。

1. 椅子应放置在老年人身体较有力气的那一侧，与床缘夹角 45°，照护人员站在老年人的患侧，一手带领老年人的有力气的手去抓扶椅子远侧扶手，另一只手抓住老年人的腰带，接着让老年人身体前倾，微微站起（图 3-70）。

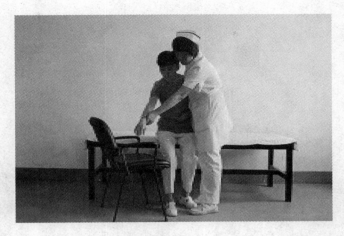

图 3-70

2. 老年人抓住椅子扶手后，照护人员再将手置于老年人腰带，提醒老年人转身背向椅子（图 3-71）。

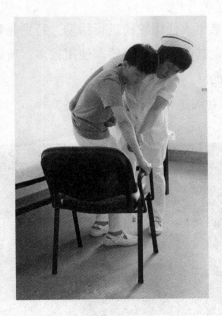

图 3-71

3. 照护人员请老年人慢慢坐在椅子上（图 3-72）。

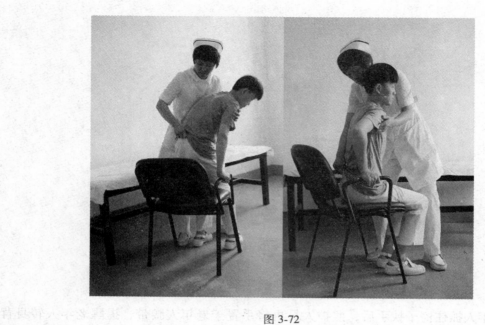

图 3-72

（三）协助由轮椅上移至车内

日常生活中，有部分老年人使用轮椅进行活动。特别是到医院就医、购物等，还需要使用其他车辆进行转运，其中尤以小型轿车使用较多。所以轮椅与轿车之间的转移技术也是照护人员需要掌握的。

1. 轮椅斜放在车边，并固定轮椅（图 3-73）。

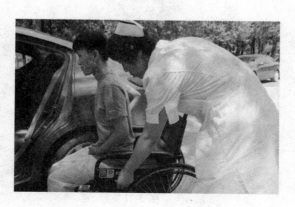

图 3-73

2. 老年人双手环绕照护者的脖子，照护人员的双手抓住老年人的腰带（或裤头）（图3-74）。

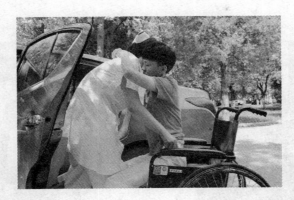

图 3-74

3. 老年人身体前倾靠近照护人员（图3-75）。

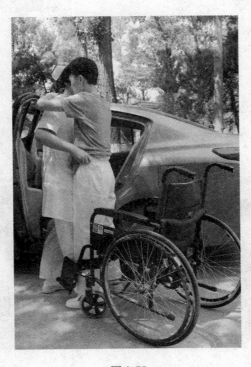

图 3-75

4. 照护人员提醒老年人站立，必要时予以协助，并确认老年人站立。

5. 请老年人慢慢转向背对车门（图 3-76）。

6. 老年人头部和身体弯曲并慢慢坐进车厢内（图 3-77）。

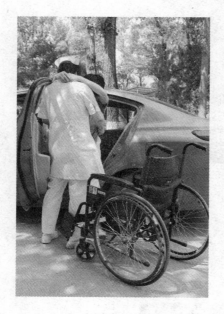

图 3-76

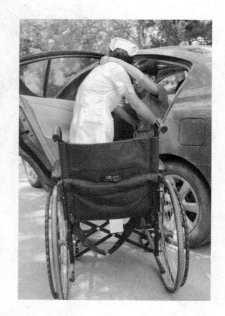

图 3-77

（四）协助由车内移至轮椅上

1. 将轮椅斜放在车边，并固定轮椅（图 3-78）。

2. 照护人员将老年人的双脚移至车外（图 3-79）。

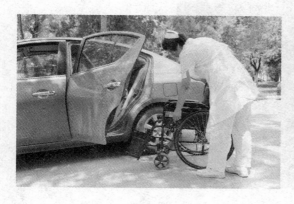

图 3-78

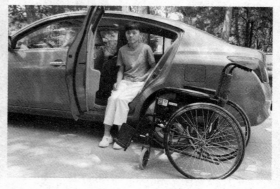

图 3-79

3. 老年人面向车外，双手环绕照护人员的脖子（图 3-80）。

4. 照护人员的双手抓住老年人的腰带（或裤头），请老年人身体前倾慢慢地站起（必要时照护人员给以相应的帮助），并提醒老年人小心头部，防止其撞到车顶（图 3-81）。

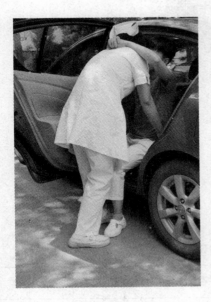

图 3-80

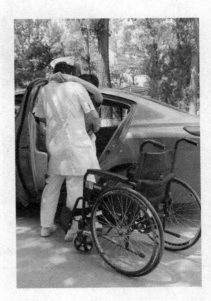

图 3-81

5. 照护人员将老年人转到背对轮椅（图 3-82）。

6. 让老年人慢慢坐于轮椅上（图 3-83）。

（五）注意事项

1. 老年人进行移位时照护人员应守护在身旁，对恐惧跌倒的老年人，照护人员应有耐心，不要催促，确保老年人安全。

2. 使用轮椅时照护者应掌握轮椅的使用方法及注意事项（详见本章第七节）。

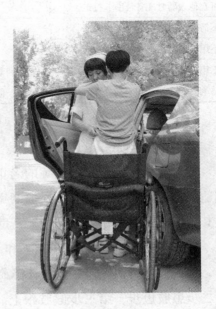

图 3-82

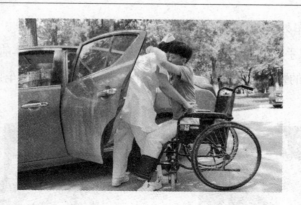

图 3-83

五、行走

（一）行走功能的评估

表 3-5 行走功能的评估

步行	分值
不能步行	0
能用患腿站立，另一腿可向前迈步（髋关节必须伸展，照护者可随时给予帮助）	1
可在他人随时准备帮助下行走	2
不需帮助就能独立（或借助器具）行走 3m	3
不用辅助器具 15 秒内能独立行走 5m	4
不用辅助器具 25 秒内能独立行走 10m，然后可转身拿起地上 1 个小沙袋，并且可走回原地	5
35 秒内可上下 4 级台阶 3 次（可用辅助器具，但不能扶栏杆）	6

（二）行走训练

在康复机构进行行走训练的老年人，在掌握行走的方法后，回到住地仍需进行练习或适当的活动。照护人员可根据老年人的情况，首先对老年人的行走功能进行评估，并在其后的练习过程中给予指导、帮助和保护。

1. 轻中度肢体障碍者（基本和部分能独立实现日常生活活动）

照护人员可协助轻中度肢体障碍老年人进行扶手杖练习，第一步手杖先出去一步，第二步患肢迈步，第三步健肢跟上。轻中度肢体障碍老年人可把手杖及患肢作为一支点，健肢作为另一支点，两者交替前进，患肢着力时以手杖辅助支撑体重（图 3-84）。

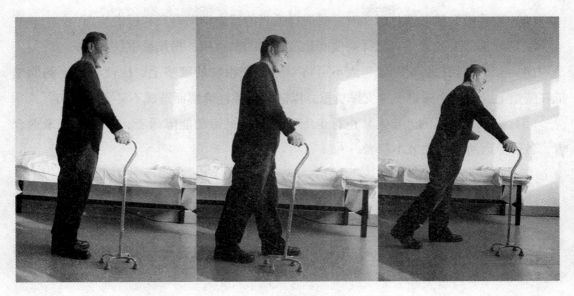

图 3-84

2. 重度肢体功能障碍者（不能或基本不能独立实现日常生活活动，不能独立行走）

由照护人员协助，重度肢体功能障碍老年人患侧上肢搭在照护者肩上，照护者一手扶其腰，一手拉住老年人的手，两人先迈外侧下肢，后迈内侧下肢（图 3-85）。如患肢向前迈步有困难，可以先原地踏步，再逐渐慢慢练习行走，最后练习独立行走，照护人员下肢可拖抬老年人患肢向前迈步，每次行走 5~10m。

3. 注意事项

（1）注意安全。行走练习，要在安全、无障碍的环境（如防滑地板等）里以减少不必要的困扰；衣着长度不可及地，以防绊倒；穿着合适的鞋及袜，鞋带需系

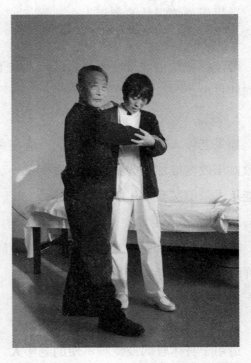

图 3-85　照护者协助老年人行走练习示意图

紧，不可赤足练习行走。

（2）需要借助辅助器具行走时，要选择适当的行走辅助器具和行走步态。

（3）根据需要为老年人选择高度和长度适合的助行架、拐杖或手杖。

（4）如使用拐杖，应嘱老年人不可将双腋架在拐杖的腋垫上，应使腋前下胸侧壁抵在腋垫上，通过手握把手来支撑负重，以防臂丛神经麻痹而造成不必要的损伤。

（5）有以下情况的老年人禁止行走练习：站立平衡功能障碍者，下肢骨折未愈合者，各种原因所致的关节不稳者。

第三节 如 厕

如厕即"上厕所"的意思。"如"在古语里有"遵从、依照"的意思。如厕，就是解手，到厕所排大小便。

如厕的方式有：蹲位排便、坐位排便、使用便盆。

一、蹲位排便

适用于身体强壮的老年人。

1. 优点

蹲位排便是最佳排便姿势，老年人在下蹲时腹部肌肉受压，使腹腔压力增加，可促进粪便排出。

2. 缺点

如果老年人有高血压、心脏病，应避免采取蹲位排便，以防老年人下蹲时间过久而导致血压改变或加重心脏负担而发生意外。久蹲便后站起容易发生一过性脑缺血，容易使老年人晕倒甚至发生脑血管意外。

3. 厕所环境要求

①厕所应有扶手等支撑物；②地面应防滑，尽量无台阶；③室内光线充足；④条件允许时，宜安装呼叫设施。

二、坐位排便

适用于身体较弱或腿脚不便的老年人。

1. 优点

主要是安全，避免了老年人蹲位排便的疲劳。对于腿脚不利、不能下蹲或不宜下蹲的老年人是最佳选择。排便时老人身体要向前倾，这样可增加腹压，促进排便。

2. 缺点

自我感觉坐着虽然舒服，但是似乎没有蹲着给力，在坐着的时候似乎更容易发生排便不畅。

3. 注意事项

排便时，要扶持老人在坐便器上坐稳。帮助老年人扶于身旁的支撑物上（栏杆、凳子、墙壁扶手等），以便老人在排便后能够助力起身。老年人排便时，应有照护人员在旁边陪护，同时应提醒老年人动作要缓慢，以避免摔倒。

4. 坐便器分类

固定式坐便器和移动式坐便器（图3-86）。

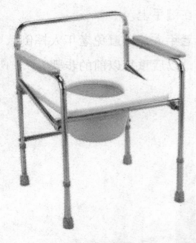
固定式坐便器

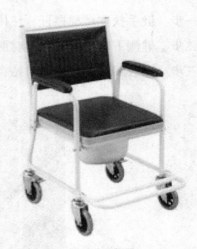
移动式坐便器

图 3-86 坐便椅示意图

三、便盆

适用于病情较重或长期卧床的老年人。病情较重或长期卧床的老年人，宜平卧在床上排便，以防发生意外。

放置便盆的方法：

1. 能配合的老年人

照护人员一只手托起老年人腰骶部，同时嘱其抬高臀部，另一只手将便盆置于老年人臀下，便盆开口端向下放置。

2. 无法配合的老年人

照护人员先帮助老年人侧卧，放置便盆后，一只手扶住便盆，另一只手帮助老年人恢复平卧位，或由两名照护人员协力抬起老年人臀部，放置便盆。

第四节 上下楼梯

日常生活中，常常需要上下楼梯。肢体有障碍或年龄较大的老年人，应该掌握正确的上下楼梯的方法，以保证安全，避免意外事件的发生。

一、上台阶方法（图 3-87）

第一步 健手扶住楼梯栏杆，使体重着力点落在健手上。

第二步 健侧下肢上台阶，同时照护人员搀扶老年人，以避免老年人摔倒。

第三步 患肢跟上健肢，同时站在一个台阶上，以后重复以前的步骤。

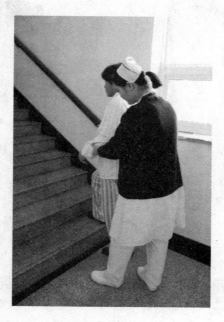

图 3-87 上台阶示意图

二、下台阶方法（图3-88）

第一步　健手向前扶好。

第二步　患侧下肢向下迈一个台阶，此时照护人员要搀扶好老年人。

第三步　健肢迈下台阶，两脚站在同一台阶上，照护人员在老年人旁边要注意保护。

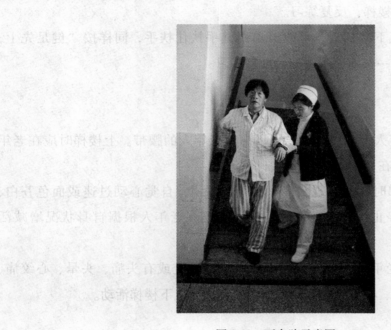

图 3-88　下台阶示意图

三、使用拐杖上下楼梯

此项活动要求老年人的上肢有一定的握力，下肢要有一定的支撑力才能完成。

1. 持拐杖上下楼梯时，不论是上楼还是下楼，不论患侧腿是左腿还是右腿，拐杖应总是在外侧，内侧手应抓住楼梯扶手。因此，外侧上肢要有一定的力量。

2. 持拐杖上楼的顺序

内侧手先向前抓住上一级台阶的扶手→健侧腿向上→提起拐杖放在上一级台阶上→患侧腿向上。

3. 下楼的顺序

内侧手先向前抓住下一级台阶的扶手→提起拐杖放在下一级台阶上→患侧腿向下→健侧腿向下。

四、独自上下有扶手的楼梯

练习独自上下有扶手的楼梯时，可用双手法或单手法，双手法适用于初练者，要领如下：①将患手搭在楼梯扶手上，用健手抓住扶手；②按"健足先上、患足先下"的原则，一步一移地上或下楼梯，反复练习。

在已经掌握双手法上下楼梯后，可改成单用健手扶住扶手，同样按"健足先上，患足先下"的原则，一步一移地上下楼梯，反复练习。

五、注意事项

1. 照护人员帮助老年人上下楼梯时，可以抓住老年人的腰带。上楼梯时应在老年人后方保护，下楼梯时应在老年人前方保护。

2. 老年人在上下楼梯时，如出现头晕、胸痛、发绀，自觉心动过速或面色苍白、出虚汗等情况，应立即停止活动，必要时就医。应提醒老年人根据自身状况增减活动量。

3. 照护人员应掌握老年人的身体状况，如血压不稳定或有头痛、头晕、心绞痛、房室传导阻滞、心房纤颤、心力衰竭等并发症者不宜进行上下楼梯活动。

第五节 进 食

老年人的饮食习惯直接影响着老年人的身体健康。老年人每日进餐次数、每日餐量、每次餐量，应视老年人身体状况而定。应根据老年人的饮食习惯选择合适的食物和烹制方法，经常变换口味，以促进老年人的食欲，还应适当补充蔬菜水果。老年人基本饮食的种类主要包括：普通饮食、软质饮食、碎食饮食、半流质饮食，流质饮食。为老年人准备的食物宜色、香、味俱全，以刺激消化液的分泌，增进老年人的食欲。食物制作要照顾老年人的口味，应精心制作，多样化搭配饮食。

因脑卒中、脑外伤等疾病导致偏瘫的老年人，应尽可能独立地完成进食，被别人喂食时，不但使老年人失去了进食的主动性，趣味性，而且也使其依赖性增加。照护人员可根据老年人的自理能力及吞咽能力选择合适的进食体位及食物的种类，以满足老年人的进食需求。

一、行动自如，可独立进食的老年人进食要求

（一）食物

1. 食物搭配及温度

老年人食物要荤素搭配，食物的质量要好、颜色鲜明、味道鲜美；营养素要齐全；供给的蛋白质以优质蛋白为宜，应选择低脂肪、低糖、低盐、高维生素和适量含钙、铁的食物；主食可米、面和杂粮混食；宜清淡少盐；副食应注意控制盐和腌制食物的摄入。富含膳食纤维的食物有促进胃肠蠕动的作用，并可防止粪便在肠内滞留，对预防老年人便秘和肠道肿瘤的发生有一定的作用。蔬菜、水果和粗粮中含有较丰富的膳食纤维。食物的温度要适宜，应防止过热的食物造成口腔黏膜的损伤；过凉的食物会导致胃肠不适，夏季不宜给老年人喝过多的冷饮。

2. 选择的食物要易于咀嚼和消化吸收

由于老年人牙齿缺损，咀嚼肌的张力低下，因此，茎类蔬菜要切片；肉类最好制成肉馅或将肉的纤维横向切断；尽量使用清蒸或炖煮、红烧的烹饪方法；少吃油炸、烧烤等比较硬的不易消化的食物。

（二）进食环境及姿势

1. 为老年人创造一个安静的环境，以使老年人专心进食，不要与正在进食的老人交谈。充足的光线有利于老年人看清食物。温馨的色彩，能够增进老年人的食欲，可为老年人选择一些橙色系的餐桌、餐具等。如老年人的手灵活性下降，则应准备汤勺、叉子等餐具以供其使用。

2. 理想的进食姿势：坐靠背椅，姿势前倾，餐桌平脐，足跟着地。如果情况允许，应尽量采取此姿势。卧床但可自主进食的老年人，应协助其在床上坐起，膝下垫软枕进食，还应使用可移动的餐桌。

二、失能老年人进食的要求

（一）体位

进食体位应根据老年人身体状况、饮食习惯及吞咽障碍的程度，选择容易被老年人接受的体位。

1. 半卧位

老年人不能坐起，即可取仰卧位将床头摇起，使老年人躯干置于 30°～60° 的半卧位，头部前屈，偏瘫侧颈下用小软枕或毛巾垫起，偏瘫侧肩部以软枕垫起，照护人员应位于老年人的健侧。

2. 坐位

只要病情允许，就应鼓励老年人坐起进食。进食时，让老年人全身放松，头部略向前倾，颈部微微弯曲，躯干直立，患侧手放在桌子上。

（二）饮水及进餐

1. 部分失能老年人（吞咽功能正常者）的饮水

（1）宜使用防滑垫或患手稳定饮水杯。

（2）用水杯从热水瓶里接水，最好使用电热水瓶，水出口处直接注入杯子中。为防止水外流，建议老年人只盛半杯水。

（3）如果可能用健手或双手握住杯子直接饮水或用吸管饮水。

（4）老年人在吞咽过程中任何漏水或呛咳均提示有吞咽问题，需要专业人员进行全面的评估和特别处理。

2. 完全失能老年人（吞咽功能轻度异常者）的饮水

（1）照护人员应掌握饮水的温度。

（2）喂水时照护人员应在老年人的健侧。

（3）喂水时尽量选用小汤匙，确定咽下后再喂下一口，且不应催促老年人。

（4）饮水有呛咳者，可喂食酸奶、较稠果汁或加入凝固粉以保障入水量及安全（图 3-89）。

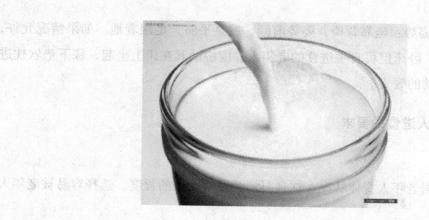

图 3-89　适宜饮水有呛咳者的饮品

3. 失能老年人进食固体或半固体食物

（1）食物的选择：应选择老年人喜欢、营养丰富且易消化的食物。所选食物应：①密度均匀；②有适当黏性且不易松散；③易变形，以利于通过口腔和咽部；④不易在黏膜上残留；⑤以偏凉食物为宜，因为冷刺激能有效强化吞咽反射。在进食时，可将食物调成糊状，使食物易于形成食团，利于吞咽（图3-90、图3-91）。

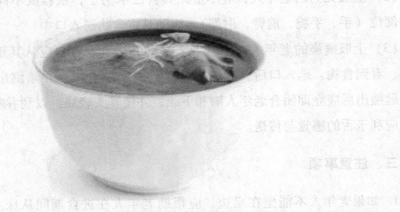

图3-90　适宜失能老年人进食的食物

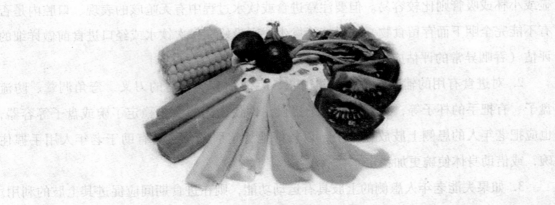

图3-91　失能老年人食物的选择

（2）进食过程：①在桌边坐稳，观察食物及食具；②伸手拿起食具（筷子、匙）；③把食具放入有食物的碗或碟中，夹住食物；④将食物运送到嘴部，张开嘴巴，将食物送入口中，然后合上嘴，进行咀嚼和吞咽；⑤进食完毕，放下食具。

4. 协助进食

对于自己进食有困难的老年人，照护人员应予以适当指导与协助。只要有可能就应让老年人自己进食。

（1）如面瘫的老年人，照护人员应指导其将食物送入口腔健侧，每次进食后用手挤压患侧面颊，然后用手指伸入口腔，清除患侧颊部残留食物，最后漱口，用镜子检查口腔，确定口腔内无残留的食物。

（2）上肢无力的老年人，应尽量让其自己拿勺子，依程度不同照护者可握住其不同的部位（手、手腕、前臂、肘部），协助其将食物送入口中。

（3）上肢瘫痪的老年人，照护者需协助其进食，食物应从其正前方提供，以便其能嗅、看到食物。匙入口后，应在后舌三分之一处下压，并倾倒出食物，然后迅速撤出。匙撤出后应立即闭合老年人唇和下颌，并使其头轻屈，以利吞咽。原则上食物入口位置应利于舌的感觉与传送。

三、注意事项

1. 如果老年人不能坐在桌边，应帮助老年人在进食期间从床上坐起或坐在床边。食物应放在老年人面前一个稳定的平台上。对于卧床的失能老年人，饮水时用有盖的小壶或小杯或吸管则比较容易。但要注意进食或饮水过程中有无呛咳的表现、口腔内是否有不能完全咽下而存留食物。如果持续发生，则最好在每次饮水或经口进食前做详细的评估（吞咽异常的评估应由专业人员完成）。

2. 对进食有用的辅助设备，如防滑垫、万能袖套、合适的刀叉、弯角调羹、防流盘子、有把手的杯子等，必要时应给予提供。即使使用防滑垫稳定了碗或盘子等容器，也应把老年人的患侧上肢放在桌上，以较好地稳定肘部，从而有助于老年人用手握住碗，或借助身体使碗更加稳定。

3. 如果失能老年人患侧的上肢具有运动功能，则在进食期间应促进其上肢的利用。右侧偏瘫的老年人可用右手使用合适的刀叉或调羹，或者至少在进食或饮水时用右手稳定碗或杯子。即使老年人的患侧上肢和手功能差，在进食时也应放在桌上，接近碗或盘子以防止出现异常进食模式。

4. 老年人可用健手借助刀叉或调羹从碗里拿起食物，如果可能，老年人也可用患手使用已适应的饮食器皿。如果失能老年人的利手是患侧手并且丧失或只有一点功能，则应该考虑改变利手。例如一个右利手右侧偏瘫的老年人用左手使用刀叉。

5. 老年人吃饭时，应有一个良好的进食环境，让老年人放松，减少干扰因素，以避免在进食期间出现呛咳或噎食。进食后 30 分钟内不宜进行翻身、叩背、吸痰等操作，并应采取半坐位或坐位，尽量减少刺激，以防反流、误吸的发生。

6. 如果老年人在进食过程中发生误吸或噎食，应立即停止进食，照护人员应将老年人口腔内的食物用手抠出或将老年人置于头低脚高的俯卧位，叩击其背部或直接刺激其咽部以咳出食物（也可使用海姆立克法）。如有吸引器可将气管内的液体吸出。同时应呼叫急救人员给予抢救。

第六节　洗　　澡

洗澡会促进身体的血液循环，轻度增加心排出量，可使心肌得到一定的锻炼。外周血液循环的增快，不仅促进了新陈代谢，还可使皮肤本身得到更多的养料，从而可减缓皮肤的衰老速度。新陈代谢的旺盛，可对内脏器官产生良好的影响。总之，洗澡对老年人的健康是有利的。但老年人随着年龄的增长，生理功能、运动能力和对光的调节能力都有所减弱，洗澡时极易发生滑倒、晕厥等危险。应为老年人提供安全、舒适的洗澡环境及设施，同时掌握合理的洗澡时间也尤为重要。

洗澡的方式包括淋浴、盆浴、床上擦浴、洗澡车洗澡等。

一、淋浴

淋浴是洗澡常采用的方法，老年人可根据身体状况选择站姿或者洗澡椅进行淋浴，以减少体力不支及其他意外的发生。淋浴适用于可完全自理、部分需要协助的老年人。

（一）淋浴环境

1. 地面

淋浴时，浴室的地面常有溅出的水，老年人很容易在其上滑倒，浴室的地面应使用防滑的瓷砖，也可在不防滑的地面上铺设防滑垫。但要注意的是，若防滑垫容易移动，也会将人绊倒，因此尽量选择底部为吸盘式的防滑垫。

2. 通风

为防止老年人在洗澡过程中发生晕厥，浴室应尽量采用门、窗、百叶窗进行换气。在洗澡过程中，必须排出水蒸气，并且在不降低室温的条件下导入新鲜空气。如果自然换气达不到使人舒适的程度，则要考虑使用换风扇等装置。

3. 采光、照明

老年人的浴室宜采用自然光源，室内灯光不宜过亮，白色的灯光、墙面及镜子的反光等很容易让老年人感到头晕，炫目的光还会影响视力。灯光照射的方向应避免为直射老年人眼部的方向。尤其是老年人，浴室过亮会让他们难以察觉地上的积水，会增加滑倒的概率。可把普通灯泡换成磨砂的，以减少强光。在白墙上贴一排其他颜色或质地的瓷砖，可有利于老年人身体保持平衡。视力不好、方向感差、有眩晕症的老年人，最好使墙面颜色有鲜明的对比。

4. 安全扶手

安全扶手可以安装在浴室的墙面上，可方便老年人在突发情况时使用。

5. 其他设施

老年人的浴室可以安装可视窗，方便其家人及护理人员随时观察老年人的状况，及时发现异常。根据老年人所患疾病的不同，可将存放急救药品的密闭药瓶，放在老年人洗澡时触手可及的位置。颜色醒目、大小适宜的报警器，在老年人发生意外情况时可以快速地启动，及时通知其家人及护理人员进行救护。

（二）淋浴前的准备

1. 将淋浴中需用的物品备齐，例如衣服、小毛巾，大浴巾、洗发液、沐浴液、保湿的沐浴露等物品（图 3-92）。并将淋浴用品放置于老年人易于拿取之处，以减少老人改变体位的机会，确保老年人安全。

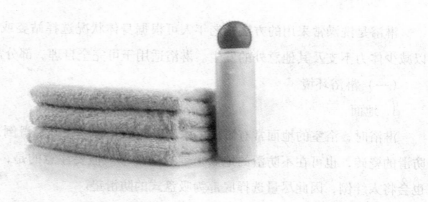

图 3-92

2. 室温及水温，老年人最好在白天室温较高时洗浴，洗前可用温度计测一下室温。冬季或较冷的天气时，可采用取暖器或浴霸来预热，等浴室内温度达到 24~26℃时，关掉取暖器或浴霸再开始洗浴。水温则以 37~42℃ 为宜。

3. 座椅，对于体力稍差的老年人，可选择洗澡椅。应选择有靠背、平面距地面高度 40~44cm、无尖角、圆滑形体的座椅（图 3-93），以避免老年人磕碰、擦伤。在浴室穿衣处，也应备有防水及稳定性好的椅子，方便老年人淋浴后穿衣使用。

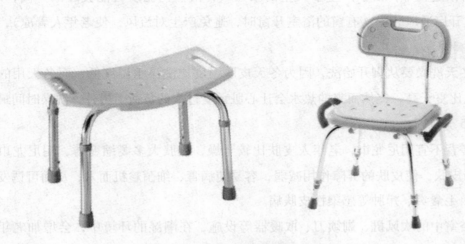

图 3-93　洗澡椅示意图

4. 洗澡时间的选择，建议老年人洗澡不要在饭后或饥饿时进行，宜在饭后 1 小时再洗澡，以免影响消化功能。饥饿时洗澡易引发低血糖，甚至会出现虚脱、昏倒等危险。

（三）淋浴过程的注意事项

1. 可完全自理的老年人独立淋浴时，不要将门反锁，照护人员可以在门外等待，并定时与老年人对话，询问老年人有无不适，了解老年人在浴室内情况，以便发生意外时能及时给予处理。

2. 需要部分协助的老年人在淋浴时，应注意为老年人保暖，待浴室温度达到所需温度后，再将老年人转移至浴室。照护人员应细心地将老年人安置在安全座椅上，观察老年人有无不适，调节水温到合适温度，让老年人逐步适应水温后，再开始淋浴。有慢性疾病的老年人洗澡时不要突然进入热环境，应先用手、脚等身体局部接触热水 5~10 分钟，慢慢适应后再洗全身。

3. 老年人最好在洗澡前半小时喝 200~300ml 的白开水，以避免或减轻因洗澡时皮肤血管扩张而出现的种种不适。血压过低时不宜洗澡，因为洗澡时水温较高，可使老年人的血管扩张，低血压的老年人容易发生虚脱。

4. 洗澡水不宜过热，如水温合适，洗澡后则会使老年人感到全身轻松。用过热的水烫洗皮肤，会加重皮肤干燥，甚至会诱发老年皮肤病。

5. 淋浴过程中，由于产生了大量的水蒸气，浴室内温度可能会逐渐升高，因此，必要时应开启通风装置（有窗的浴室开窗时，避免产生对流风，使老年人着凉），使室温不超过 30℃。

6. 冬天洗澡要从脚开始洗，因为冬天皮肤温度比洗澡水温度低，而冬天用的洗澡水温度又比夏天高，突然而来的热水会让心脏承受过大的负荷。另外，洗澡时间最好不要超过 15 分钟。

7. 搓背不宜用尼龙巾，老年人皮肤比较干燥，皮肤大多萎缩变薄，用尼龙巾搓背容易损伤皮肤，使皮肤的屏障作用减弱，容易使病毒、细菌趁机而入，从而可诱发传染性软疣、毛囊炎、疖肿等感染性皮肤病。

8. 浴室中的吹风机、剃须刀、取暖器等设施，在潮湿的环境中，会增加老年人触电的危险，毛巾、卫生纸等还有可能因其着火。故这些设施应放在远离有水的区域。

9. 患慢性病的老年人不宜单独洗澡。患高血压、冠心病、高血脂、高血糖症及颈椎病、糖尿病的老年人，洗澡时容易发生意外，最好由照护人员陪同洗澡。

10. 老年人在走出浴室以前一定要穿好衣物、鞋子及戴好帽子，以防感冒。

11. 洗浴时间不宜过长。淋浴 10~15 分钟即可，否则皮肤表面会很容易脱水。

二、盆浴

从安全角度讲，老年人坐位淋浴比较安全。盆浴适用于行动不便、活动困难及肢体有障碍的老年人。盆浴可以选择浴缸或浴床。

（一）浴缸的使用

1. 选择浴缸

老年人行动迟缓、反应迟钝、应变能力差，宜采用平底防滑式浅浴缸。为使老年人进出浴缸方便，浴缸离地面不宜太高，一般宜为 45cm。

2. 协助老年人穿脱衣（详见本章第一节）

协助老年人脱衣服时，要先脱健侧；穿衣服时，要先穿患侧。遵循的原则是：穿患脱健。

3. 出入浴缸

帮助老年人安全出入浴缸是保证盆浴安全的关键。

（1）进入浴缸的过程：①准备一只宽大结实、高度适宜的浴凳（和浴缸高度相同）；②老年人由轮椅上慢慢移动到浴凳上并坐稳，应尽量靠近浴缸。步骤1：老年人脚部靠近浴缸，然后用健侧手抓住浴缸的边缘，照护人员用双手托住老年人臀部，让老年人身体前倾，抬高臀部，手脚不动，使老年人重心慢慢向手和脚转移，横着移动身体，到达浴缸边缘，坐在浴凳上。步骤2：老年人将一只脚或健侧脚迈入浴缸，照护人员协助其将另一只脚放入浴缸。需要注意的是，必须在确认老年人的脚踩到了浴缸的底部并稳妥后，才能让老年人的手移动位置。步骤3：老年人在照护人员的帮助下完全进入浴缸，利用水的浮力可让老年人慢慢坐下。如果照护人员在老年人脚没落稳时松手，老年人就会顺着重力滑入浴缸，发生危险；③盆浴时，老年人要保持身体前倾，双手抓住浴缸，足部抵住浴缸壁，也可在浴缸内放置一浴凳让老人蹬住，以缩短浴缸长度，固定老年人身体，防止老年人下滑。

（2）出浴缸的过程：①将浴缸内的水放干净；②照护人员将老年人的身体擦干。步骤1：老年人将腿收回，身体前倾，健侧手抓住浴缸边缘，照护人员从背后推送其臀部，使老年人慢慢站起，照护人员用双手托住老年人臀部，慢慢移向浴凳，让老年人坐在浴凳上。步骤2：确认老年人脚踩住了浴缸底部，臀部坐在了浴凳上，再让老年人移动手的位置，抓住浴缸边缘，照护人员协助老年人慢慢将患腿移出浴缸。步骤3：老年人自己将另一只腿或健侧腿移出浴缸，然后在照护人员的协助下慢慢将身体移动到浴凳上并坐稳。

（二）注意事项

首先，养老机构或家庭应选择有扶手或门的浴缸。第二，浴室内应铺防滑瓷砖，再配一个防滑垫，以免老年人滑倒。第三，老年人在盆浴前还应检查自身情况。过饱、空腹和过度劳累时都不宜立即进行盆浴。另外，老年人在进行盆浴时，应帮老年人控制好水温，使之保持在37~40℃，同时应提醒老年人泡澡时间不要超过30分钟。

三、床上擦浴

（一）目的

1. 使长期卧床不能自理的老年人保持清洁、感觉舒适，预防皮肤感染。

2. 使老年人皮肤表面血管扩张，促进血液循环、增强皮肤新陈代谢和预防压疮。

3. 观察和了解老年人的一般情况，满足其身心需要。

（二）用物准备

毛巾 2、面巾、浴巾、面盆 2、肥皂、水盆 1（盛热水温度 47~50℃）、清洁衣裤、指甲刀、便盆、梳子。

（三）具体步骤

1. 备齐用物至老年人床旁，说明目的使之配合。

2. 将用物放在便于操作处，关好门窗，室温调节在 24~25℃，按需要给予便盆。

3. 根据老年人的具体情况放平床头及床尾支架，松开盖被。

4. 将面盆置于椅子上，倒入热水 2/3 满，测试水温，为老年人洗脸。照护人员将湿毛巾包在右手上，左手扶老年人头顶部，依次洗眼（内眦→外眦）、额部、鼻部、面部、人中、耳后至颌下、颈部，注意擦洗耳后及颈部皮肤皱褶部位。搓洗拧干毛巾，再依次擦洗一遍。

5. 为老年人脱下衣服（先近侧，后对侧，如有外伤，应先脱健侧，后脱患侧），在擦洗部位下铺上浴巾。用毛巾沾清水、肥皂，按顺序擦洗老年人右上肢、双手及胸、腹部，再用清水按顺序擦洗一遍。协助老年人侧卧，背向照护人员，依次擦洗老年人颈部、背部、臀部，并按摩受压部位。再按同法擦洗左侧。为老年人穿上清洁衣服（先穿患肢，后穿健肢）。病情不允许侧卧者，可抬高其躯干、背部、臀部使其仰卧，更换上衣。

6. 换盆、换水和毛巾，协助老年人平卧，擦洗老年人会阴及肛门。擦洗完毕，遮盖会阴部。

7. 换水擦洗老年人两侧下肢，自右向左擦洗，自大腿根部直到脚踝部，包括前、后、内、外各侧，擦洗完毕后，更换清洁裤子。

8. 洗脚

将老年人一只或两只脚浸泡于洗脚盆水中，先擦洗右脚脚背、脚心及脚趾后，用小毛巾擦洗，酌情使用浴皂。同法洗左脚。擦洗完后，将老年人两脚放于大毛巾上立即擦干，剪趾甲。必要时在脚跟，脚踝部按摩。

9. 整理床单、枕头和为老年人梳头。

10. 整理用物。

（四）注意事项

1. 操作时要关心老年人，保护老年人隐私，减少翻动次数和身体暴露，防止老年人受凉。

2. 擦浴时动作要敏捷、轻柔，用力要得当。随时注意水温，使之保持在 47~50℃为宜。

3. 随时注意老年人病情变化，如发现异常，应及时停止擦洗，并给予处理，做好记录。

4. 根据老年人的清洁情况，增加擦洗次数。

5. 照护人员在操作时，要站在擦洗的一边，擦洗完一侧再转至另一侧，同时应掌握节力原则。

四、洗澡车洗澡

洗澡车（图 3-94）现已用于临床护理工作，大大减少了护理工作的工作量，一些养老机构也可使用此设备，以更好地为卧床老年人服务。

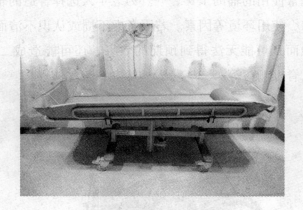

图 3-94　洗澡车示意图

第七节　使用工具

所谓辅具是指经过设计或改造的工具或产品，可用来维持或改善使用者的功能，使使用者在日常生活、工作或学习方面可以更加独立、方便、安全，同时也能协助照顾人员更轻松的照顾失能者。

老年人辅具的选择，首先要了解老年人功能障碍的原因和情况，经过适当设计和处理的辅具，可使老年人有更好的生活或功能；老年人辅具最重要的功能包括避免老年人失能、维持老年人功能和自主独立的生活，进而可减轻照顾人员的负担，因此辅具除了保护功能外，还可用于姿势矫正、功能辅助，更有训练、沟通和安全警示等作用。老年人常用的辅具分类如下。

一、移动辅具

（一）移动辅具

如轮椅、代步车、转位板、移动机等。

正确地使用辅具对于失能或有功能障碍的老年人，是增进其生活自理功能、帮助其克服生理功能障碍和加强其社会参与性的好帮手，特别是移动辅具如轮椅、手杖等，更是他们最常使用的工具。

1. 轮椅（图3-95、图3-96、图3-97、图3-98）

轮椅是老年人经常使用的辅助工具之一。为老年人选择合适的轮椅，需考虑老年人身体状况、使用需求、使用环境等因素。若因考虑不周或认识不清而选购了不合适的轮椅，不仅花了冤枉钱而且可能无法得到预期的效果，还可能造成二次伤害，如肌肉酸痛、关节变形挛缩、脊椎侧弯等。

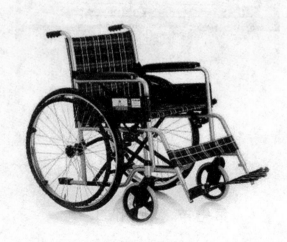

图 3-95　普通轮椅

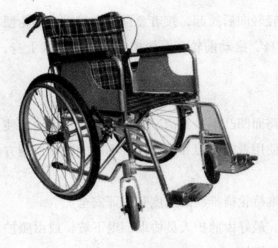

图 3-96　带手刹轮椅

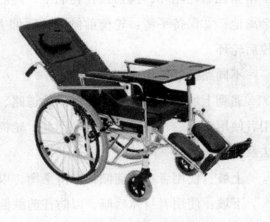

图 3-97　多功能轮椅

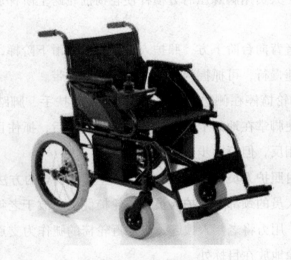

图 3-98　电动轮椅

（1）轮椅的结构：一台基本的轮椅包括了骨架、大小轮、刹车装置、脚踏板、扶手、座椅、靠背。可以视需求增添防倾杆、固定带等配件。轮椅的每一个结构都有设计和选择的考量。轮椅大致上可分为一般轮椅和特殊轮椅两类。

（2）轮椅的使用：

1）使用自行推动轮椅的老年人，如在住宅区附近通行，除了要熟练掌握在平地上自行推动轮椅的方法外，还要掌握后轮平衡术，以方便上人行道，后轮平衡术也可用于上坡。方法如下：①准备姿势和动作：头微后仰，上身挺起，两臂向后拉，手肘屈曲，手指紧握后轮轮环，拇指按在轮胎上，然后轻轻向后拉起，接着急猛地向前推，小轮便会离地；②保持平衡：轮椅前倾时，后仰上身，推动前轮环；轮椅后跌时，前倾上身，拉后轮环。

不同路面的使用方法：

遇到上坡、下坡、有高度落差的道路、路面凹凸不平等情况或移位时，要求轮椅使用者使用不同的轮椅控制方法。因此，轮椅使用者需学习和适应各种不同的轮椅控制方法及地形。

上坡：使用者身体前倾，保持平衡，以维持轮椅推动的速度和保证安全。

下坡：使用者身体后倾，以防往前跌倒。最好由照护人员协助倒退下坡，或由照护人员将手置于使用者的肩膀或胸部，以防往前倾倒。

上小台阶：由照护人员用脚踩压后方横杆使轮椅前轮跨上阶梯后，再将后轮推上台阶边缘。

下小台阶：使用者背向台阶下方，照护人员先将后轮滑下阶梯，再将前轮滑下。

路面不平：应减速慢行，可抓握两侧扶手并系上固定带。

2）轮椅转位：①轮椅停在侧边45°并刹车；②移除扶手、脚踏；③使用者臀部往前移坐至轮椅边缘，使脚掌在地面上对称地载重；④站起后，抓住目标处的把手；⑤转位回轮椅与上述步骤相反，但第一步仍需刹车。

失能的老年人需由照护人员帮助移位时，按照上述①~③的方法准备好后，再将老年人的双臂放于照护人员的颈部，照护人员远离轮椅侧的腿放于老年人的两腿中间，双手拽住老年人的腰带，用力将老年人拽起，以靠近轮椅的腿作为支点，携老年人一起扭转，最后将老年人平稳地放在目标处。

2. 电动代步车

电动代步车也是老年人经常选择的辅助工具。但并非所有老年人都适合电动代步车，因电动代步车座椅的支持性和可调控性较差，使用者必须具有较好的坐姿稳定性、移位功能和上肢控制能力，才适合用电动代步车。

（二）步行辅具

如手杖、四脚拐、腋下拐和助行器等。应依老年人失能的程度和发生障碍的部位选择适当的步行辅具。辅助人体支撑体重，保持平衡和行走的工具称之为步行辅具。它适用于双下肢无力、步态异常等行走不稳的老年人。

1. 手杖（图3-99）

　　手杖是高龄者基本的行动辅助工具，老年人一般常用的手杖分为单拐和四脚拐。单拐又称手杖或老人拐，轻巧、携带方便，大多可调整高度。四脚拐有稳定的底盘、四脚及重心的设计，可提高平衡度。其底部面积很大，所以比一般手杖稳固，多为中风的老年人所用。然而，四脚拐只适合较慢的步伐和平坦的路面，因走快时，其前后脚会发生摇晃，反倒不稳。

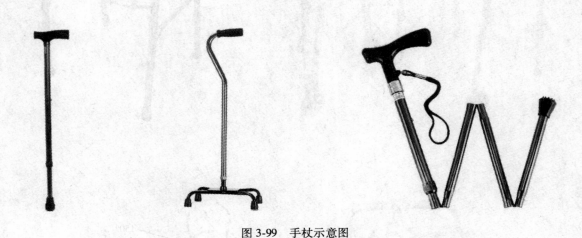

图 3-99　手杖示意图

　　手杖合适的长度为穿平底鞋站于平地，两手自然下垂，取立正姿势，手腕部皮肤横纹至地面的距离，这个距离也是手杖的理想长度。

　　手执手杖上下楼梯：上楼梯时：①能力较好的脚先往上跨一级台阶；②手杖放在上一台阶；③最后能力较差的脚跨上台阶。下楼梯时：①手杖放到下一级台阶；②无力的脚往下跨一级台阶；③最后换能力较好的脚下台阶。

　　2. 助行器（图 3-100）

　　（1）固定式助行器：是一种比较常见的助行器，四个脚架底部均装有橡皮垫，目的在于防滑。多数固定式助行器都可以折叠以方便携带，可以在屋内平地上使用，然而因使用时所占空间较大，所以不适合上下楼梯。另外，使用时双手必须同时提起助行器，所以使用者瞬间的站立平衡能力很重要。

　　（2）前轮助行器：双手无需将助行器抬起，向前推进即可行走，适合瞬间站立平衡能力较差的老年人。缺点是笨重，且不适合上下楼梯。

　　（3）四轮助行器：与前轮助行器的用途和缺点相同，但可提供更快的行走速度，还可加装刹车系统和座椅。

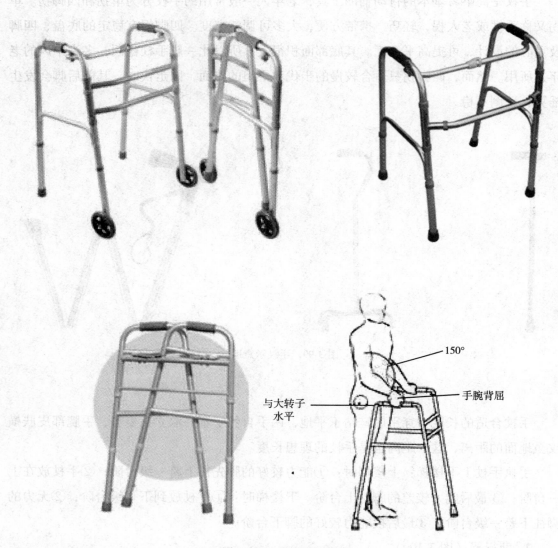

图 3-100　助行器示意图

（4）助起固定式助行器：与固定式助行器相同，但扶手部分分作两段式高低设计，使用者可利用低扶手协助站起。

步行器和手杖一样，不适当的高度都会让使用者产生错误的姿势，造成肌肉、骨骼伤害甚至会降低步行器稳定度。

协助老年人进行的日常生活活动，是需要老年人和照护人员双方共同参与完成的活动，是为了满足老年人最基本的需求，提高老年人生活质量，使老年人保有自尊及独立性和享有有品质的生活。

二、日常生活辅具

（一）摆位辅具

如特殊座背垫，特殊桌椅，减压床垫如气压床、凝胶床等（图3-101、图3-102、图3-103、图3-104）。

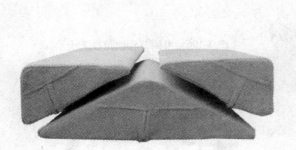

图 3-101　多用康复垫（三件套）

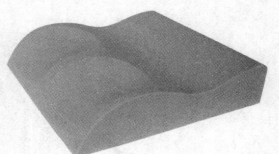

图 3-102　人体构造学坐垫

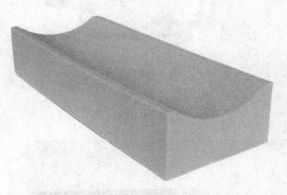

图 3-103　腿、胳膊靠垫

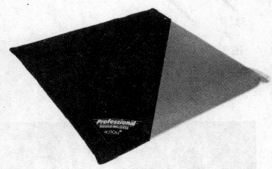

图 3-104　防压疮坐垫

（二）饮食辅具

如加大握把汤匙、旋转型汤匙、万用带、食物固定砧板、开罐辅助器、喂食椅等（图3-105、图3-106、图3-107、图3-108）。

（三）穿衣辅具

如长柄取物夹、穿裤辅助器、纽扣辅助器、穿衣杆等（图3-109）。

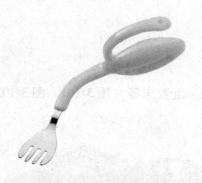

图 3-105　形状记忆叉子

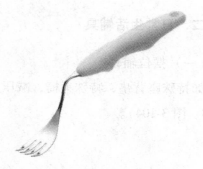

图 3-106　可调节弯曲角度叉子

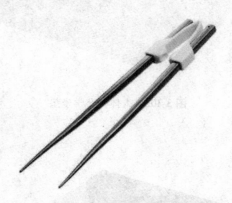

图 3-107　树脂辅助夹（筷子使用辅助）

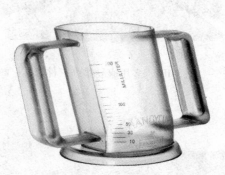

图 3-108　手杯

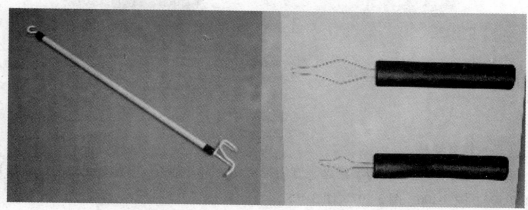

穿衣勾　　　　　　　　　　　系扣器

图 3-109　穿着辅具示意图

（四）卫生沐浴辅具

如马桶增高器、洗澡椅、长柄刷、免痔马桶、挤牙膏器、斜口杯、防滑垫等（图3-110、图3-111）。

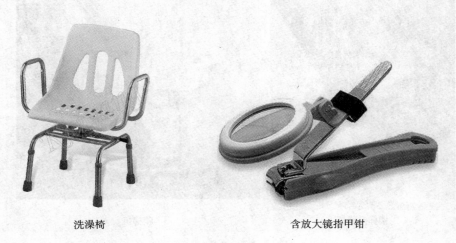

洗澡椅 含放大镜指甲钳

图 3-110

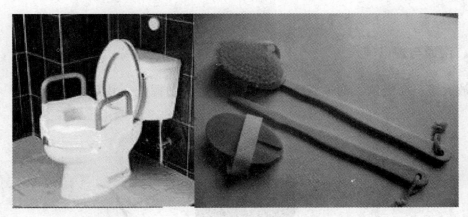

加高坐垫 长臂洗澡刷

图 3-111 卫生沐浴辅具示意图

三、住家无障碍环境改造（图3-112）

如加宽滑动式门，增加扶手、防滑设施、辅助照明，增设斜坡道，改造厨房、浴室，贴反光条。

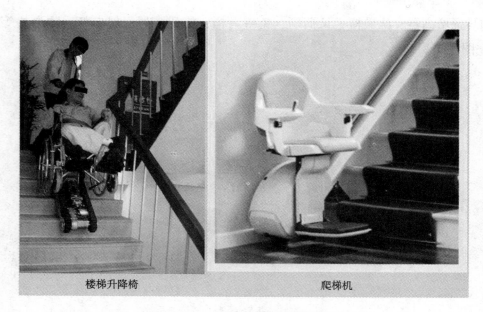

楼梯升降椅　　　　　　　　　爬梯机

图 3-112　住家无障碍辅具示意图

四、沟通与咨讯辅具

如放大镜、助听器、沟通板、握笔器、电话辅助握把、特殊滑鼠键盘等（图 3-113）。

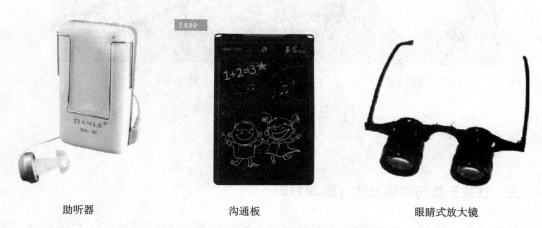

助听器　　　　　　　　　沟通板　　　　　　　　　眼睛式放大镜

图 3-113　沟通与咨讯辅具示意图

五、医学辅具

如身体支架、异肢、矫正鞋、托足板等（图3-114）。

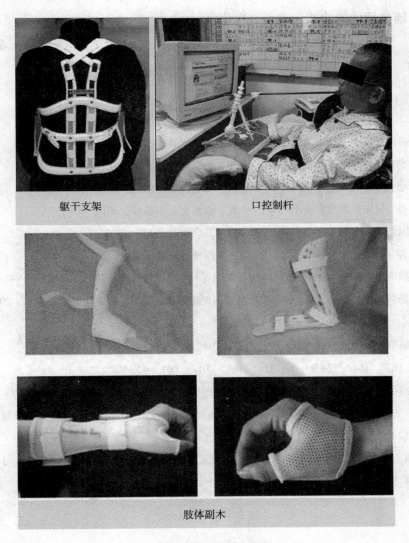

躯干支架　　　　　　　　　　口控制杆

肢体副木

图 3-114　医学辅具示意图

六、个性化辅具

经专家评估，针对现有产品做局部或必要的修改，以符合辅具使用者的需求。个体化辅具有快速、经济、弹性等优点。

　　辅具种类繁多，以上仅为举例介绍；选用辅具应该参照以下原则：安全、适用、美观、省力、轻便和价格合理。辅具是因需要而产生的，每个老年人的失能状况、环境和需求都不一样，因此辅具的选择要因人而异，需要专业的评估和建议来配置适合的辅具，以发挥辅具最佳的功能，避免二次伤害。

（黄玉琦　李凤莲）

参 考 文 献

[1] 姜安丽. 新编护理学基础 [M]. 北京：人民卫生出版社，2012.

[2] 王志红，詹林，等. 老年护理学 [M]. 上海：上海科学技术出版社，2011.

[3] 吴丽文，史俊平，等. 老年护理 [M]. 北京：科学技术出版社，2012.

[4] 陈亮恭，等. 居家长期照护全书 [M]. 台北：原水文化出版社，2010.

[5] 张建. 中国老年卫生服务指南 [M]. 北京：华夏出版社，2009.

[6] 肖新丽，谢玉琳. 老年护理学 [M]. 北京：中国医药科技出版社，2009.

[7] 王丽英. 脑卒中58例患者偏瘫肢体的康复护理 [J]. 职业与健康，2005，21（6）：947-948.

[8] 陈丽萍，陈倩维，杜爱华，等. 脑卒中患者肢体偏瘫的康复护理 [J]. 辽宁中医杂志，2004，31（1）：82-83.

[9] 杨晓红. 脑卒中偏瘫的护理 [J]. 中外医疗，2011，30（13）：161.

[10] 高文锻，张陆. 体位与翻身 [J]. 社会福利，2012，（6）：45-46.

[11] 鲁瑞涛，闫文明. 早期康复护理对卒中患者的影响 [J]. 中国医学创新，2010，7（9）：149-150.

[12] 麦丽兰，郑晓芬，陈静，等. 中风偏瘫患者的早期护理康复措施 [J]. 按摩与康复医学，2012，（12）：124.

[13] 刘岩，苗玉杰，谭永霞，等. 卒中单元管理模式用于脑卒中患者的康复护理效果 [J]. 护理学报，2007，14（7）：55-57.

第四章 清洁照护

保持身体清洁是人的基本生理需要。人到老年，活动能力逐渐降低，可能会无法维持自身身体的清洁状态。作为照护人员应该协助老年人做好自身身体清洁工作，以达到减少老年人并发症，保持老年人健康，提高老年人生活质量的目的。

第一节 头颈部清洁

洗脸、刷牙、梳头是每个人每天必须做的事情，面部清洁、头发干净利索更是一个人有自尊的体现。作为照护人员帮助老年人做好这些基本的事情，不仅能够促进老年人身体康复，还能够使老年人感觉舒适、心情愉快。

一、洗脸

（一）目的

1. 清洁皮肤，预防皮肤感染。

2. 促进皮肤血液循环，增强皮肤排泄功能，预防并发症的发生。

3. 满足老年人对舒适和清洁的要求。

（二）用物

质地柔软的毛巾 1 块、洗脸盆、温水。

（三）步骤

1. 老年人脸部皮肤状况的评估，包括：是否有破损、斑、疹等皮肤问题。

2. 将小毛巾沾湿并拧至半干。

3. 利用毛巾的边角从老年人眼睛内眼角往外擦拭，清除眼部分泌物。

4. 将毛巾折叠成长方形缠绕于手上（图4-1），使毛巾平整地接触老年人皮肤，擦拭脸部顺序依次为眼睛、鼻子、脸颊、前额、耳后、头部，再以温水清洗毛巾、拧干毛巾。

5. 利用毛巾的边角清洗老年人鼻孔及耳朵。

6. 擦干面部后，酌情使用润肤霜。

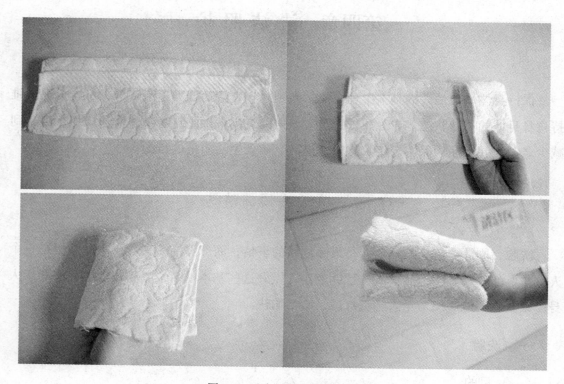

图 4-1　毛巾折叠方法示意图

（四）注意事项

1. 洗脸毛巾应该保持清洁干燥，久湿不干的毛巾容易滋生各种微生物。

2. 洗脸宜用 20~25℃ 的温水。因为溶解在 20~25℃ 温水中的气体比沸腾的水中减少了 1/2 左右，可使水分子之间更加紧密，表面张力加强。这样的水质与皮肤细胞内的水分十分接近，更容易浸透到皮肤里，从而可使皮肤更加细腻、红润。

3. 不宜用肥皂洗脸。因为面部皮肤有大量的皮脂腺和汗腺，其分泌物可在皮肤上形成一层防护膜，此防护膜呈酸性，有强大的杀菌护肤作用。偏碱性的肥皂不但会破坏防护膜的保护作用，而且还会刺激皮脂腺过多"产油"。

4. 每天洗脸 2 次已足够，最多不超过 3 次。过度清洁容易破坏皮肤表层形成的天然保护膜，使皮肤变得更加脆弱。

二、洗发与梳头（以长发女性老年人为例）

（一）目的

1. 去除头皮屑及污物，减少感染的机会。

2. 刺激局部的血液循环，促进头发的代谢和健康。

3. 维持头发整齐清洁，减少头发异味，使老年人感觉舒适及维护老年人自尊。

（二）用物

洗头车、大浴巾、防水单、洗发剂、毛巾、梳子、电吹风、防水耳塞（图 4-2）。

如无洗头车可准备水壶（内盛 40~45℃温水）及洗头盆、接水桶，其他同上。

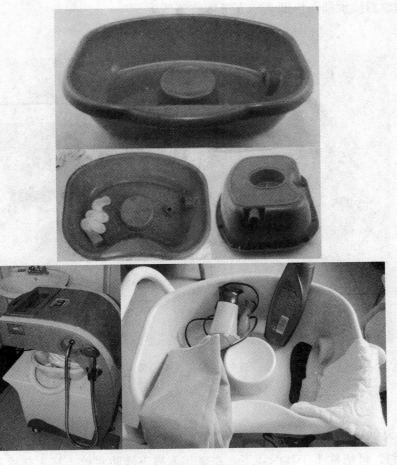

图 4-2 洗头车及用物准备

（三）步骤

1. 头发及周围皮肤的评估，包括：头发的分布、长度、脆性与韧性、干湿度、清洁状况、光泽度、颜色等；周围皮肤是否油腻，有无瘙痒、破损、病变等。

2. 老年人习惯及自理能力的评估，包括：老年人洗发或梳发的需要、习惯，是否卧床，有无关节活动受限，有无关节张力减弱或共济失调，洗发或梳发时需要完全协助还是部分协助。

3. 调节室温至22~26℃，在洗头前应了解老年人有无上厕所的需求，为洗头做好准备。

4. 放平床头、移去枕头。

（1）坐位洗头法（图4-3）：协助老年人取坐位，其所坐的椅子最好带有扶手，在老年人面前放置接水桶。协助老年人身体前倾低头。

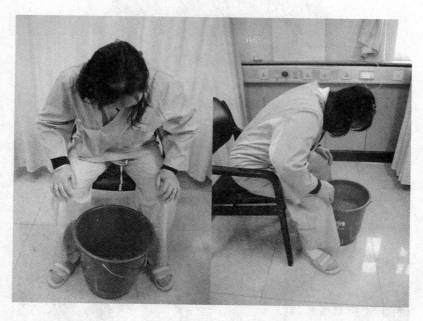

图4-3　坐位洗头姿势

（2）洗头车法：将洗头车置于老年人床头侧，安置老年人仰卧，移枕于其肩下，使老年人屈膝，可垫枕头于其两膝下。在老年人肩下铺防水单，其头部枕于洗头车的托盆上（图4-4）。

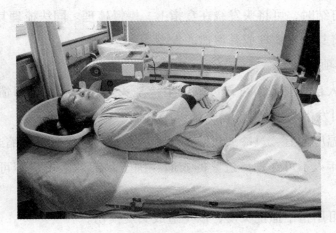

图 4-4　洗头车卧位

（3）洗头盆法：安置老年人仰卧，移枕于其肩下，使老年人屈膝，可垫枕头于其两膝下。在老年人肩下铺防水单，其头部枕于带头托的洗头盆内（图 4-5，医疗用品商店有售），在洗头盆水管下方放接水桶盛接污水。

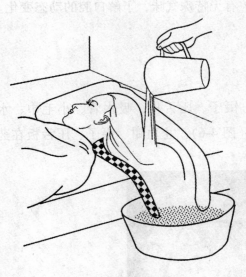

图 4-5　马蹄卷洗头卧位

5. 松开老年人衣领向内反折，将毛巾围于其颈部。

6. 将防水耳塞塞入老年人耳道。

7. 试好水温后，沾湿老年人头发，询问老年人感觉，确定水温合适后，用水壶或喷头冲洗，充分湿润头发；倒洗发剂适量于掌心，揉搓起泡后涂于头发上；用指腹揉搓发根和头发，方向为由发际向头顶部；待全部揉搓完毕后，用温水冲洗头发，直到洗净为止。

8. 洗发后，解下老年人颈部毛巾，包住其头发，一手托其头，一手撤去马蹄形卷或洗头托盆；除去老年人耳塞。

9. 协助老年人卧于床正中，将枕头、防水单移至其头部，用大浴巾轻轻揉搓其头发，用电吹风将其头发吹至八成干即可。

10. 将老人头发从中间梳向两边，左手握住其一边的一股头发，由发根逐渐梳到发梢。长发或遇有打结时，可将头发绕在食指上，慢慢梳理。同法梳理其另一边头发。根据老年人需要，将其头发梳理成其习惯的发型。

（四）注意事项

1. 如果老年人自理能力尚可，可采取坐位洗头。因为低头是习惯性动作，不会过度刺激椎动脉而引发椎动脉痉挛。

2. 洗头时水温应适宜，过冷或过热都会刺激血管，造成血管收缩或扩张异常。

3. 洗头时老年人不可穿颈口过紧的衣服，围于颈部的毛巾也不可过紧，以免妨碍血液循环。

4. 洗发时不可用指甲抓挠头皮，以免造成头皮损伤。

5. 过多和过分用力梳头不仅起不到保健的作用，还会对头皮造成损伤。

三、口腔清洁

（一）目的

1. 保持口腔清洁、湿润，使老年人感觉舒适，预防口腔感染等并发症。

2. 去除口臭，增进食欲，维持口腔正常功能。

3. 观察口腔黏膜、舌苔的变化及检查口腔有无特殊气味，了解口腔的动态变化。

4. 满足老年人对舒适和清洁的要求。

（二）用物

1. 非自主刷牙

漱口溶液浸湿的棉球（纱布）、止血钳、镊子、压舌板、吸水管、小毛巾、水杯（内盛温开水）、小碗、一次性手套、手电筒（图4-6）。止血钳、镊子、压舌板在药店

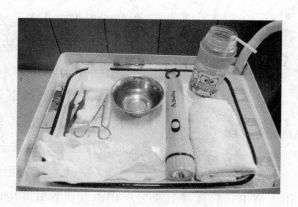

图 4-6　非自主刷牙用物

有售。

2. 自主刷牙

牙刷、牙膏、水杯（内盛温开水）、小碗、小毛巾

（三）步骤

1. 老年人口腔情况的评估，包括外观、局部口唇颜色，口腔黏膜是否有炎症、溃疡、出血；有无龋齿、义齿、缺齿；牙龈有无红肿、溢脓；口腔有无特殊气味等。

2. 老年人习惯及自理能力的评估，包括老年人对接受口腔护理的反应、顾虑和合作程度；老年人口腔卫生习惯。

（1）非自主刷牙：①照护人员协助老年人移近自己，老年人取侧卧位，面向照护人员。将小毛巾铺于老年人颌下，将小碗放于其口角旁；②先湿润老年人口唇，用压舌板轻轻撑开其颊部，借助手电筒的光线评估其口腔情况；③照护人员戴上一次性手套，协助老年人用温开水漱口后，嘱其咬合上下牙齿，用压舌板轻轻撑开一侧颊部，用止血钳及镊子将含有漱口溶液的棉球拧至半干（图4-7）；④用止血钳持棉球纵向擦洗老年人上牙列外侧面，从磨牙至中切牙处，同法擦洗下牙列；嘱老年人张口，依次由内向外纵向擦洗其上牙列内侧面和咬合面以及下牙列内侧面和咬合面，然后弧形擦洗其颊部；同法擦洗对侧牙列。再擦洗老年人硬腭部、舌面及舌下，最后擦洗口唇（图4-8）。每擦拭一个部位应更换一次棉球。对于意识清醒的老年人，照护人员可戴上一次性手套，将浸湿漱口溶液的纱布，缠于右手示指上，按以上擦拭顺序清洁口腔；⑤擦拭完毕，协助老年人再次漱口，用小毛巾拭去其口角处水渍；清点棉球；⑥口腔黏膜如有溃疡，应酌情在溃疡处涂药；口唇干裂者涂唇膏。

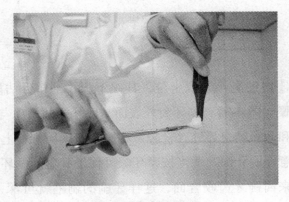

图4-7 拧棉球方法

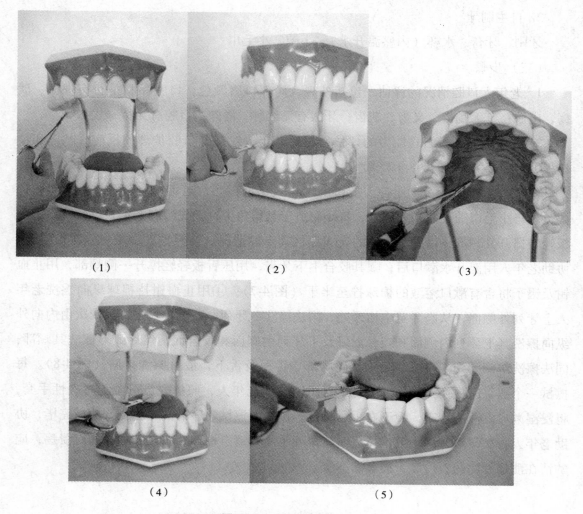

（1）　　　　　　　　　　（2）　　　　　　　　　　（3）

（4）　　　　　　　　　　　　　（5）

图 4-8　口腔护理顺序示意

（2）自主刷牙：①协助老年人取坐位，其颌下垫小毛巾，沾湿牙刷后挤上适量的牙膏；②正确刷牙步骤（图 4-9）：刷牙齿外表面。使牙刷的刷毛与牙齿表面成 45°，牙刷斜放并轻压在牙齿和牙龈的交界处，轻轻做小圆弧状来回刷，上排的牙齿向下、下排的牙齿向上轻刷，注意轻刷牙龈，适当按摩牙龈可促进其血液循环。刷牙齿咬合面。平握牙刷，力度适中地来回刷牙齿咬合面，这样牙刷的刷毛就可深入清洁牙面及牙间缝隙。刷牙齿内侧面。竖起牙刷，利用牙刷前端的刷毛轻柔地上下清洁牙齿内表面。轻刷舌表面。由内向外轻轻去除舌上食物残渣及细菌。最后协助老年人漱口。

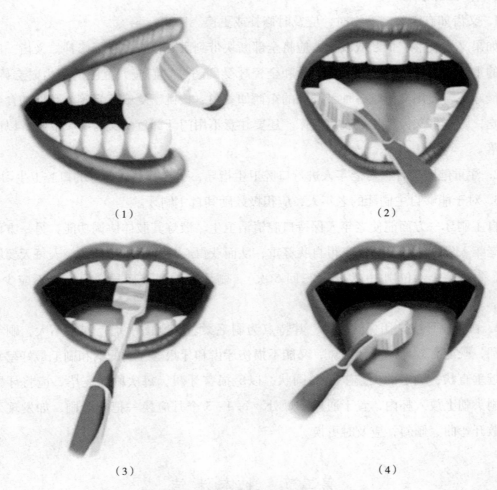

（1）　　　　　　　　　（2）

（3）　　　　　　　　　（4）

图 4-9　自主刷牙顺序

（3）义齿佩戴及清理：①正确的佩戴方法　应顺着一个方向佩戴，上颌的义齿应用示指尖钩住卡环往下拉；下颌的义齿应用拇指尖顶住卡环往上推。摘戴义齿开始时应耐心练习，不要用力过猛，摘义齿的时候最好拉取基托，而不是推卡环，戴义齿的时候注意不要用牙咬，否则容易使卡环或者义齿折断；②义齿清洁　进餐后应清洗义齿，在清洗开始前取下义齿，用冷开水冲刷干净，洗刷时应放点牙膏，用牙刷顺齿缝刷净。暂不用时应浸于冷水中。睡前一定要摘下泡入冷水中，以免睡觉时不慎将其吞下或误吸入气管，造成严重不良后果。早上洗刷干净后，再置入口中。义齿不可用过热水、酒精、盐水、消毒液等浸泡，以免使义齿表面出现裂纹、变得粗糙，着色甚至变形等。

（四）注意事项

1. 义齿如有断裂、磨损时，应及时修补或更换。

如果义齿脱落、折断或缺损，应将全部断块带到医院检查，进行修补。义齿一般能承受的重量为 2~3kg，尤其是烤瓷牙和全瓷牙受到超过它们应力范围的压力时会碎瓷，因此最好不要使用义齿吃各种带硬壳的东西如菱角、核桃、夏威夷果等。黏性的食物也要少吃，防止将义齿粘住后脱离牙床。还要注意不用门牙部位的义齿啃咬食物，以防义齿脱落。

2. 注重健康教育，对老年人进行口腔卫生指导，引导其养成良好的口腔卫生习惯。

3. 对于能够自主刷牙的老年人，应积极鼓励其自主刷牙。

自主刷牙一方面能使老年人保持口腔清洁卫生，锻炼其肢体协调功能，另一方面还能使老年人发现自我价值，赢得自我尊重，从而获得心理满足。建议老年人每天要刷牙两次，每次每个部位刷 10 次（即来回 5 次），刷牙时间因人而异，但一般不应少于 3分钟。

4. 自主刷牙应选用保健牙刷，其特点为刷毛柔软，刷面平坦，刷头不大，刷毛尖端磨圆，既能有效地消除牙菌斑，又能不损伤牙齿和牙龈。牙刷的柄和刷毛最好呈垂直或几近垂直状，刷毛的尖端要呈浑圆状，以免损害牙龈。每次刷牙完毕，应将牙刷洗净，刷头朝上放入杯内，置于通风干燥处。每 1~3 个月应换一把新牙刷，如发现牙刷刷毛散开弯曲、倾斜，应及时更换。

第二节　身体清洁

老年人皮肤皱褶较多，容易藏污纳垢。照护人员可通过清洗与揉搓皮肤来保持老年人皮肤清洁，清洗与揉搓皮肤不仅可以促进老年人血液循环，提高其皮肤新陈代谢，增强抗病能力，还可以消除老年人疲劳，改善老人睡眠质量。

一、床上擦浴

（一）目的

1. 去除皮肤污垢，保持皮肤清洁。

2. 促进皮肤血液循环，增强皮肤排泄功能，预防皮肤感染和压疮等并发症。

3. 评估老年人全身皮肤有无异常，为临床诊断提供依据。

（二）用物

清洁衣裤、小毛巾、浴巾、梳子、沐浴液、按摩油或膏、小剪刀、脸盆、润肤品、便盆及防水垫或尿垫、水盆（盛温水）。

（三）步骤

1. 评估老年人全身情况，了解老年人的病情、意识是否清醒、生命体征、肢体活动能力及认知程度；评估老年人皮肤清洁度、颜色、温度、湿度及可能出现压疮的压力因素；评估老年人局部皮肤有无水肿、破损，有无斑点、丘疹、水疱和硬结。

2. 关闭门窗，调节室温至22~26℃；按需要给予便盆。

3. 将水盆放于老年人床旁桌上，倒入热水至2/3满，测试水温（以50~52℃为宜）。

4. 用大浴巾包裹老年人颌下。照护人员右手持微湿小毛巾，左手扶托老年人头顶部，为老年人擦洗头颈部，方法同"头颈部清洁"。擦洗完后，撤下大浴巾。

5. 协助老年人脱下衣服，在擦洗部位下铺浴巾或防水垫，按顺序擦洗老年人两上肢、胸部和腹部。

6. 照护人员协助老年人侧卧，背向自己，依次擦洗老年人后颈部、背部、臀部，擦洗后进行背部按摩，最后协助老年人穿好上衣。

7. 协助老年人平卧，帮助其脱下裤子，擦洗会阴、下肢；将盛水的盆移于老年人足下，盆下垫尿垫，洗净老年人双足，擦干，为老年人穿好裤子。

8. 擦洗完毕，根据老年人需要为其修剪指（趾）甲，为其梳好头发。

9. 整理床位，按需更换床单，将老年人安置于舒适体位，注意为其保暖，开窗通风。

二、会阴清洁

（一）目的

1. 去除异味，预防或减少感染，增加老年人舒适感。

2. 防止会阴部皮肤破损。

3. 观察和了解老年人的一般情况，满足其身心需要。

（二）用物

用温水或遵医嘱用药液浸湿的棉球，小碗，镊子，一次性手套，小毛巾，尿垫，大浴巾，水壶（内盛50~52℃的温水或专用会阴冲洗液）。

（三）步骤

1. 老年人会阴部状况的评估，包括局部皮肤是否完整，有无皮疹、破损及异常气味等。

2. 调节室温至 22~26℃，关好门窗。

（1）老年女性会阴部护理：①帮助老年人脱去对侧裤腿，盖在近侧腿部，并在其上盖上浴巾，对侧腿用盖被遮盖；老年人取仰卧屈膝位，两腿略外展，以露出外阴；②将尿垫置于老年人臀下，小碗置于老年人外阴旁；③照护人员戴手套，右手持镊子夹取浸湿的棉球由外向内、自上而下，依次用轻柔的手法擦拭老年人的阴阜、大阴唇；接着照护人员以左手分开老年人的大阴唇，用同样的顺序擦拭老年人的小阴唇、尿道口、阴道口，最后擦拭老年人肛门，污棉球置于小碗内；④若使用温水冲洗法，则应将便盆置于老年人臀下，照护人员一只手持水壶，另一只手持棉球或长棉签按上述相同顺序边冲洗边擦拭会阴各部；冲洗完后以小毛巾擦干各部位，最后撤去便盆；⑤撤出尿垫，协助老年人穿好衣裤，整理床铺。

（2）老年男性会阴部护理：①老年人取仰卧位，其余同女性老年人会阴部护理①~②；②照护人员戴手套，一只手提起老年男性阴茎，另一只手取浸湿的棉球从上到下，环形擦洗阴茎头部、下部和阴囊；擦洗肛门时，照护人员可协助老年人取侧卧位，一手将其臀部分开，一手用小毛巾或擦拭纸巾将其肛门擦洗干净；③撤出尿垫，协助老年人穿好衣裤，整理床铺。

（四）注意事项

1. 在做会阴部清洁时，应注意保护老年人的隐私。

2. 会阴部皮肤脆弱、敏感，擦洗时注意水温不可过高，以免烫伤。擦洗动作应轻柔，避免损伤皮肤。

3. 如选用小毛巾擦洗会阴部，则应该保持其清洁干燥，每次使用后，应清洗、煮沸、消毒、晾干后备用。

三、足部清洁

（一）目的

1. 去除老年人足部污物，增加其舒适感，防止其足部皮肤损伤，减少异味和感染的机会。

2. 刺激局部血液循环，促进局部皮肤的代谢和健康。

（二）用物

毛巾、洗脚盆、润肤乳、防水单或尿垫（适用于卧床老年人）、水温计、指甲刀。

（三）步骤

1. 老年人足部状况的评估，包括局部皮肤色泽、温度及有无破损；甲床是否完好；是否存在足部疾患。老年人足部对温度的敏感性及下肢关节活动度，都有所降低和减小。

2. 盆内倒入热水至2/3满，测试水温，以40~45℃为宜。

3. 为卧床老年人铺防水单或垫尿垫于其足下，使其双腿叉开支起，将其一只脚放于盆中；坐位老年人，可将双足泡于盆中。同时询问老年人的感觉。

4. 浸泡足部的同时，轻轻按摩足部，注意各脚趾间及脚踝部的清洗，同法清洗另一足。

5. 足部清洗完后，用干毛巾擦拭，应特别注意脚趾间的清洁。用润肤乳擦拭足部皮肤，防止其过度干裂。

6. 用指甲刀修剪趾甲，磨光趾甲边缘。

7. 协助老年人穿袜，其袜子应为清洁、棉质、吸汗、宽松、合适的袜子。

8. 撤下防水单或尿垫，协助老年人至舒适卧位，整理床铺。

（四）注意事项

1. 袜口不宜过紧，以免压迫血管，阻碍血液循环。

2. 老年人若有足部疾患，应及时处理，以免引起细菌感染、溃烂。

3. 脚冷时，可穿毛袜，切忌使用热水袋或暖炉，以免烫伤。

4. 患糖尿病的老年人宜穿白色袜子，便于及时发现外伤伤口，继而可及时处理。

第三节　排泄的照护

老年人因为疾病或衰老而丧失了自理能力，从而使其不能正常进行排便、排尿活动。作为照护人员掌握排泄用具的使用方法，运用照护技术，帮助并指导老年人维持和恢复正常的排泄功能，可以使老年人达到最佳、健康和舒适的生活状态，可提高老年人的生活质量。

一、目的

（一）满足老年人排泄的生理需求。

（二）观察老年人的排泄情况，协助医生诊断和治疗疾病。

（三）保持会阴部清洁。

二、使用便器

（一）用物

便器（图4-10）、尿垫、纸巾、温水浸湿的毛巾。

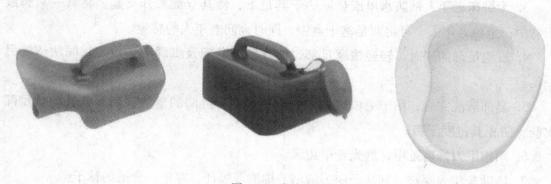

图4-10　各类便器

（二）步骤

1. 老年人排泄能力的评估，包括老年人自主排泄能力、取用便器的能力、语言表达能力、服药情况、生活习惯、意识状态、认知能力等的评估。可根据这些情况判断老年人是自主排便还是排便失禁。

2. 调节室温至22~26℃。

3. 放平床头，帮助老年人脱裤至膝下，根据老年人情况协助或指导老年人屈膝。在其臀下垫尿垫。

4. 放置便器的方法

（1）能配合的老年人：照护人员一只手托起老年人的腰骶部，同时嘱其抬高臀部，另一只手将便器置于其臀下，便器开口端向下放置（图4-11）。

（2）无法配合的老年人：照护人员先帮助老年人侧卧，放置便器后，一只手扶住便器，另一只手帮助老年人恢复平卧位，或两人协力抬起老年人臀部，放置便器（图4-12）。

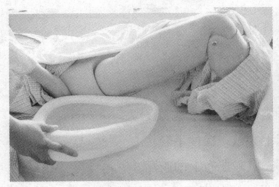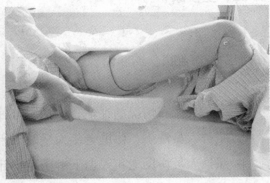

图 4-11　放置便器（能配合的老年人）

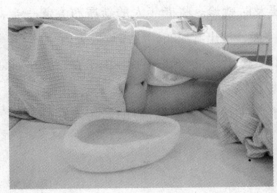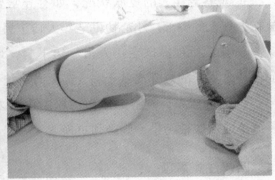

图 4-12　放置便器（无法配合的老年人）

5. 检查老年人臀部与便器位置是否得当；当老年人不习惯于平卧姿势排便，在病情允许时可抬高床头。

6. 尊重老年人的意愿，可守候在老年人床旁，也可把卫生纸放于老年人身边易取到的地方。照护人员应确保能够听到老人呼叫，以保证老年人安全。

7. 排便完毕，用卫生纸擦拭老年人肛门后，再用毛巾蘸水清洗其肛门，最后再次用纸巾擦拭其肛周皮肤，并观察老年人肛周皮肤情况。

8. 处理和清洁便器时，应注意观察老年人大便和小便的情况，以协助诊断和治疗疾病。

9. 将老年人安置于舒适体位，为老年人保暖后，再开窗通风。

三、更换尿布

（一）用物

尿布、湿纸巾、润肤油、一次性手套。

（二）步骤

1. 老年人尿布情况的评估，包括尿布种类、松紧度及是否浸湿。

2. 照护人员洗手，协助老年人平卧于床上，戴一次性手套。

3. 照护人员协助老年人退下裤子至膝部，解除尿布上的胶贴。

4. 照护人员协助老年人侧卧一边，卷起另一边的湿尿布。用湿纸巾轻擦老年人下身，擦拭时由前向后擦，避免将污物带往尿道。

5. 观察老年人的皮肤状况，如有异常要及时就诊。将老年人的新尿布卷起一半，放在老年人的臀部。小心协助老年人转至另一面，拉出湿尿布，放入垃圾袋内。

6. 用湿纸巾擦拭老年人另一边下身，最后擦干。将卷起一半的新尿布打开平铺。应保持老年人的臀部皮肤干爽，需要时可涂保护性油膏。

7. 包好尿布，调节好尿布的松紧度后才可粘上胶贴，最后协助老年人穿好裤子，若床单或衣服被污染，则必须更换。

四、注意事项

1. 定时提醒卧床老年人排尿，使其养成良好的排尿习惯。认知功能受损，但没有排尿困难的卧床老年人，一般要每2~3小时排尿1次。

2. 老年人长时间卧床尿量多时，建议使用内含高分子吸收材料的纸尿布或者纸尿裤。内裤应选择纯棉和宽松的。纸尿布是较早用于尿失禁患者的用具，也是现今最为普遍、最安全的用具。

3. 为老年人选用便盆时，应该选择大小合适的便盆，使用前应检查便盆边缘是否光滑无毛刺，以免划伤老年人。尿布及尿垫应选用透气、吸水性强、质地柔软且为棉质表层的。

4. 保持老年人肛门周围皮肤清洁，一旦发现有粪便污染，应立即用柔软卫生纸擦净，再用温水清洗局部皮肤，最后用毛巾擦干。

5. 照护人员在老年人每次便后，均要用温水清洁其肛门会阴部，并保持肛门会阴部干燥。

6. 尿垫一经污染便要立即更换，还应随时更换污染的衣物和被单。

7. 对于因病长期卧床的老年人，照护人员可给其做腹部按摩，按摩应由右上腹向左下腹轻轻推按，以促进老年人肠道蠕动。在必要的情况下，可使用肛门栓剂或缓泻剂，如甘油栓、开塞露等，也可使用口服的润肠片（果导片）。中草药番泻叶具有缓泻作用，可用开水冲泡代茶饮，每日用量2g。

8. 老年人应建立按时排便的习惯，不要错过最佳的排便时间。排便的最佳时间为早上起床进食早餐后20~30分钟。此时训练排便，可借条件反射养成排便习惯。不要随意控制便意，一旦有便意即应立即排便，排便时应避免用力，以防发生痔、肛裂，排便时用力甚至会导致心绞痛、心梗的发生或加重。老年人排便时应选择适当的排便姿势，在床上使用便盆时，除非有特别禁忌，最好采取坐姿或抬高床头，利用重力作用增加腹内压促使排便。

9. 正常人每日排便1次，每次排便为100~300g，因食物种类、进食量及消化器官的功能状态而异。正常成人的粪便排出时为黄褐色圆柱形软便。正常粪便有臭味，是因其含蛋白质分解产物，如吲哚、粪臭素、硫醇、硫化氢等，肉食者味重，素食者味轻。正常人每日排尿量为1000~2000ml。正常新鲜尿液清澈透明。尿液颜色受食物、尿色素、药物等影响，一般呈淡黄色至深黄色。正常尿液的气味来自尿中挥发性的酸性物质。尿液长时间放置后，尿素分解可出现氨臭味。

第四节 指甲修剪

指甲是我们最熟悉的东西，我们每天都要面对它。人老了细胞的新陈代谢能力和再生能力都会越来越弱，指甲的角质层代谢也会减慢，可导致指甲角质层增厚，而使指甲变得坚硬、偏厚、表面凹凸不平，特别是脚趾很容易在剪指甲的过程中被损伤。如何正确地修剪老年人的指甲是照护者必须要掌握的技术。

一、目的

（一）除去老年人指甲里的污垢，减少异味产生，消除感染源。

（二）使老年人指甲保持清洁，使其感觉舒适，预防感染。

（三）防止老年人指甲内翻、过长或有锯齿而造成皮肤损伤。

二、用物

指甲刀（图 4-13）、水盆内盛 45℃温水、尿垫。

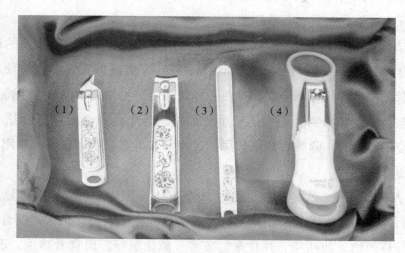

图 4-13　各类指甲刀

（1）边剪；（2）平剪；（3）指甲锉；（4）带放大镜指甲剪

三、步骤

1. 评估老年人情况，包括手部皮肤、指甲及相关疾病如糖尿病等情况。

2. 用温水浸泡老年人手部，可在沐浴时进行，也可单独进行，水温一般以 45℃ 为宜。根据老年人的情况采取不同的体位，能下床的老年人可协助其坐在床旁椅子上，卧床老年人可取半卧位。将老年人双手浸泡于温水中，使老年人保持舒适体位，避免影响其血液循环。浸泡双手时间以 20~30 分钟为宜。

3. 擦干老年人双手，将其双手置于尿垫上。指甲正面应用大平剪修剪，指甲侧面可用边剪修剪，修剪后应用指甲锉磨平指甲。指甲刀和指甲锉交替进行。忌一次将指甲剪的过多，以免使皮肤受伤。倒刺应使用边剪去除，不可用手撕，以免组织损伤而引起甲沟炎。对于能够自理的老年人可提供带有放大镜的指甲刀供其使用（图 4-14）。

4. 老年人指甲修剪完后，将尿垫四周卷起，包好碎指甲弃去。

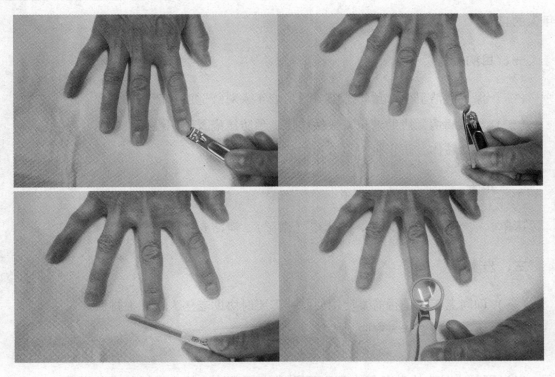

图 4-14　指甲刀用法

四、注意事项

1. 保留指甲适当的长度，避免修剪过短。使用指甲刀时切勿过分贴近皮肤，以防损伤皮肤。指甲应经常修剪，不应等指甲坚硬后再修剪。指甲的基本护理包括清洁、修剪指甲。不要将碎指甲遗留在老年人床上，以免损伤老年人皮肤。

2. 对有糖尿病和血液循环功能障碍的老年人，进行指甲护理时应特别谨慎，切勿损伤指甲和其周围皮肤，以免引起感染后经久不愈。

第五节　衣物及寝具更换

不要认为穿衣打扮只是年轻人的专利，老年人也应有追求美的需求和权利，尤其对于那些自理能力缺乏的老年人，他们无法通过自己的能力来维持自身的基本需要，作为照护人员应该帮助他们选择适合的衣物、寝具款式且及时更换清洁衣物、寝具，维护老年人的自尊。

一、目的

（一）保持清洁卫生，预防感染。满足老年人对舒适度和清洁的需要。

（二）观察病情，协助老年人变换体位，预防压疮及坠积性肺炎。

（三）活动肢体，防止肌肉痉挛和关节僵硬等并发症。

二、用物

床单、被罩、枕套、尿垫，扫床巾（微湿），清洁衣裤。

三、步骤

（一）询问老年人是否需要使用便盆，需要时协助老年人在床上排便。

（二）协助卧床老年人穿脱上衣。

1. 穿开襟上衣

（1）照护人员先协助老年人穿上远侧或患侧或输液侧衣袖，然后使老年人侧身面向自己，将其背部衣服整理后，再协助老年人平卧，帮助其穿上近侧或健侧的衣袖。

（2）扣好纽扣或系上带子或拉上拉链。

（3）整理、拉平衣服。

2. 脱开襟上衣

（1）解开老年人上衣的纽扣或系带或拉开其上衣的拉链。

（2）协助老年人脱下近侧或健侧的衣袖。

（3）协助老年人略微侧卧，将其脱下的衣袖塞入其背下至另一侧。

（4）协助老年人脱下另一侧的衣袖。

3. 穿套头上衣

（1）协助老年人两手同时伸进衣袖，或先穿患侧衣袖，再穿健侧衣袖。

（2）协助老年人套下颈部的衣服，将衣服向下拉平。

4. 脱套头上衣

（1）先协助老年人脱下近侧或健侧的衣袖，再协助其脱下另一侧的衣袖。

（2）协助老年人从头颈部将整件衣服脱下。

（三）协助老年人穿上衣。

（四）协助老年人脱下裤子

1. 解开或拉开老年人裤子的纽扣、系带或拉链。

2. 嘱老年人抬高臀部，将其内、外裤一起向下拉，脱下。

（五）协助老年人穿裤子

1. 将内、外裤的左、右腿分别套上，先套老年人远侧或患侧的裤腿，再套其近侧或健侧的裤腿，最后将其两侧裤腿一齐拉近其臀部。

2. 协助老年人抬高臀部，将裤子拉至其腰部；扣上扣子或拉上拉链、系上带子。

（六）照护人员协助老年人翻身侧卧，背向自己，将其枕头移向对侧。注意防止老年人坠床。

（七）松开近侧床单（图 4-15），将松开的床单向上卷塞于老年人身下，用扫床巾扫净床上碎屑（图 4-16）。

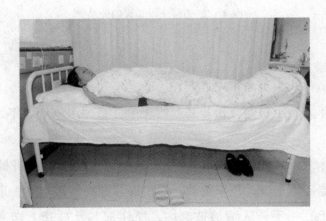

图 4-15　松开近侧床单

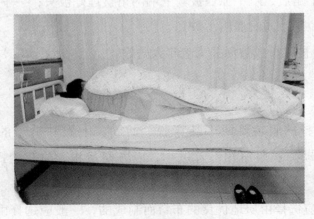

图 4-16　为卧床老年人松解床单

（八）铺大单，将清洁大单的中线和床中线对齐，展开近侧半幅床单，将对侧半幅床单卷紧塞于老年人身下；将近侧半幅床单拉紧铺好（图4-17）。

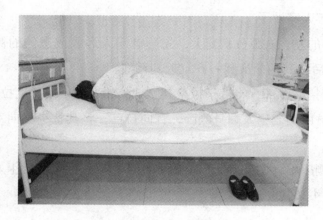

图4-17　为卧床老年人铺大单

（九）照护人员移枕头至老年人近侧，协助老年人翻身面向自己。

（十）协助老年人转至对侧，松开其远侧床单，将污床单从老年人身下取出，由床头卷至床尾，撤去。

（十一）扫净床上碎屑，从老年人身下取出另半幅清洁床单展开铺好。

（十二）协助老年人平卧，拉平盖被，取出棉芯铺在污被套上，取清洁被套（内面向外），铺于棉芯上；一手伸入清洁被套内，抓住棉芯及被套上端一角，翻转清洁被套；同法翻转另一个角后，双手抓住被套上端两角整理好被头；一手抓住盖被上端，一手将清洁被套向下拉平，同时撤出污被套。

（十三）整理盖被，折成被筒并为老年人盖好。

四、注意事项

1. 为老年人选择的服装要便于其穿脱、活动。上衣和裤子的拉链上应留有指环，便于老年人拉动。衣服纽扣不宜过小，应方便系扣。前开襟式上衣便于老年人穿脱。

2. 衣物及寝具应选择由质地优良的布料而制成的，一般应选择由柔软、有吸水性、不刺激皮肤、可调节体温、耐洗、以棉制品为原料的布料制成的衣物及寝具。

3. 衣物要注意选择柔和、不变色、容易观察得到是否变脏的色彩。

（纪冬梅　王艳艳）

参 考 文 献

［1］肖新丽，谢玉琳. 老年护理学［M］. 北京：中国医药科技出版社，2009.

［2］台北、台中、高雄荣民总医院高龄医学团队. 居家长期照护全书［M］. 台北：原水文化出版社，2010.

［3］莫鹏. 先辨肤质再洗脸［J］. 家庭保健，2012，（4）：50.

［4］姜安丽. 新编护理学基础［M］. 第2版. 北京：人民卫生出版社，2006.

［5］邓超安. 经常梳头有哪些好处［J］. 求医问药，2010，（2）：56.

［6］韩香云. 梳头动作快点好［J］. 家庭医药（快乐养生），2012，（2）：61.

［7］黄剑琴. 老年人照护技术操作与评价［M］. 北京：科学技术文献出版社，2007.

［8］陈文彬，潘祥林. 诊断学［M］. 第7版. 北京：人民卫生出版社，2008.

［9］上海福苑养老事业发展中心. 失能老人长期照护实务——排泄护理［J］. 社会福利，2010，（7）：44-45.

第五章　居家照护

老年慢性病患者病程长，患病后容易出现身体功能障碍，失去生活自理能力。所以老年人在医院外的照顾与护理就显得尤为重要。以家庭为场所的长期照护服务需要经过培训的居家照护人员来提供。照护人员应帮助患病老年人最大限度地减少肢体残障，尽可能地维持其身体正常功能，满足他们的精神需求，提高他们的生活质量。

第一节　日常居室环境照护

良好的居室环境，有利于老年人的身心健康。在居家生活中，老年人作为家庭中的重要成员，我们要从其安全的角度出发，为其营造一个舒适的居住环境。以下我们将通过老年人居室室内光线、通风、温度、湿度、噪声的控制、室内用具的设置等方面进行介绍，为大家提供一个参考。

一、室内光线

（一）老年人的居室应保证有充足的阳光和适当的采光，保证老年人的居室内照明充足，但应避免直接的阳光及刺眼的强光。

（二）由于老年人的适应能力低下，因此夜间应保留一定的照明设施，以保证老年人夜间活动时不会出现危险。

二、室内通风和换气

（一）老年人卧室窗户宜大，以有利于通风和换气。

（二）每天应定时开窗通风，以保持室内空气新鲜。冬天每天开窗换气应不少于两次，每次应不少于 30 分钟，且应选择上午和中午开窗，但如遇大雾等恶劣天气时，应暂时不要开窗。

三、室内异味清除

（一）老年人的居住环境空气要清新、自然。

（二）适当使用室内空气净化设备，可以有效地去除灰尘、微生物，消除室内环境污染，提高室内空气质量。还可以在阳台或室内适量摆放花卉、盆景、绿色植物等，这些也可使室内空气清新有利于健康。

四、室内温度和湿度

过高或过低的室内温度或湿度都会引起老年人一些疾病的发生或加重，因此要注意室内的温度、湿度，尽量减少室内外温差。让老年人感到安全与舒适尤为重要。

（一）适宜的室温是 22~26℃，湿度是 40%~60%，老年人进出房间时要注意增减衣物。

（二）老年人居室内应有冷暖设备。如果是使用火炉取暖，要特别注意防止煤气中毒。

五、噪声的控制

声音超过 90 分贝后就可称之为噪声，噪声对绝大多数人都有不良影响，可引发各种疾病。居家生活中为有效地防止和降低噪声，可采取多种方式和措施：

（一）在进行居家装饰时，尽可能采用隔音材料，可减少室内声音的混响时间。

（二）在门窗上装配吸音效果较好的厚重窗帘式隔帷，有条件的还可安装两层玻璃，即做成隔音窗的形式。

（三）电视声音不可过大，在冰箱、洗衣机与地面接触的部位安装垫片，以减轻工作时的机器振动共鸣。

（四）老年人居住环境要安静、舒适，尽量避免与婴幼儿同住，以减少吵闹。

六、室内用具的设置

（一）老年人居室地面应选用防滑、摩擦力大且在潮湿情况下也不打滑的材料进行装饰，忌用光滑瓷砖。地面拼接处要平整，避免老年人跌倒。

（二）居室的门窗要方便老年人开关，各个房间的门不应设门槛，以便于轮椅及其他器械通过。窗台要尽量放低、加宽，以便于放置花盆等物品或观看窗外景色，但应设置安全护栏（图 5-1）。

（三）室内环境要收拾整齐，应移去影响老年人活动的障碍物，室内应有供步态不稳老年人使用的扶手、拐杖等。台阶高度约以 150mm 为宜，不可过高，以适合老年人的步态（图 5-2）。

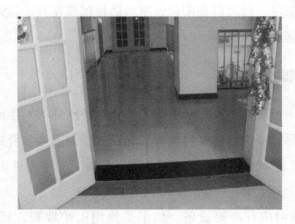

图 5-1　老年人居室

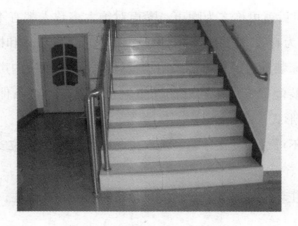

图 5-2　适合老年人上下的台阶

　　（四）家具忌高大笨重，要方便老年人取物。家具棱角处应加防护装置，避免老年人磕碰到而造成伤害。老年人家中应尽量使用有扶手的椅子，使用的桌子的稳固性要好，不得使用底下有绊脚的设施和装置，如下图 5-3 所示物品就不适宜老年人家中使用。

　　（五）厕所与浴室的设计要适合不同老年人的需要。坐便器、淋浴器等设备的安装，应考虑到老年人的使用方便与安全，并采取相应的防护措施。卫生间地面应防滑，墙上安装扶手，并在可能的情况下设置紧急呼救系统（图5-4）。

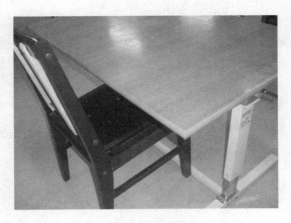

图 5-3　不适宜老年人家中使用的桌椅

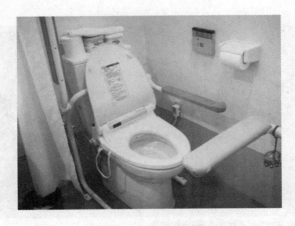

图 5-4　紧急呼救系统

（六）卧室应宽敞明亮，用床不要过高、过软和过窄。用床以坐在床上足底能完全着地，膝关节与床呈90°为宜；床的宽窄以120~150cm为宜；选择的床垫以能在床垫上"放心行走"为宜。

第二节　日常生命体征照护

生命体征（vital sign）是评估生命活动质量的重要征象，包括体温、脉搏、呼吸、血压，是及时了解老年人病情变化的重要指标之一。照护人员应当熟练掌握生命体征测量技术，动态观察老年人生命体征的变化。

一、生命体征的测量技术操作

（一）目的

1. 判断体温、脉搏、呼吸、血压有无异常。

2. 动态监测体温、脉搏、呼吸、血压变化，提供病情的相关信息。

3. 协助疾病诊断，为治疗、护理、康复提供依据。

（二）准备

1. 用物准备

体温计（水银体温计、电子体温计均可）、血压计（电子血压计或水银血压计）（图5-5）、消毒纱布、听诊器、有秒针的表、记录本、笔。若测肛温，则应另备润滑

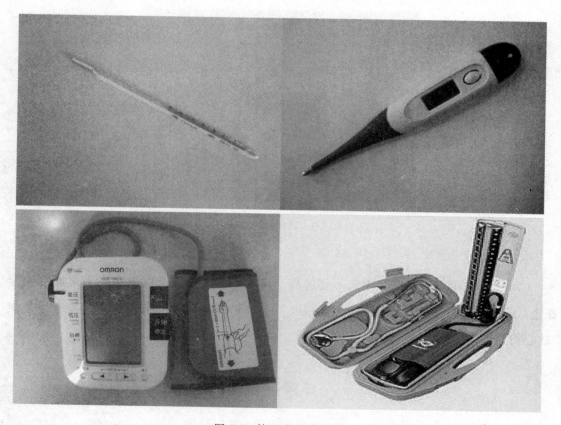

图 5-5　体温计和血压计

油、棉签和卫生纸。

2. 老年人准备

使老年人理解、合作，取舒适卧位。

（三）操作步骤

1. 测量体温的方法

先擦干老年人腋窝下汗液，将体温计水银端放在其腋窝深处，紧贴皮肤，使其屈臂过胸，夹紧体温计，5~10 分钟后取出（图 5-6）。如用电子体温计，应在打开体温计开关，界面显示"℃"后，再开始测量，听到嘀嘀声时表示测量结束。

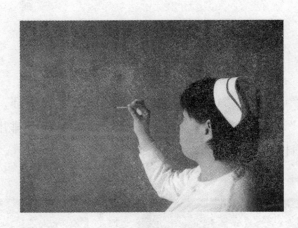

图 5-6　体温计读数

2. 脉搏

数脉搏时应使老年人处于安静状态，照护人员示指、中指、无名指并排放于老年人手腕端的桡动脉处默数 30 秒，异常脉搏应默数 1 分钟，脉搏细弱不清时应用听诊器数心率 1 分钟（图 5-7）。

3. 呼吸

数完脉搏后，照护人员手不要移开，并开始观察老年人胸腹部起伏，默数呼吸频率 1 分钟，并同时观察呼吸的节律、深浅度和呼吸时有无异味。呼吸微弱不易觉察时，可将棉花放于老年人鼻前，观察棉花摆动的次数。

4. 上肢肱动脉血压测量法

老年人取坐位或卧位，肘部伸直，手掌向上，使肱动脉与心脏处于同一水平，驱尽

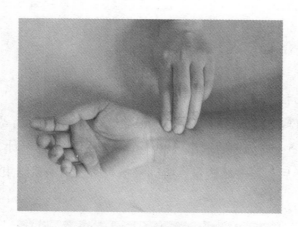

图 5-7　数脉搏

电子血压计袖带内空气，平整、松紧适中地缠于老年人上臂中部，袖带下缘距肘窝上 2~3cm，按动"开始"键进行测量，测量后将袖带内气体完全排出，卷好，关闭电源开关后收好电子血压计（图 5-8）。

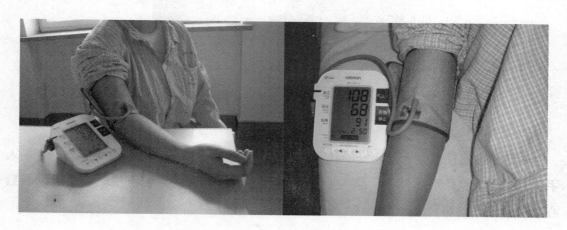

图 5-8　电子血压计测量上肢肱动脉血压

（四）测量生命体征的注意事项

1. 测量生命体征前，要了解和评估老年人的年龄、病情、意识状态、治疗及基础血压等情况。

2. 检查体温计的刻度及有无破损，测量体温前体温计的水银汞柱应在 35℃ 以下；体形过于消瘦者不宜使用腋下测量体温法。

3. 精神异常、昏迷、有口腔疾患、呼吸困难、不能合作的老年人不可使用口表测量体温；直肠疾病、腹泻、心肌梗死的老年人不宜在直肠测量体温。

4. 运动、进食、喝冷热饮、冷热敷、洗澡、坐浴、灌肠等活动后，应间隔 30 分钟才可测量体温。

5. 忌用拇指测量脉搏，脉搏短绌时应由两名照护人员同时测量脉搏和心率。

6. 检查电子血压计是否处于完好备用状态，电量是否充足。电子血压计应定期检测，测量血压时要做到四定，即定时间、定部位、定体位和定血压计。

7. 测量血压时应询问老年人的基础血压，老年人情绪激动、恐惧或剧烈活动时，应休息 30 分钟后再进行测量。

8. 检查血压测量部位的皮肤黏膜、被测肢体功能和活动度等情况。对偏瘫、肢体有外伤或手术切口的老年人，应在健侧手臂上测量血压。

二、意识观察

意识是人对周围环境的反应和对自身的识别能力，是大脑功能活动的综合表现。在居家生活中，许多疾病都会影响老年人的意识状态，如可导致高热的疾病、脑血管疾病、肝昏迷等，照护人员应该掌握意识障碍轻重度表现，以便及时发现问题、及时送老年人就医。

（一）正常意识

正常的意识表现是意识清晰，对答正常，能够准确地识别时间、地点、人物，能够对环境的刺激做出相应的反应。

（二）意识障碍的表现

1. 嗜睡

患者表现为处于病理性的睡眠状态，可被唤醒，回答切题，但反应迟钝，一旦刺激除去，又迅速入睡。

2. 意识模糊

患者表现为表情淡漠，对自己及周围环境漠不关心，回答问题迟缓而简短，但合理，对时间、地点、人物的定向力能力有一定的障碍。

3. 谵妄

是一种以兴奋为主的意识模糊，患者表现为定向力消失，感觉错乱，常伴有错觉、幻觉，有躁动不安、说胡话等精神异常表现。

4. 昏睡

患者表现为处于熟睡状态，不易被唤醒，虽在强烈刺激下可被唤醒，但很快又会再入睡，回答问题时言语含糊，答非所问。

5. 昏迷

属于严重意识障碍，分为深昏迷、浅昏迷。

（1）浅昏迷为意识丧失，患者可有较少的无意识自发动作，对强烈刺激如压眶反射有躲避反应及痛苦表情，但不能回答问题和执行简单命令。

（2）深昏迷患者表现为自发性动作完全消失，对任何刺激均无反应，深、浅反射均消失，病理反射可继续存在或消失，体温、脉搏、呼吸、血压均有相应的变化。

（三）注意事项

1. 照护人员应熟悉以上 5 种意识障碍的表现，在日常生活中对老年人出现的意识障碍要正确判断。

2. 老年人出现意识障碍时，应拨打急救电话，将老年人尽快送至医院。

3. 当老年人出现意识障碍后，不要拍打、摇晃老年人头部，也不要对老年人生拉硬拽。

4. 判断老年人的意识情况，可采取询问的方法，通过交谈来了解老年人的思维、反应、情感活动、定向力等情况，对老年人的意识状态做出初步判断。

5. 如老年人出现呼吸、心跳停止，应立即进行心肺复苏（见本章第五节急救照护）。

第三节　预防交叉感染

老年人属于易感人群，感染细菌或病毒等病原微生物可诱发多种疾病，甚至可危及老年人的生命。所以，在居家照护中，如何预防老年人感染尤为重要。

预防感染首先要了解感染的途径。病原微生物可通过打喷嚏及咳嗽时产生的飞沫散布于空气中，老年人通过呼吸可被感染；有的病原微生物也可通过血液、体液和伤口等途径而引发老年人感染。病原微生物感染老年人的途径多种多样，老年人应时时小心，处处留意。

　　在居家照护中，预防感染的基本方法是勤洗手及定时消毒。如果日常生活中能够做到正确地洗手和消毒，就可以有效地预防感染。正确地洗手和消毒是最有效的预防感染的方法。

一、洗手

（一）目的

去除手部皮肤污垢、碎屑及减少手部皮肤的细菌数量，起到预防感染的作用。

（二）准备

1. 洗手池、洗手液或肥皂、干手用品等。

2. 整洁、宽敞的环境。

（三）步骤（图 5-9）

1. 两手掌心相对，手指并拢，相互揉搓。

2. 手心对手背沿指缝相互揉搓，交换进行。

3. 掌心相对，双手交叉相互揉搓。

4. 弯曲一手手指使其关节在另一手掌心中旋转揉搓，交换进行。

5. 右手握住左手大拇指旋转揉搓，交换进行。

6. 将 5 个手指指尖并拢放在另一手掌心中旋转揉搓，交换进行。

7. 一手掌心握住一手手腕旋转揉搓，交换进行。

8. 在流动水下彻底冲净双手，擦干。

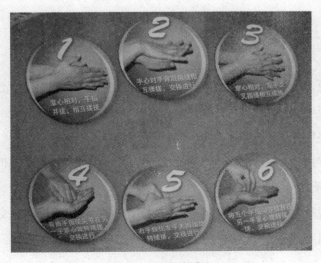

图 5-9　六步洗手法

（四）注意事项

1. 流动水是最好的消毒剂，洗手应在流动水下进行，双手充分淋湿后，再取适量洗手液或肥皂洗手。

2. 应注意清洗双手所有皮肤，洗手液或肥皂应均匀涂抹至整个手掌、手背、手指和指缝，认真揉搓，每个步骤应不少于 5 次。

3. 应注意洗手设备是否齐全，放置是否合理。

二、消毒

（一）物品在消毒前都要用流动水进行清洗，以下是各种物品的消毒方法。

1. 餐具可在清洗后加热消毒，应保证所有餐具都完全浸泡在开水中，有条件的家庭可以使用消毒柜（图 5-10）。

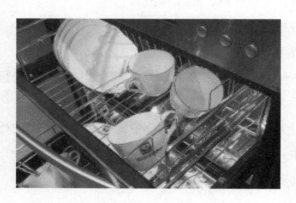

图 5-10　消毒柜

2. 洗手池、便池、便盆等应用流动水清洗后，再使用消毒液浸泡，晾干备用。

3. 生活用品应专人专用，不要混用。

4. 被褥、床垫应定期进行晒、洗，也可用酒精喷雾除菌。

5. 老年人居室应定时开窗通风，居室地面可用消毒液浸湿的抹布擦拭。

（二）注意事项

1. 如家人出现感冒症状，应尽量减少与老年人的接触，以避免交叉感染。

2. 如老年人出现发热等症状，应及时就诊。

第四节　常见管路及造口的照护

老年人在医院经过治疗、护理好转后，可回到家中或养老机构生活。但随着老年人机体功能的改变，有些管路要跟随老年人一段时间或终身留置，因此需要居家照护人员懂得各种管路的照护，以满足老年人在居家生活中的需要。

一、鼻胃管照护

鼻饲是经鼻腔插入胃管通过咽喉到达胃内，经胃管直接注入流质食物以满足老年人营养需求的方法。

（一）目的

1. 教会照护人员正确喂食的方法。

2. 使照护人员能够正确对胃管进行日常护理。

3. 防止老年人因不能进食而发生营养不良。

（二）照护要点

1. 应备好鼻饲用物，包括鼻饲用注射器或营养袋、富含营养的流质食物和温水。

2. 每次注入食物速度不能太快，量也不宜过多。注食后 30 分钟内应使老年人保持半坐位以防误吸，卧床者应抬高床头 30°。

3. 胃管应妥善固定，可用胶布先固定胃管于鼻翼两侧，再固定于面颊部。特别是对长期置管及神志不清、躁动不安的老年人，应防止其拔管，必要时可适当约束。

4. 应定期转动胃管，避免胃管与鼻腔黏膜粘连，而造成鼻腔黏膜溃烂。

5. 喂食后应将胃管开口端扣好，妥善固定，防止食物或胃液反流。

6. 保持胃管通畅，避免导管堵塞。每次注入食物前后，应注入温开水 20～30ml，持续输注者也应每 3～4 小时注入温开水 20～30ml，以保证导管通畅。餐与餐之间也应注入温开水 100ml。

7. 保持口腔清洁，防止因口腔分泌物减少而引起口腔炎症。

（三）注意事项

1. 每次喂食前应先确定胃管是否在胃内。

检查胃管是否在胃内有 3 种方法：第一种方法是用注射器抽吸，有胃液抽出；第二种方法是用注射器从胃管注入 10ml 空气，置听诊器于胃部，能听到气过水声；第三种方法是将胃管开口端放在盛水的杯子内，应无气体逸出，如有大量气体逸出，表明胃管误入气管。

2. 每次喂食前应用手电筒检查胃管是否盘在老年人口中。

3. 应选用无渣食物，可用打碎机将食物充分打碎成糊状。需经胃管注入的药物，应将药片研碎、溶解后再灌入。

4. 混合奶只能间接加热，因直接加热会致使蛋白质形成凝块。

5. 胃管堵塞、脱落时，必须去医院进行处理。如发生导管堵塞，也可用温水、可乐、胰酶等冲洗。

6. 注意饮食温度应适宜，一般应维持在 37~40℃，每次喂食量不应超过 300ml。

7. 针对发生的胃肠道反应，及时做相应的处理。

8. 应根据使用说明书的有效期，按时到医疗机构进行管路更换。

二、尿管照护

（一）目的

1. 防止尿管堵塞。

2. 保持外阴部清洁，防止感染的发生。

3. 使照护人员学会更换引流袋。

4. 预防产生尿液异味及尿路感染的发生。

（二）照护要点

1. 保持引流管通畅，勿使引流管扭曲、打弯、受压。如遇管路堵塞，可用 0.9%氯化钠溶液 500ml 进行冲洗，但要注意冲洗速度，压力不可过大。

2. 保持外阴部清洁、干燥，每日应用清水或消毒剂擦拭外阴部，男性老年人应特别注意龟头的清洁，防止尿道口的感染。

3. 尿管应定期夹闭，白天可 2~3 小时开放一次，夜间可不夹闭，以免影响睡眠。

4. 注意观察尿液颜色、尿量、尿液是否浑浊及尿中有无絮状物。照护人员应该经常挤压尿管，防止堵塞。

5. 日间活动时，可将引流管用别针固定在裤子上，夜间可固定在床边。

（三）注意事项

1. 照护人员应对老年人的尿管加倍看护，防止其拔管。

2. 每日饮水量应在 2000~2500ml，以稀释尿液，防止结石及感染的发生。

3. 发现异常情况应及时就诊，如出现尿液浑浊、脓性尿或血尿，尿道口溃烂感染以及尿管堵塞冲洗无效等。

4. 应根据使用说明书的有效期，按时到医疗机构进行管路更换。

5. 根据 2014 年泌尿外科指南要求，不应常规做膀胱冲洗，但发现尿液浑浊、有沉淀、有结晶时应做膀胱冲洗，应定期到医院进行尿常规检查。

6. 更换引流袋时，要无菌操作，以防感染。

7. 尿管必须放在膀胱以下位置，防止尿液倒流回膀胱。

三、PICC 照护

PICC（经外周静脉穿刺中心静脉置管）导管植入肘前的外周静脉，经腋静脉、锁骨下静脉、无名静脉到达上腔静脉，导管终端最终停留在上腔静脉的中下 1/3 处（图 5-11）。

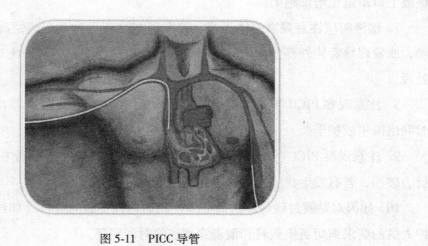

图 5-11　PICC 导管

（一）目的

1. 为老年人提供一个可靠的静脉输液通路，减轻老年人的痛苦。

2. 使老年人和照护人员对 PICC 有一定的了解，在居家生活中懂得如何护理。

（二）照护要点

1. 老年人出院时应与专科护士进行详细沟通，充分了解 PICC 管路的相关注意事项。

2. 老年人在日常生活中，应注意保持 PICC 管路局部皮肤清洁干燥，不要擅自撕下贴膜。贴膜有卷曲、松动，贴膜下有汗液时，应及时到医院处理。

3. 携带三向瓣膜式 PICC 导管的老年人可以从事一般性日常工作、家务劳动、体育锻炼，但需避免使用 PICC 侧手臂提过重的物品，或做引体向上、托举哑铃等持重锻炼。

4. 携带三向瓣膜式 PICC 导管的老年人可否洗澡取决于老年人的整体身体状况，可向医生、护士征求意见。如可以洗澡，应注意洗澡时不要将敷料弄湿。洗澡前可以使用保鲜膜将导管包裹严密，上下用胶布贴紧，洗完后检查敷料有无浸湿，如有浸湿应请护士及时更换。

5. 携带三向瓣膜式 PICC 导管的老年人在治疗间歇期，应每 7 天由专业护理人员对 PICC 导管进行冲管、换贴膜、换肝素帽等维护，携带末端开口式 PICC 导管的老年人需每日冲管，注意不要忘记冲管。

6. 携带三向瓣膜式 PICC 导管的老年人若得了感冒，在对 PICC 导管进行维护时应该戴上口罩避免增加感染。

7. 输液时应注意观察液体滴速，若发现在没有人为改变的情况下液体滴速明显减慢，或发现导管体外部分在输液时出现漏液现象，要及时通知护士查明原因，进行妥善处理。

8. 注意观察 PICC 导管穿刺点周围有无发红、疼痛、肿胀、渗出物，如有异常应及时联络医生或护士。

9. 注意观察 PICC 导管的输液接头有无脱落，导管体外部分在手臂弯曲时有无打折、破损，若有发生，应及时到医院更换输液接头或连接器。

10. 如因对贴膜过敏等原因而必须使用通透性更高的敷料（如纱布）时，应根据医护人员的要求缩短更换敷料和消毒穿刺点的时间间隔。

11. 做造影检查时，应提示医生不要通过三向瓣膜式 PICC 导管高压推注造影剂。

12. 老年人出院后若不能及时回原置管医院进行 PICC 导管的维护、治疗时，应在当地的正规医院，由专业护士为其进行 PICC 导管的维护与治疗。

四、气管套管照护

气管切开术（traceotomy）系切开颈段气管，放入气管套管，以解除喉源性呼吸困难，呼吸功能失常或下呼吸道分泌物潴留所致的呼吸困难的一种常见手术（图 5-12）。

（一）目的

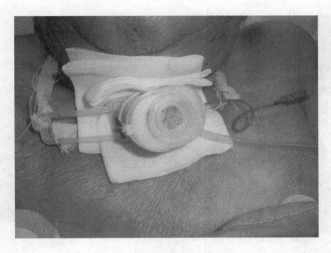

图 5-12　气管套管

1. 防止出血、感染、气道狭窄、脱管等各种并发症的发生。

2. 给予心理安慰，减轻老年人气管切开术后的心理压力。

3. 保持呼吸道通畅，避免导管堵塞。

（二）照护要点

1. 将老年人安置于安静、清洁、空气新鲜的房间内，室温保持在 18~22℃，湿度保持为 60%~70%，气管套管口覆盖 2~4 层纱布，定时以紫外线消毒室内空气。对于气管切开的老年人应减少探望人数，避免交叉感染。

2. 及时吸痰

气管切开的老年人，咳嗽排痰困难，应及时帮助其清除气道中的痰液。

3. 充分湿化

家中可备有加湿器、超声雾化器（图 5-13）。加湿器是利用射流的原理将水滴撞击成微小颗粒，悬浮在吸入气流中一起进入气道而达到湿化气道的目的。超声雾化器是利用超声波原理把水滴击散为雾滴，与吸入气体一起进入气道而发挥湿化作用。

4. 预防局部感染

经常检查切口周围皮肤有无感染或湿疹，每日应用 0.5% 的碘伏消毒 2 次。

5. 每日应给老年人做 2 次口腔护理。

6. 应给予老年人高热量、高维生素、高蛋白饮食。

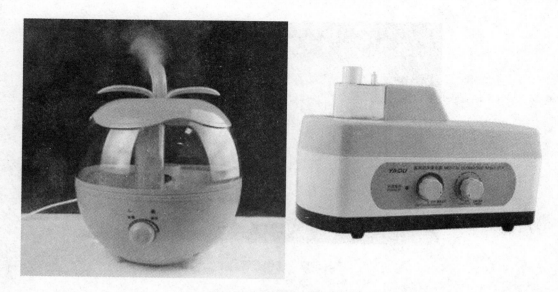

图 5-13 加湿器、超声雾化器

（三）注意事项

1. 因为老年人气管切开后不能发音，所以应关心、体贴老年人，给予其精神安慰。

2. 可采用书面或肢体动作的方式与老年人交谈，防止老年人因烦躁而自己将套管拔出，必要时可约束其双手。

3. 气管套管上覆盖的纱布应保持清洁，每日更换。

4. 吸痰时要遵守操作规程，注意应无菌操作。吸痰前，先让老年人高浓度吸氧 2~3 分钟，用听诊器听痰鸣音，确定痰液位置，然后再快速、准确、轻柔地用吸痰管抽吸痰液，忌将吸痰管上下提插。一次吸痰时间应不超过 15 秒，吸痰压力为 33.2~53.2kPa。

五、肠造口的照护

肠造口术是指通过手术在腹壁上人为开口，并将一段肠管拉出腹腔、翻转缝合于腹壁，用以排泄粪便的技术。其腹壁开口称为肠造口，俗称"人工肛门"。常见的造口部位有乙状结肠、横结肠及回肠等（图 5-14、图 5-15），根据造口保留的时间不同可分为临时性造口和永久性造口。此外，肠造口还有单腔、双腔及袢式造口之分。

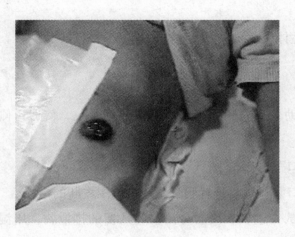
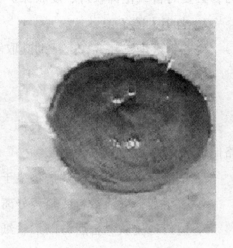

图 5-14　　　　　　　　　　　　　　　　　　图 5-15

老年人肠造口手术后处于康复期，其面临的问题是今后的生活问题，照护人员掌握着正确的护理方法，会使老年人因造口带来的不便减到最少，可使老年人像正常人一样地生活、娱乐及享受人生的快乐。

（一）目的

肠造口是人为建立的肠道与腹部体表相通的一个特殊通道，临时性造口可输出肠腔内容物，可暂时解除肠梗阻，改善全身状况，或保护远端肠道吻合口，促进肠道疾病的康复；永久性造口用于直肠肛门切除术后，作为粪便排出的通道。

通过精心的照护以达到以下目的：

1. 观察病情，及时处理异常情况，促进造口愈合并积极预防造口并发症。

2. 保护腹部切口，防止其受到排泄物污染而发生感染。

3. 保护造口周围皮肤，避免肠内容物刺激导致皮肤糜烂、皲裂。

4. 增进舒适度，减少不良气味，重建老年人良好排便习惯，帮助老年人重树生活的信心。

（二）准备

1. 用物准备

换药碗、棉球或柔软纸巾、生理盐水或温水、碘伏、手套、治疗巾或一次性护垫、弯盘；早期备纱布块或凡士林纱布，造口与皮肤愈合后备人工肛门袋、测量用具及剪刀；必要时备氧化锌软膏、皮肤保护粉、防漏膏、皮肤保护膜和腰带等物品。

2. 老年人准备

使老年人理解、合作，帮助其取舒适体位。

（三）操作步骤

1. 携用物至老年人床旁。

2. 松开床尾盖被及老年人衣裤，协助老年人侧卧于造口侧或取仰卧位，使造口侧略低，暴露局部。

3. 铺治疗巾或将一次性护垫垫于造口下方床单上。

4. 戴手套，揭除敷料或轻轻分离造口袋，观察外置肠管及造口周围皮肤的情况。

5. 造口与皮肤愈合后，以柔软纸巾拭去造口表面的分泌物和残留的排泄物，用湿纸巾涂圈式清洁造口周围皮肤或直接用温水清洗；擦干皮肤，必要时涂以皮肤保护粉；测量造口直径。剪裁底板使其开口直径大于造口底圈 2~3mm；撕去底板粘纸，必要时沿底板口周围涂一圈防漏膏；贴上底板，反复按压抹平使其粘贴牢固，二件式造口袋还需对准连接环使造口袋与底盘扣紧，注意要使袋囊处于低位；如为开口式造口袋，底板贴上前需夹紧，以防污染床单和衣物；必要时可用弹性腰带松紧适宜地将造口袋固定于老年人腰部。

6. 清理用物，撤下治疗巾或护垫，除去手套。

7. 协助老年人穿好衣裤及取适当卧位，整理病床。

8. 处理污物，将一次性用品丢入医用垃圾桶，换药碗、弯盘等清洁消毒后备用。

（四）注意事项

1. 应评估老年人及照护人员对造口的接受程度和护理能力。

2. 为避免肠内容物刺激造口周围皮肤，应及时清除流出的肠液和大便，并以温水洗净造口周围皮肤，局部可涂氧化锌软膏保护，造口与皮肤愈合后可使用人工肛门袋。

3. 重视心理护理，鼓励老年人及其家属说出内心感受，以引导他们正视造口的存在，逐步接受并参与造口的护理。告知老年人及其家属人工肛门对消化功能无明显影响，如处理得当，可将其带来的不便减少到最少，并可恢复老年人正常的生活、娱乐、社交甚至工作等活动。

4. 向老年人及其家属介绍肠造口护理用品，这些用品可在销售医疗器械用品的药店进行购买。指导老年人及其家属掌握肠造口护理知识和方法，如应根据造口直径来选择大小合适的肛袋（图5-16），佩戴时需贴牢，并将袋囊置于低位，袋内储存量达1/3

时，即应及时倾倒，换下的造口袋应及时清洗、晾干备用。

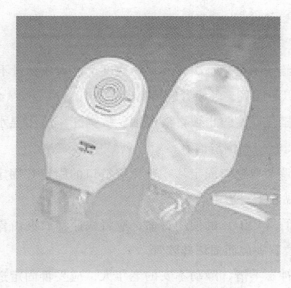

图 5-16　肛袋

5. 指导老年人合理饮食

术后早期应少渣饮食，以减少排便，促进造口愈合；后期如胃肠功能良好，可正常均衡饮食，鼓励老年人摄取新鲜蔬菜、水果及多饮水，以保持大便通畅；忌产气食物和碳酸饮料，以免腹胀不适及产生不良气味；注意饮食卫生，避免摄入生冷、刺激性食物，防止胃肠功能紊乱而致腹泻。

6. 有肠造口的老年人应衣着宽松，生活规律，避免剧烈运动及提举重物，睡眠时勿使造口受压。可采用定时结肠灌洗的方法，即每日用适量温水（500～1000ml）按灌肠法经造口灌入结肠，通过人为控制排便训练规律的肠蠕动，从而形成类似正常人的习惯性排便行为。

六、胃造口照护

胃造口是在腹壁上做一永久性或暂时性的开口，造瘘管通过这一开口直接进入胃内，流质食物由胃造口灌入胃中，以使老年人获得足够的营养。必要时也可通过胃造口做胃肠减压。

（一）目的

1. 教会照护人员正确喂食的方法。

2. 照护人员能够正确地对胃造口进行日常护理。

3. 有效预防胃造口并发症。

（二）照护要点

1. 按鼻饲喂食法给予喂食，每次注入食物速度不能太快，量不能过多。注食后30分钟内应保持半坐位以防误吸，卧床者应抬高床头30°。

2. 保护胃造口周围皮肤，防止被胃液侵蚀。喂饲完毕后用温水或生理盐水清洁胃造口周围皮肤，保持胃造口周围清洁。

3. 定期旋转松动调节胃造口固定片，避免胃造口的固定片固定过紧，造成皮肤黏膜糜烂及胃内段陷入黏膜下窦道中。

4. 为了保护硅胶管（PVC）的使用寿命，应将快速释放夹由胃造口的末端向前依次夹放，避免在固定位置夹放而损坏硅胶管。

5. 对长期置管及神志不清、躁动不安的老年人，应妥善固定造瘘管，避免造瘘管脱出或回缩，防止腹膜炎的发生。

6. 保持造瘘管通畅，避免导管堵塞。每次注入食物后，应注入温开水 20～30ml，持续输注者也应每 3～4 小时注入温开水 20～30ml，以保证导管通畅。餐与餐之间也应注入温开水 100ml。

7. 保持口腔清洁，防止因口腔分泌物减少而引起口腔炎症。

8. 加强心理护理，及时发现及解除老年人的心理障碍。

（三）注意事项

1. 胃造口硅胶管应根据使用说明书的有效期，按时进行更换。

2. 定期复查血糖，肝、肾功能和电解质。

3. 老年人应选用无渣饮食，可用打碎机将食物充分打碎成糊状，或使用营养液，药片也应研碎注入。

4. 造瘘管回缩、脱落时，必须去医院进行处理。如发生导管堵塞，也可用温水、可乐或胰酶等冲洗。

5. 饮食温度应适宜，一般应维持在 37～40℃，每次灌食量应不超过 300ml。

6. 针对不同胃肠道反应，及时采取相应处理。

7. 造瘘管时间久后会造成胃液和食物外漏，胃液和食物外漏时除应加强皮肤保护外，还应去医院处理。

七、膀胱造瘘的照护

膀胱造瘘是因尿道梗阻，而在耻骨上膀胱做一造瘘口以达到引流尿液目的的手术。一般接受膀胱造瘘的患者多是年老体弱或有较严重的心血管疾病、肾功能衰竭、手术耐受性差、经济拮据者。老年人留置的膀胱造瘘管一般为永久性的，病情稳定后的老年人往往可出院回家，因此家居生活中需要进行妥善周到的照护，防止各类并发症的发生。

（一）目的

1. 防止造瘘管堵塞。

2. 保持造瘘口清洁，防止感染的发生。

3. 使照护人员学会更换造瘘袋。

4. 防止产生尿液异味及尿路感染的发生。

（二）照护要点

1. 老年人长期或永久性留置膀胱造瘘管，会给生活带来很多不便，受经济因素、环境因素和对造瘘管知识缺乏等因素的影响，老年人往往精神压力都较大，因此要关心老年人，鼓励老年人，使老年人尽快地回归社会。

2. 保持引流管通畅，勿使引流管扭曲、打弯、受压。如遇管路堵塞，可用0.9%氯化钠溶液500ml进行冲洗，但要注意速度、压力不可过大。

3. 保持造瘘口清洁、干燥，每日用消毒剂擦拭造瘘口，防止造瘘口感染。

4. 造瘘管定期夹闭，白天可2~3小时开放一次，夜间可不夹闭，以免影响老年人睡眠。

5. 注意观察尿液颜色、尿量、尿液有无浑浊、尿中有无絮状物。照护人员应该经常挤压造瘘管，防止造瘘管堵塞（图5-17）。

6. 日间活动时，可将引流管用别针固定在裤子上，夜间可固定在床边。

7. 饮食应清淡易消化，应加强老年人营养。

8. 膀胱冲洗每周最少2次，操作方法如下：

（1）准备用物：无菌液体、一次性引流袋、安尔碘和棉签，有条件的可准备输液架，也可用衣架代替。

（2）操作方法：①备齐物品，向老年人做好解释工作；②将冲洗液挂于输液架或衣架上，排空输液管路内的空气后关好水止；③消毒引流管并连接至输液管路；④先排尽尿液，使膀胱排空，再夹闭引流管，开放冲洗液，至液体滴入膀胱200~300ml或老

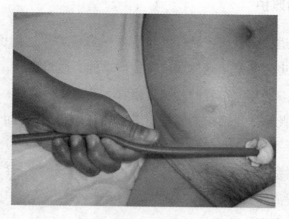

图 5-17　膀胱造瘘管

年人有尿意时，夹住冲洗管并开放引流管使液体流出。反复冲洗至尿液澄清为止；⑤冲洗完毕，更换引流袋；⑥帮助老年人恢复体位，整理用物。

（三）注意事项

1. 照护人员应对老年人的造瘘管加倍看护，防止其拔管。

2. 每日饮水量应在 2000~2500ml，以稀释尿液，防止结石及感染的发生。

3. 如出现尿液浑浊、脓性尿或血尿；造瘘口溃烂感染；造瘘管堵塞而无法解决等异常情况时应及时就诊。

4. 每月应定期到医院更换造瘘管。

5. 更换引流袋要无菌操作，防止感染。

6. 造瘘管必须放在造瘘口以下位置，防止尿液倒流回膀胱。

八、透析血管通路的护理（图 5-18）

（一）动-静脉内瘘的照护

观察双上肢的颜色和温度，如果血管瘘侧肢体活动时疼痛、冰凉、麻木、无力、无血色应及时就诊；不要在有血管瘘的肢体上测体温、测血压或采血；避免穿紧身衣或在有血管瘘的上肢手腕处戴过紧的手链、手表、手镯，也不要用有血管瘘的上肢提重物；血管穿刺后 24 小时，可进行穿刺点的维护，如：清洗穿刺手臂，涂抹喜疗妥软膏。可按摩有血管瘘的上肢，在按摩的同时观察血管瘘处的震颤，若震颤声音减弱或消失，应立即就诊。

（二）半永久性中心静脉置管的照护

首先伤口处应保持清洁干燥和敷料的完好，若敷料疑似被污染，应立即更换。应避免长时间压迫置管侧肢体，以免影响导管的使用。还应避免剧烈活动，防止过度牵拉而使导管脱出。

（三）人造血管通路的照护

人造血管通路同样会出现狭窄、血栓以及感染等情况。应避免穿袖口过紧的衣服和使有血管瘘侧肢体受压，以减轻肢体肿胀；包扎伤口的敷料不宜太多太厚，压力不宜太大，敷料的厚度以能扪及瘘管的震颤或听到血管杂音为宜；还应避免在造瘘侧肢体测血压、使用造瘘侧肢体提重物或戴过紧饰物等；造瘘侧血管应严禁用于输液或抽血；应注意检查人造血管通路的功能状态。

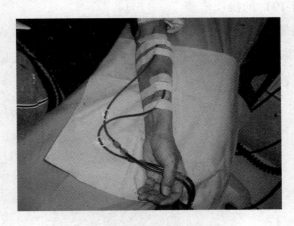

图 5-18 透析血管通路

第五节 急救照护

生命需要自救与互救，每个人都应了解一定的急救知识和技能。学会和掌握一定的急救医学知识，遇到险境时，我们就可以挽救自己或他人的生命。

一、居家氧气治疗

氧气疗法（oxygen therapy）是指通过给氧，来提高动脉血氧分压和动脉血氧饱和度，增加动脉血氧含量，以纠正各种原因造成的缺氧状态，促进组织新陈代谢，维持机体正常生命活动的一种治疗方法，简称氧疗。在居家生活中，如老年人患有慢性支气管炎、哮喘、肺心病、冠心病等疾病时，均可考虑给予氧气治疗。家庭中吸氧主要使用氧气袋及制氧器，有条件也可以使用氧气桶。

（一）目的

通过吸氧可提高肺泡内氧分压，纠正各种原因造成的缺氧状态，促进机体新陈代谢，维持机体正常生命活动。

（二）用物准备

氧气袋或氧气桶等氧气装置 1 套、内装 2/3 或 1/2 蒸馏水（或以凉开水代替）的湿化瓶、鼻塞或鼻导管、胶布和盛温开水的杯子等。

（三）操作步骤

1. 氧气袋（图 5-19）的操作步骤

（1）氧气袋灌满氧气后应关好橡皮管上的开关，防止漏气。如果用双手挤压氧气袋，贴近面颊时，面颊感到有气流，并听到气流声，就表示氧气袋漏气，应及时修理。一般 2~4 周应灌氧 1 次。

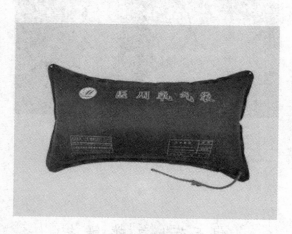

图 5-19 氧气袋

（2）将鼻导管与氧气袋连接，打开开关调节氧气流量大小。可先将导管放入水中，从气泡逸出的多少，了解氧气流量的大小。

（3）清洁鼻腔，并将导管妥善固定于鼻腔，应防止导管脱落。

（4）氧气袋压力降低时，可用手按压或将氧气袋枕在老年人头下，以使氧气排出。

（5）有条件者，可在氧气袋橡皮管中间安装湿化瓶，这样可以使氧气湿化，避免干燥氧气损伤呼吸道黏膜。

2. 氧气桶的操作步骤

（1）按照使用说明正确安装氧气表。

（2）帮助老年人取舒适卧位，观察其鼻腔是否清洁，并为其清洁鼻腔。

（3）先打开氧气装置总开关再打开氧流量开关，检查导管是否通畅。可将导管末端插入盛有温开水的小杯内，看到有气泡溢出则说明导管通畅，反之则不畅。

（4）调节氧气流量表，并用胶布固定导管于老年人鼻翼两侧及面颊部。

（5）停氧时，先将鼻导管拔除，再关开关。

（四）氧疗的注意事项

1. 定时检查氧气导管是否通畅，以便及时排除导管故障。还应及时清除老年人鼻腔分泌物，防止鼻导管被堵塞。

2. 随时观察老年人吸氧情况，根据老年人病情需要随时调整用氧浓度。

3. 持续经鼻导管吸氧者，每周应更换导管1次。

4. 根据老年人缺氧情况调节氧气流量表：轻度缺氧：1~2升/分钟；中度缺氧：2~4升/分钟；重度缺氧：4~6升/分钟。

5. 每日应更换或向湿化瓶内添加蒸馏水或凉开水，湿化瓶内水量不能少于1/3。

6. 停止用氧后，取下湿化瓶进行浸泡消毒，将鼻塞或鼻导管置于医疗垃圾袋内集中处理。

7. 用氧设备应远离火源（图5-20）。

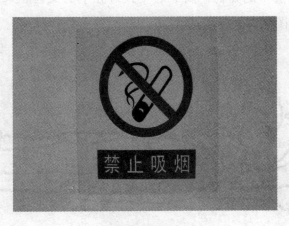

图5-20　禁烟标识

二、心肺复苏技术

心肺复苏（cardiopulmonary resuscitation，CPR）是针对心跳、呼吸骤停者所采取的一系列救治措施，用以重建患者的自主呼吸和循环功能，最终促使患者脑功能的完全恢复并存活。在家庭生活中，一旦发现老年人心跳、呼吸停止，就必须抓住时机，不能有任何犹豫和拖延，力争在4分钟内为其进行心肺复苏，以抢救老年人的生命。

（一）目的

使呼吸、心跳骤停的老年人恢复自主呼吸及循环。

（二）准备物品

用物：木板、纱布或纸巾等。环境：可就地及时进行救护。

（三）操作程序

1. 当发现老年人突然摔倒或无意识，首先应呼叫老年人，以确认其是否丧失意识，有无呼吸、心跳，同时应查看其有无外伤（图5-21）。

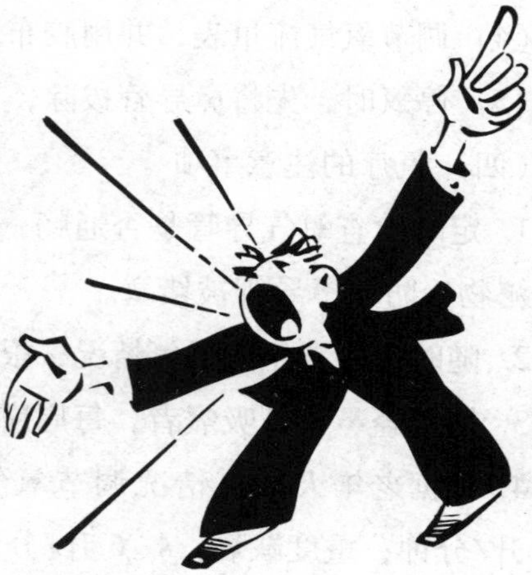

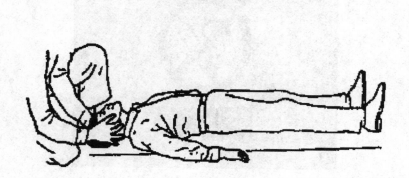

图 5-21

2. 立即使老年人仰卧在地上或床上，若老年人为俯卧位，应立即为其翻身使其平卧，如为软床应垫硬板于其背部。

3. 解开老年人衣领、腰带，暴露其前胸。

4. 清除老年人口鼻中的异物，摘下老年人口腔中的义齿。采用仰头抬颏法或托颏法开放老年人气道（图5-22）。

图 5-22　仰头抬颏法

5. 胸外心脏按压

两乳头连线中点为胸外按压位置（图 5-23），左手压在右手上，双手手指翘起，两手掌根压在胸骨上，要求掌根长轴与胸骨长轴平行一致，不可偏向一侧，肘关节及上臂伸直，双肩正对双手，垂直向下按压胸骨，按压力量适度，按压后放松，再按压，如此反复，按压频率至少为 100 次/分（图 5-24）。

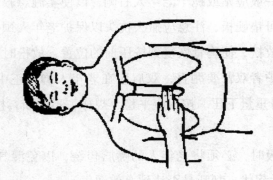

图 5-23　胸外心脏按压位置

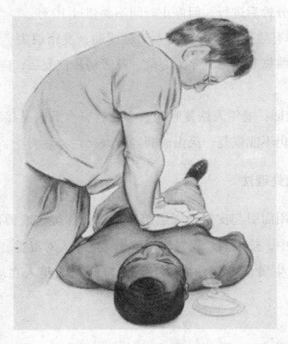

图 5-24　胸外心脏按压

6. 人工呼吸

打开老年人口腔，救护者深吸气后，用嘴将老年人嘴唇包绕，将气体吹入老年人口腔，吹气同时捏紧老年人鼻孔，连续吹气2次，再继续行胸外心脏按压，心脏按压与人工通气的次数比例为30∶2。

（四）注意事项

1. 急救时救护者一般应站或跪于老年人右侧，以便实施急救。

2. 有条件者身下可垫硬板，注意应撤去枕头以保护老年人颈椎。

3. 每次按压后再放松，使胸骨恢复到按压前的位置，放松时双手不离开胸壁。

4. 胸外按压时救护者双臂要绷直，双肩应在老年人胸骨正中上方，两肘关节不得弯曲，利用臂力和上身重量下压。按压应平稳、规律、不间断，按压到最低点时，应有明显的停顿。

5. 口对口人工呼吸时，必须将老年人的嘴唇包绕，以免漏气而导致吹气无效。同时观察老年人胸廓有无起伏，判断是否达到有效通气。

6. 要做到连续、不受干扰地胸外按压，若必须停止检查脉搏，应在人工吹气和胸外按压5个循环或2分钟后进行，但停止时间不要超过10秒。

7. 判断心肺复苏有效指征：可触及大动脉搏动、发绀消失、肤色转红、瞳孔由大变小、自主呼吸和心跳恢复。当老年人心跳、呼吸初步恢复后，应立即送医院进一步检查治疗。

8. 复苏终止的指征：老年人恢复呼吸、心跳；有专业人员接替急救工作；复苏30分钟以上呼吸及心跳仍不能恢复；医生诊断老年人死亡。

三、烧烫伤紧急处理法

人体因热力等作用而引起皮肤及深层组织的损伤称烧伤或烫伤。据统计有80%的烧伤和烫伤发生在家中，热水器、煤气使用不当，老年人对温觉、痛觉感应又差，这些都可以导致老年人发生烫伤及烧伤。以下我们将介绍老年人在居家生活中被烫伤的照护。

（一）紧急处理

1. 发现老年人被烫伤后，应迅速脱去其被沸液浸泡的衣服，对黏附在创面上的衣物应先冷却，降温后再慢慢去除。

2. 遇到被严重烫伤的老年人时，可先用无菌或清洁敷料覆盖其创面，然后立即送到医院进行救治。

3. 遇到烫伤面积很小的老年人时，可先不去医院，可在烫伤局部使用烫伤药膏，若病情发展加重应及时到医院就诊。

（二）包扎疗法护理

小面积烫伤、四肢浅度烫伤宜采用包扎疗法。此法便于护理和移动老年人，有利于保护创面，但不利于创面观察，细菌容易在创面生长繁殖，换药时老年人较痛苦，不适用于头部、面部、颈部、会阴等处的创面。包扎时应将患肢置于功能位，注意显露指或趾的末端以观察血液循环情况。

（三）包扎后护理

1. 观察肢体末端感觉、运动和血运情况，若发现指（趾）末端皮肤发凉、青紫、麻木等情况，应立即放松绷带。

2. 抬高患肢。

3. 注意保持肢体在功能位固定。

4. 保持创面敷料清洁干燥，如有渗出，应及时更换。

5. 注意创面是否有感染，若发现敷料浸湿、有臭味，创面疼痛加剧、伴高热、血常规白细胞计数增高等，均表明创面有感染，应报告医生及时处理。

（四）改善营养状况

烫伤后老年人应加强营养，应给予其高蛋白、高热量及高维生素易消化饮食。依据不同病情选择经口进食、鼻饲、胃肠外营养，以保证烫伤老年人的营养需要，促进其创面修复及其身体功能的恢复。

（五）健康指导

1. 告知老年人创面愈合后一段时间内，可能会出现皮肤干燥、瘙痒等情况，因此应嘱咐老年人避免使用刺激性强的肥皂和接触过热的水，不要抓挠初愈的皮肤；可在已愈创面涂擦润滑剂；穿纯棉内衣。

2. 为减轻瘢痕挛缩、肌肉萎缩等原因造成老年人机体功能障碍，应指导老年人进行正确的功能锻炼，功能锻炼应以主动运动为主，被动运动为辅。

3. 预防烫伤的发生，宣传烫伤自救知识。鼓励烫伤老年人参与家庭、社会活动，以促进烫伤老年人的身心健康。

四、紧急呼救

随着城市人口老龄化进程的加快，老年患者在突发疾病时的呼救问题逐渐被社会所重视。因为老年人特殊的生理、心理特征，使其在紧急拨打急救电话时容易发生混乱，在短时间内难以找到正确的呼救方法。人们紧急呼救意识的缺乏以及因为经济问题等诸多方面的原因，使得关于紧急呼救的新产品、新服务未获得大范围的使用。目前，我国统一的急救电话号码为120，北京市为120或999。

（一）存在的问题

1. 患病种类和认知方面

老年人在拨打120电话求救时，往往比较慌乱、紧张，容易语无伦次，可能说不清楚其所患疾病或病情。在这种紧张的情况下，调度员也不可能在数十秒的时间内就能详细了解患者的主诉症状或病史。

2. 叙述不清家庭住址

由于生理原因和自然规律，老年人记忆力会有所降低，视力和听力也会有不同程度地下降，口齿也不是十分清晰。再就是老年人对新建的小区不是十分了解，有些道路、街、巷等都叫不上名称。因此，老年人在拨打120电话求救时，常出现叙述不清自己家庭住址的情况。

3. 主观认可某个医院

有些长期患病或有慢性病的老年人，因为经常看病开药，而只认可某个医院。其在拨打120求救时可能会出现两个问题：一是患者当时情况十分紧急有生命危险，而其指定的医院比较远；另一个就是其指定的医院暂时无车可派，而患者又需要尽快送往医院治疗。

4. 对自救和互救知识的欠缺

患者拨打了120电话之后，在等待救护车到来的这段时间里，患者或其家属往往不知道能做或应该做些什么。

5. 空巢老年人无人陪伴帮助

有调查显示：子女因为工作忙而不能经常陪伴父母，或子女婚后与父母分开居住，造成的空巢和留守的老年人逐年增多。这就使得老年人在突发疾病呼救时无人帮助及照料。

（二）对策

1. 建议老年人或其子女帮助把家庭住址和电话号码写在一个固定的纸或卡片上，并让老年人随身携带。这样老年人无论是走到哪里或突发意外时，都能有详细的住址和联系方式；并且在急救中心的调度受理台上，初次呼入的电话报出的地址被准确输入后，若再次呼入，也会显示出相对应的地址。

2. 拨打急救电话时老年人应准确说出所在地的具体位置，包括具体路段、街道和标志性建筑物；向老年人报告行车路线，并约定接车地点，同时老年人应提前到约定地点等待，以免救护车到达约定地点后而找不到患者。

3. 拨打急救电话时要简要说明疾病或损伤是怎么发生的，何时发生的，目前患者的状态如何，并询问在救护人员未到达前可做什么处置。

4. 每个人对于自己熟悉或信任的医院和医生都会认同和有好感，但如果突然发生紧急情况，病情危急甚至可能有生命危险时，还是应该立即送往最近的医院救治，不得有任何耽误。如果老年人坚持要去指定的医院，且只要当时病情允许，调度员就一定要尊重患者的就医选择权。

随着健康教育知识讲座的广泛开展，各种报刊和媒体的宣传，人们对常见病、多发病的认识和处理方法也都有所了解和掌握。患慢性病的老年人在家里准备家庭药箱，或身上最好常备一些药品，尤其是急救药品，如速效救心丸等，这样可以为患者赢得"黄金救命时间"。家庭药箱内的药品应定期检查、更换，以免其失去药效或者变质。

对于日益增多的空巢和留守老年人，我们应呼吁全社会多关注这些老年人的生存状况，在他们有需要时应及时地给予帮助、照顾和安慰，让他们能安享晚年，健康长寿。

（秦爱红　甄光军）

参 考 文 献

［1］肖新丽，谢玉琳. 老年护理学［M］. 北京：中国医药科技出版社，2009.

［2］王丹花. 老年人居家环境设计浅析［J］. 美与时代（下半月），2008，（1）：116-118.

［3］王静. 基础护理技术［M］. 上海：复旦大学出版社，2011，2.

［4］姜安丽. 新编护理学基础［M］. 第2版. 北京：人民卫生出版社，2006.

［5］朱士俊. 现代医院感染学［M］. 北京：人民军医出版社，1998.

［6］倪红波，王新祥. 外科护理［M］. 上海：复旦大学出版社，2011.

［7］校爱芳，冯国琴. 氧气疗法的护理研究进展［J］. 中华现代护理杂志，2011，17（28）：3461-3464.

［8］许方蕾，陈淑英，吴敏. 新编急救护理学［M］. 上海：复旦大学出版社，2011.

［9］董小梅. 老年人在120呼救中存在的问题与对策研究［J］. 中国老年保健医学，2011，9（5）：62-64.

［10］黄剑琴，彭嘉琳. 老年人照护技术操作与评价［M］. 北京：科学技术文献出版社，2007.

［11］徐绍春，费国忠. 家庭急救图解［M］. 上海：科学技术出版社，2011.

［12］黄芳，王惟恒. 居家急救图解［M］. 北京：人民军医出版社，2012.

第六章　常见老年综合征的照护

老年综合征一般是指老年人由多种疾病或多种原因造成的同一种临床表现或问题的病症，常见的老年综合征有跌倒、痴呆、尿失禁、谵妄、晕厥、抑郁症、疼痛、失眠、多重用药和老年帕金森综合征等。

第一节　跌　　倒

老年人跌倒是一种常见的现象。据美国疾病控制与预防中心的调查数据显示，65岁以上老年人每年跌倒发生率约为33%，其中半数以上的老年人会发生再次跌倒；而80岁以上老年人跌倒的年发生率高达50%，女性跌倒率为男性的2倍。我国65岁及以上的社区居民中，跌倒的发生率为15%~35%。尽管各地区跌倒发生率不尽相同，但都随年龄增长而增加，老年女性发生率（43%~44%）高于男性（15%~23%）。另据推算，我国65岁以上的老年人每年跌倒发生人数达3000万，由跌倒产生的直接医疗费用超过50亿元，间接费用超过800亿元。

一、概述

（一）概念

跌倒是指一种突发的、不自主的体位改变，可导致身体的任何部位（不包括双脚）意外"触及地面"，但不包括由于瘫痪、癫痫发作或外界暴力作用引起的跌倒。

（二）危险因素

1. 内在因素

包括步态和平衡功能障碍、下肢肌力下降、感觉减退、多种慢性疾病、心理因素、老年人反应时间延迟、多种药物联合应用及其副作用等。

2. 外在因素

主要是环境因素，39%~44%的跌倒发生与环境有关，例如楼道灯光黑暗，地面湿滑不平、家具或电话线绊到、椅子过低、鞋子不合适等均是易引起跌倒的原因。

二、长期照护

（一）评估

对于条件允许的老年人可由照护人员对其进行跌倒危险因素评估（表 6-1），以确定其是否为高危跌倒人群。

表 6-1　跌倒风险评估量表

评估项目		权重（分）	得分	评估项目		权重（分）	得分
运动	步态异常/假肢	3		睡眠状况	多醒	1	
	行走需要辅助设施	3			失眠	1	
	行走需要旁人帮助	3			夜游症	1	
跌倒史	有跌倒史	2		用药史	新药	1	
	因跌倒住院	3			心血管药物	1	
精神不稳定状态	谵妄	3			降压药	1	
	痴呆	3			戒断治疗	1	
	兴奋/行为异常	2			糖尿病用药	1	
	神志恍惚	3			麻醉药	1	
自控能力	失禁	1			其他	1	
	频率增加	1		相关病史	神经科疾病	1	
	保留导尿	1			骨折史	1	
感觉障碍	视觉受损	1			低血压		
	听觉受损	1			药物/酒精戒断		
	感觉性失语	1			≥80 岁	3	
	其他情况	1					
评估结果	总分：　　分　结论：正常□　低危□　中危□　高危□						
评价标准	0分：正常；1~2分：低危；3~9分：中危；10分及以上：高危						

（二）预防措施

1. 去除病因

积极治疗老年人自身疾病，如高血压、骨质疏松症、心肌梗死和慢性心衰等。对骨质疏松症患者应鼓励其每天补充钙片，多吃绿色蔬菜、豆制品和坚果类食物，平衡营养，减少跌倒危险因素。

2. 合理用药

照护人员应注意对药物药理作用及副作用的观察，指导协助老年人按医嘱服药，避免其擅自增减药物。对老年人服用降压药、降糖药、安眠药可能出现的不良反应，照护人员应该增强风险意识，做好预防措施。

3. 心理护理

加强老年人对跌倒的认知教育，告知其衰老是自然界不可抗拒的规律，要善于自我保健。同时应教育老年人不要高估自己的能力，必要时应接受照护人员及家属的帮助。

4. 改善环境

让老年人尽快熟悉新环境，在电梯口、走廊设置椅凳，卫生间、阳台、楼梯应有扶手，地板应采用防滑设施，光线应充足，夜间应开地灯，通道不应有杂物。老年人的衣裤应合适，不宜过松过紧，鞋子应合脚，应穿防滑鞋，行动不便者应使用助行器，提醒老年人变换体位时应慢，要做到3个30秒，即醒后30秒后再起床，起床后30秒后再站立，站立30秒后再行走。

5. 适当的室温

一般室温在29.4~32.2℃时，人处于最机警的状态，当室温低于12.8℃，则人的精神运动性活动将会发生障碍。许多老年人因为体温较低，再加上其身体与自然界的绝缘力降低，会对低温状态特别敏感，所以老年人的居所室温应保持一定水平。

6. 确定高危人群

加强照护人员的责任感，评估老年人跌倒的风险。有条件的照护人员应对老年人进行跌倒危险性评估，筛选出高危跌倒人群。在床头或床尾处贴醒目标志，使其家属及所有照护人员都知道，并及时予以协助或提醒。对高危跌倒老年人应告知并动员其家属陪护。建立老年人跌倒的应急预案，确定跌倒高危人群。跌倒高危人群指以往有跌倒史，能行走但体虚，定向力差，视力下降，服用镇静催眠和降压药物，久病下床及随时可能晕厥的老年人。

7. 加强风险教育

老年人最好都要有人陪护，培养老年人协作精神。应教会陪护人员基本的防止跌倒的措施，如怎样正确翻身、正确使用轮椅和如何搀扶老年人等。照护人员工作时应尽心尽责。

（三）干预措施

全国调查显示，老年人的跌倒有一半以上是在家中发生的，因此家庭内部的干预非常重要。家庭环境的改善和家庭成员的良好护理可以很有效地减少老年人跌倒的发生。具体做法是：

1. 家庭环境评估

可用居家危险因素评估工具 HFHA 来评估，需要评估的主要内容如下：

（1）地面是否平整，地板的光滑度和软硬度是否合适，地板垫子是否滑动。

（2）入口及通道是否通畅，台阶、门槛、地毯边缘是否安全。

（3）厕所及洗浴处是否合适，有无扶手等借力设施。

（4）卧室有无夜间照明设施，有无紧急时呼叫设施。

（5）厨房、餐厅及起居室是否有安全设施。

（6）居室灯光是否合适。

（7）居室是否有安全隐患。

2. 家庭成员预防老年人跌倒的干预措施

（1）居室环境：详见第五章居家照护。

（2）个人生活：①为老年人挑选适宜的衣物和合适的防滑鞋具；②如家中养宠物，应将宠物系上铃铛，以防宠物在老年人不注意时跑出而将老年人绊倒；③没有自理能力的老年人，需要有专人照顾。

（3）起居活动：如厕时要有人看护。

（4）一般预防：帮助老年人选择必要的辅助工具。

（5）心理干预：从心理上多关心老年人，保持家庭和睦，为老年人创造和谐、快乐的生活氛围，避免其有太大的情绪波动。帮助老年人消除如跌倒恐惧症等心理障碍。

（四）跌倒后的处理

1. 老年人自己如何起身

（1）如果是背部先着地，应弯曲双腿，挪动臀部到放有毯子或垫子的椅子或床铺旁，然后使自己较舒适地平躺，盖好毯子，保持体温，如可能要向他人寻求帮助（图6-1）。

（2）休息片刻，等体力准备充分后，尽力使自己向椅子的方向翻转身体，使自己

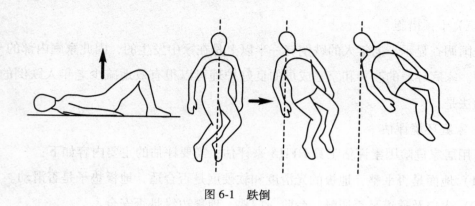

图 6-1　跌倒

变成俯卧位（图 6-2）。

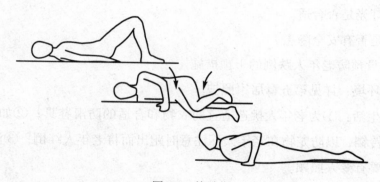

图 6-2　俯卧位

（3）双手支撑地面，抬起臀部，弯曲膝关节，然后尽力使自己面向椅子跪立，双手扶住椅面（图 6-3、图 6-4）。

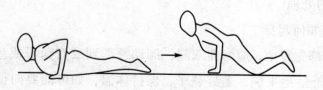

图 6-3　双手支撑地面

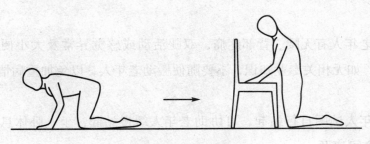

图 6-4　双手扶助椅面

（4）以椅子为支撑，尽力站起来（图 6-5）。

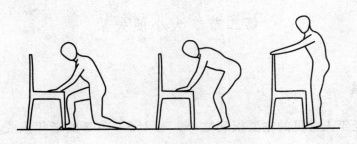

图 6-5　站立

（5）休息片刻，恢复部分体力后，打电话寻求帮助——最重要的就是报告自己跌倒了。

2. 老年人跌倒的现场处理，如发现老年人跌倒，不要急于扶起，要分情况进行处理。

（1）询问老年人跌倒情况及对跌倒过程是否有记忆，如不能记起跌倒过程，则可能为晕厥或脑血管意外，应立即护送老年人到医院诊治或拨打急救电话。

（2）询问老年人是否有剧烈头痛或口角歪斜、言语不利、手脚无力等提示脑卒中的情况，如有，立即扶起老年人可能会加重脑出血或脑缺血，使病情加重，应立即拨打急救电话。

（3）有外伤、出血，应立即止血、包扎并护送老年人到医院进一步处理。

（4）查看老年人有无肢体疼痛、畸形、关节异常、肢体位置异常等提示骨折的情况，如无相关专业知识，不要随便搬动老年人，以免加重病情，应立即拨打急救电话。

（5）询问老年人有无腰、背部疼痛，双腿活动或感觉异常及大小便失禁等提示腰椎损害的情况，如无相关专业知识，不要随便搬动老年人，以免加重病情，应立即拨打急救电话。

（6）如老年人试图自行站起，可协助老年人缓慢站起，坐、卧休息并观察，确认老年人无碍后方可离开。

（7）如需搬动老年人，应保证平稳，尽量让老年人平卧休息。

（8）发生跌倒的老年人均应在家庭成员或照护人员的陪同下到医院诊治，查找其跌倒发生的原因，评估跌倒的风险，制订预防措施及方案。

第二节　大小便失禁

一、尿失禁

尿失禁是老年人常见的主要疾病之一，有 15%～30% 的老年人受尿失禁的困扰。由于老年人尿失禁较多见，致使人们误以为尿失禁是衰老过程中不可避免的自然结果。事实上，导致老年人尿失禁的原因很多，其中有许多原因是可控制或可避免的。尿失禁不是衰老的正常表现，也不是不可逆的，老年人及照护人员应寻找各种导致老年人尿失禁的原因，以采取正确、合理的治疗与预防措施，尽可能解除老年人尿失禁的困扰。

（一）概念

尿失禁是指膀胱内的尿液因无法控制而自行流出，造成不自主的漏尿。从轻微的尿液渗漏到完全无法控制膀胱都有可能发生。

（二）临床表现

1. 急迫性尿失禁

是指排尿急迫，难以忍受而排尿和不能随意控制排尿而发生的尿失禁。根据发生的原因可分为感觉急迫性尿失禁和运动急迫性尿失禁两类。前者是由于膀胱内病变引起的，常见于结核性膀胱炎、间质性膀胱炎、膀胱肿瘤、膀胱结石、膀胱异物和急性膀胱炎等；后者大部分病因不明，部分可由尿道梗阻、神经系统疾病引起，多见于原发性膀胱病变、尿道梗阻或精神紧张等情况。

2. 压力性尿失禁

又称为紧张性尿失禁，是指腹压突然增加时，如咳嗽、大笑、打喷嚏、站立、奔跑等情况下，尿液不自主从尿道口流出。这是成年女性的常见病。女性患者常有多次分娩及难产的病史，会阴部及尿道损伤或手术史以及盆腔手术史等。在男性见于前列腺手术后，约占20%。

3. 充盈性尿失禁

又称假性尿失禁，或充溢性尿失禁。由于尿潴留，膀胱内尿液过度充盈而不能自行排出，膀胱压力超过了尿道阻力，尿液不随意流出。患者常有膀胱颈部、尿道梗阻的病史，如尿道狭窄、后尿道瓣膜、尿道结石、输尿管囊肿、尿道外口狭窄和粘连、前列腺增生和前列腺癌等。某些具有神经系统疾病史（如脊柱裂和脊髓肿瘤等）或结核性挛缩性膀胱等的老年人也容易发生这类尿失禁。

4. 功能性尿失禁

老年人能感觉到膀胱充盈，只是由于身体运动、精神状态及环境等方面的原因，忍不住或有意地排尿。

（三）长期照护

1. 评估

（1）目的：明确诊断，找出已有的或潜在的神经系统和泌尿系统的疾病，并建立合适的膀胱训练计划。

（2）方法：可用国际尿失禁咨询委员会尿失禁问卷表简表（ICI-Q-SF，表6-2）进行评估。该表用于调查尿失禁的发生率和评估尿失禁对老年人的影响程度。一般会让接受评估的老年人仔细回忆自己近4周来的症状，以尽可能地回答表中的问题。

表6-2 国际尿失禁咨询委员会尿失禁问卷表简表（ICI-Q-SF）

序号	评估项目	评估内容	评分	得分
1	您的出生日期	年 月 日		
2	性别	男□ 女□		

续 表

序号	评估项目	评估内容	评分	得分
3	您逸尿的次数	从来不逸尿	0	
		一星期大约逸尿 1 次或经常不到 1 次	1	
		一星期逸尿 2 次或 3 次	2	
		每天大约逸尿 1 次	3	
		一天逸尿数次	4	
		一直逸尿	5	
4	在通常情况下，您的逸尿量是多少（不管您是否使用了防护用品）	不逸尿	0	
		少量逸尿	2	
		中等量逸尿	4	
		大量逸尿	6	
5	总体上看，逸尿对您日常生活影响程度如何	请在 0（表示没有影响）至 10（表示有很大影响）之间的某个数字上画圈	0~10	
6	什么时候发生逸尿（请在与您情况相符合的那些空格打✓）	从不逸尿	☐	
		在睡着时逸尿	☐	
		在活动或体育运动时逸尿	☐	
		在没有明显理由的情况下逸尿	☐	
		未能到达厕所就会有尿液漏出	☐	
		在咳嗽或打喷嚏时逸尿	☐	
		在小便完和穿好衣服时逸尿	☐	
		在所有时间内逸尿	☐	

ICI-Q-SF 评分：

0 分：无症状，不需要任何处理

1~7 分：轻度尿失禁，不需要佩戴尿垫，应到尿失禁咨询门诊就诊或电话咨询尿失禁咨询康复师进行自控训练

8~14 分：中度尿失禁，需要佩戴尿垫，应到尿失禁门诊就诊进行物理治疗或住院手术治疗

15~21 分：重度尿失禁，严重影响正常生活和社交活动，应到专科医院或者老年医院治疗

经过评估，评估者对老年人尿失禁情况的原因就会有一个比较深刻的了解，在此基础上就可以明确诊断并为老年人制订相应的膀胱训练计划。如果尿失禁老年人对某些较复杂的诊断持怀疑态度，那么就可能需要到相应的医疗机构作进一步的检查和分析。

2. 心理护理

尿失禁给老年人带来了很大的痛苦和不便，严重影响了老年人的生活质量。尤其是

使老年人行动迟缓，活动能力减弱。老年人患病后自尊心易受到伤害，容易对别人不信任、固执，严重者会情绪低落、焦虑，产生孤独感。对此照护人员应该耐心地关怀他们，并给予他们心理上的支持，帮助他们正确面对尿失禁问题，令他们感到舒适和为他们保持尊严。

3. 饮水计划

一般尿失禁老年人，因害怕小便次数多而减少饮水，但饮水减少可导致小便浓度增加而使膀胱黏膜受刺激而导致尿频或尿急现象的发生，小便浓度增加也容易引起膀胱炎而使尿失禁情况加重。饮水减少还会使老年人身体变得干燥甚至出现脱水的情况。因此，尿失禁老年人用减少喝水的方法以舒缓尿失禁是不可取的。一般来说，除非有禁忌证如肾病、心脏病和水肿等，否则可鼓励老年人每日饮水 1.5~2L。但睡觉前 2 小时，应少饮水，以免经常去厕所而影响睡眠质量。总的来说，尿失禁老年人需要摄取足够水分或其他饮料，以维持一定的尿量，增加泌尿道天然抵抗细菌感染的能力，有助于预防膀胱和尿道感染。

4. 避免便秘

慢性便秘可能会造成尿失禁，因此尿失禁老年人要保持大便顺畅，应多吃蔬菜及高纤维食物，如谷类、麦类和豆类等食物，还应饮用适量水分，每日最少应饮用 6~8 杯流质食物，有禁忌证的老年人除外。长期卧床的老年人可由照护人员帮助按摩腹部，可以增加其肠蠕动及肠内的粪便移动，促进其定期排便习惯的形成。

5. 膀胱训练

（1）目的：改善膀胱容量和排尿功能。

（2）训练方法：膀胱训练可分为三个阶段，依老年人情况而定，首先是定时如厕训练；其次是老年人有尿意时才如厕；最后阶段是老年人有尿意时，鼓励老人憋尿，逐渐延长憋尿的时间。

1）定时如厕训练：老年人直觉能力较差时，定时如厕训练是初步的训练，目的是令老年人减少尿失禁次数，一般训练为每隔 3~4 小时让老年人如厕一次，训练通常会安排在餐后和睡前。

2）有尿意时才如厕：当尿失禁老年人知觉程度较好，有尿意，能够说出自己的需要，并且有尿意能稍微忍着小便时，便可尝试有尿意时才如厕的训练，其训练有 4 个步骤：定时检查尿片是否被沾湿；提醒老年人有尿意时要如厕，按时询问老年人是否有尿意；老年人讲出有尿意时，照顾人员需尽快协助老年人去厕所，并要给予足够时间让老年人如厕，不要催促老年人小便；当老年人成功如厕后，需给予赞赏和鼓励。即使老年人已尿失禁，每次也还需提醒老年人，如下次有尿意时一定要说出自己的需要及自己尝试如厕。

3）逐渐延长憋尿的时间：逐渐延长憋尿时间的目的是增加膀胱容量。训练前，首先让老年人明白自己的问题所在，了解尿失禁的原因、膀胱及尿道的生理结构等知识，并要教会老年人如何去憋尿，例如有尿意时，应避免急跑去厕所，应尽量站立或坐下，尝试做骨盆底肌肉收缩运动，找其他事做以分散注意力，也可深呼吸以帮助减少尿意。老年人的情况，慢慢增加憋尿时间，例如10分钟、30分钟、甚至1～2小时。指导老年人尿急时，不要着急跑去厕所，着急跑去厕所可诱发膀胱收缩，加强尿意，老年人应慢慢地行走去厕所。要鼓励老年人自我控制，不要常规去厕所，不要养成为以防万一而去厕所的习惯，因为这会导致膀胱容量变得较小，应尝试在膀胱装满时才上厕所。然而，在睡前排尽尿液是可以的。老年人需留意尿量，若尿量比平常少，应尝试延长憋尿的最长时间。老年人应逐渐地按需要增加饮水量，以改善膀胱容量，每天喝6～8杯流质食物，但应避免饮含咖啡因类饮品，注意小便时不要心急，要放松身体，每次如厕时需排空膀胱内的小便。老年人手脚活动不太灵活时，可调整老年人衣服，使老年人较容易整理，例如用魔术贴代替纽扣，穿着简便衣服如运动套装；有需要时可提供便壶和大便车等用具，以方便老年人如厕。

6. 骨盆底肌肉训练

（1）目的：做骨盆底肌肉运动可使骨盆底肌肉更强壮，可改善急迫性尿失禁的症状。

（2）训练方法

1）首先学习做骨盆底肌肉运动前，要正确地认定要运动的肌肉，其方法是在排尿时，尝试在中途停止排尿，然后再开始排尿，这样做是为了了解正确使用哪些肌肉。

2）做骨盆底肌肉训练时，老年人可舒适地坐下、站立或躺下，需要放松大腿、臀部和腹部肌肉。在同一时间收紧及收缩肛门、阴道、尿道周围肌肉，令会阴肌肉向上向内收缩，尝试紧紧地、持续地收缩，数至5～10，然后放松，再重复收紧及放松。每次收缩后应休息10秒钟，注意在做骨盆底肌肉运动时，呼吸要维持正常，不应闭气。按自己的能力，重复动作5～10次，每日至少做5次整套运动。

3）做骨盆底肌肉运动要重质量，少量做得好的运动远比大量而不认真做的运动有更好的效果，并且要持之以恒，好的效果是需要时间的。

二、大便失禁

大便失禁发生的普遍性在许多国家已被确定，有资料报道：大便失禁约占人口比例的 2.2%。随着年龄的增加，大便失禁的发生率也随之升高，65 岁以上人群大便失禁的发生率为青年人的 5 倍，女性远高于男性，尤其是多产妇女，男女发病率之比为 1∶（3~8）。大便失禁较多见于老年人，且通常发生于机体较虚弱的状态下，同时常存在便秘或尿失禁。女性发生大便失禁较男性多见，经产妇则更多。

（一）概念

大便失禁（fecal incontinence）或称肛门失禁（anal incontinence）是指每天至少 2 次或 2 次以上不随意控制的排便和排气。它是各种原因引起的具有多种病理生理基础的一种临床症状。

（二）病因

大便失禁的病因繁多，一种或多种病因均能引起大便失禁。大便失禁的分类方法有多种，可按失禁的程度、性质、直肠感觉和病因等分类，也可以中医辨证分型，但目前尚无统一的分类标准，其病因分类如下：

1. 大便性状的改变

如肠易激综合征、炎症性肠病、感染性腹泻、滥用泻剂、吸收不良综合征、短肠综合征和放射性肠炎等。

2. 肠容量或顺应性异常

如炎症性肠病、直肠容量缺损、直肠缺血、胶原血管性疾病、直肠肿瘤和直肠外压迫等。

3. 直肠感觉异常

如神经系统病变和溢出性失禁等。

4. 括约肌或盆底功能异常

括约肌解剖学缺损、盆底肌丧失神经支配和先天性异常等。

（三）长期照护

1. 大便失禁护理的各种用具及方法

一次性尿垫（图 6-6、图 6-7）是用于大便失禁患者较早的一种用具，它可以缩小潮湿污染的范围，减轻皮肤的损害程度，但不能避免皮炎的发生。郑雅芳等人研究了一种大便失禁的简易处理方法：即根据大便失禁患者情况取脱脂棉适量，撕成团絮，卷成条索状，置于肛门口上下夹住。由于脱脂棉有强烈的吸附能力，能较好地吸附大便失禁患者排出的软便及稀便。此方法取材方便，经济实惠，使用简单易行，但需经常更换和及时擦拭肛周皮肤。励斐华介绍了用肠造口袋护理大便失禁患者的方法，取用人工肛门造口的肠造口袋，上部分弃之不用，只使用下部分的便袋，持剪刀将肠造口袋的开口剪成患者肛门适宜的圆圈大小；然后撕去黏纸，用手指撑开肛周褶皱皮肤黏膜，按压肠造口袋使之紧紧贴在肛周皮肤上。其优点为：与使用尿布相比较，减少了大便对臀部皮肤的刺激；与使用便盆相比，减少了由于使用不当，拖、拉便盆等与皮肤产生摩擦而易使皮肤破损的机会；与使用一次性尿垫相比，其成本更低。其缺点为：粘贴时，肛周易留空隙，患者有不适感觉。可见，各种方法无论在材料、结构、工艺等方面均不能完全满足大便失禁患者生理及心理需要，护理大便失禁患者的理想用具及方法，尚需业内人士的共同努力。

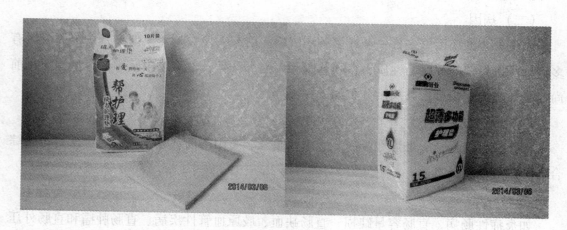

图 6-6　尿垫

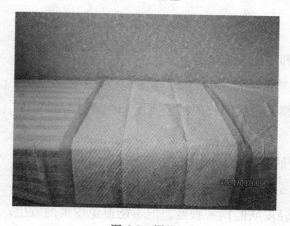

图 6-7　尿垫

2. 皮肤护理

压疮是大便失禁患者最常见的并发症，因此皮肤护理的重点就是减轻受压，变换体位，加强营养。在临床上，皮肤压疮是患者常见的护理问题，而减轻皮肤机械性刺激和保持皮肤清洁干燥是预防压疮的关键之一。进一步的临床实验还应在这一领域展开，包括皮肤清洗的频率及方式，皮肤护理所使用的产品和装置具有哪些优越性，皮肤感染的发生率以及患者健康状况和不能自理的程度。

3. 心理护理

大便失禁患者常有心理障碍，惧怕社交，由此可引发患者的孤寂感和抑郁，因此应给予其心理支持，鼓励他们回归社会。可嘱咐大便失禁患者穿弹性紧身裤，以增加节制大便机会。应多了解老年人的心理需求，掌握与老年人的沟通技巧，进行有针对性的心理疏导，同时指导他们合理膳食和正确用药。应为老年人创造一个温馨、舒适的生活环境，启发他们重新追求人生幸福，使他们达到最佳的生理、心理状态。同时，还应引导患同样疾病的老年人之间的广泛交往，以增进他们之间的了解，还可开展形式多样的健康教育活动，组织集体小组讲课。这样，能使患同样疾病的老年人感到亲切和安慰，情绪变得乐观，积极配合治疗和护理。在对大便失禁老年人进行心理护理的同时，还应对其家属进行心理指导，使他们更加关爱、理解和支持老年人，否则会使老年人感到很无助。

4. 饮食护理

增加膳食中食物纤维的含量，如麦麸、玉米、燕麦、茭白、芹菜、苦瓜、水果等，平均应每日供应 6.8g。食物纤维不会被机体吸收，但可增加粪便的体积，刺激肠蠕动，有助于恢复肠道功能，可增强排便的规律性，有效地改善大便失禁情况。

5. 社会支持

是个体通过正式或非正式的途径与他人或群体接触，并获得自我价值感以及物质、信息和情感支持。社会支持具有缓解压力和直接影响患者身心健康和社会功能的作用。得到的社会支持越多，心理障碍的症状就会越少越轻。

（1）家庭支持是大便失禁患者社会支持的主要来源，扮演着促进和保护个人健康的重要角色。得到良好家庭支持的患者，其生活质量会高于其他患者。

（2）要充分提高大便失禁患者社会支持的利用度。社会支持的利用度，即调动社会网络，利用他人支持和帮助的程度。大便失禁患者的社会支持利用度存在一定的差异，因此，社会支持的提供应具有个性化，可根据疾病的不同阶段、患者的个性及需要等特点协同家属为患者提供合适的社会支持。如大便失禁患者刚发病时，需要有关疾病治疗的信息支持，住院期间需要物质、情感的支持，恢复期则需要肯定和鼓励大便失禁患者的自身努力和进步等支持，以让患者感受到自我价值的体现。

（3）良好的社会支持对大便失禁患者的治疗有积极地促进作用。社会支持与身心健康的关系日益受到人们的重视。大便失禁引起的各种功能障碍会使大便失禁患者产生适应困难，此时他们非常需要来自多方面的社会支持，有效的社会支持能增强患者的适应性能力，避免消极应对，可促使他们积极主动地配合治疗与护理。

大便失禁是对老年人群颇有影响的疾病。照护人员必须对此予以足够的重视，尽早做好调查和防治工作。研究出一种既能减少大便失禁患者痛苦和降低患者费用，又能节省护理用品和时间、减轻照护人员劳动强度的护理方法，已成为医护人员亟需解决的重要难题。

第三节　痴　呆

随着经济的发展、疾病谱的改变和人口老龄化进程的加快，"痴呆"尤其是老年性痴呆，由于其患病率增高，并会给患者及其家庭和社会带来极大的病残安全问题和经济负担，已逐渐成为备受关注和热门的研究课题。目前痴呆的治疗仍然是全球最富有挑战性的难题。

一、概述

（一）概念

痴呆是指在意识清醒状态下，出现的已获得的职业技能减退和社会活动障碍，认知功能减弱，记忆力减退和丧失，视空间技能损害，定向力、计算力、判断力等丧失，并相继出现人格、情感和行为改变等障碍，且呈进行性加重过程。

（二）病因

引起痴呆的病因很多，如神经系统的退行性变、内分泌障碍、神经梅毒以及部分颅内占位性病变等。

1. 中枢神经系统变性疾病

如阿尔茨海默病、额-颞叶痴呆、克-雅病（Creutzfeldt-Jakob disease，CJD）、路易体痴呆、帕金森病和亨廷顿病等。

2. 脑部其他疾病

（1）脑血管病变：如血管性痴呆。

（2）占位性病变：如肿瘤、慢性硬膜下血肿和慢性脑脓肿等。

（3）感染：如脑炎、脑膜脑炎、神经梅毒和艾滋病等。

（4）创伤：如脑外伤。

3. 代谢障碍和内分泌障碍

（1）内分泌障碍：如艾迪生病、库欣综合征、高胰岛素血症、甲状腺功能低下、垂体功能减退、甲状旁腺功能亢进和甲状旁腺功能减退等。

（2）脏器功能衰竭：如肝功能衰竭、肾衰竭和肺功能衰竭等。

（3）维生素缺乏：维生素 B_1、烟酸、叶酸和维生素 B_{12} 等缺乏。

（4）其他：如慢性电解质紊乱、血卟啉病和肝豆状核变性等。

4. 中毒、缺氧

如酒精、重金属、一氧化碳和药物等导致的中毒和缺氧等。

（三）临床表现及分期

1. 临床表现

因导致痴呆病因的不同其临床表现各异，且不同时期的症状亦有不同。主要的临床表现如下：

（1）记忆力减退：是必有且早发的症状。早期出现近记忆障碍，学习新事物的能力明显减退，严重者甚至找不到回家的路。随着病情的进一步发展，远记忆也受损，严重的患者常以虚构的事物来弥补记忆方面的缺损。

（2）思维缓慢、贫乏：对一般事物的理解力和判断力越来越差，注意力日渐受损，可出现时间、地点和人物的定向障碍。

（3）人格改变：通常表现兴趣减少、主动性变差和社会功能减退，但亦可表现为脱抑制行为，如冲动和行为幼稚等。

（4）情绪症状：包括焦虑、易激惹、抑郁和情绪不稳等，有时表现为情感淡漠，或出现"灾难反应"，即当患者对问题不能做出响应或不能完成相应工作时，可能出现突然放声大哭或愤怒的反应。有些患者会出现坐立不安、行踪不定、尖叫和不恰当的、甚至是攻击性行为。也可出现妄想和幻觉。

（5）社会功能受损：对自己熟悉的工作不能完成；晚期生活不能自理，运动功能逐渐丧失，甚至穿衣、洗澡、进食以及大小便均需他人协助。

2. 痴呆的分期

上述诸多症状在某一特定患者身上可以部分出现，也可以随病情演变次第出现，临床一般将痴呆分成 3 期。

（1）遗忘期：主要表现为记忆障碍，其内容如上所述。此期的记忆改变常因患者及其家属误认为是老年人常见的退行性改变而被忽视，因此需与年龄相关记忆障碍，又称为"良性记忆障碍"相鉴别，后者的记忆减退主要表现为机械记忆能力下降，而理解记忆能力尚可，回忆能力下降，而再认功能则相对保留。

（2）紊乱期：除记忆障碍继续加重外，还会出现思维和判断力障碍、性格改变和情感障碍，患者工作、学习（掌握新知识）和社会接触能力减退，甚至会出现人格改变，还会出现局灶性脑部和性格失态、失语或肢体活动不便等。

（3）痴呆期：患者上述各项症状日益加重，以致不能完成简单的日常生活事件，如穿衣、进食等。患者终日卧床不起，与亲友及外界的接触能力逐渐丧失，四肢强直或屈曲瘫痪，括约肌功能障碍，最终可因出现全身各系统的并发症而死亡，如因肺部和尿路感染、压疮及全身各器官衰竭而死亡。

二、长期照护

（一）评估

认知评估可分为多个层面，其中最为全面的是那些经过专科培训的心理学专业人员实施的正规神经心理学检查评估。为此，一些简单易操作的认知测试量表应运而生。作为临床初步筛查工具，简易认知测试量表中以简易智能评估量表（MMSE）（表 6-3）最具代表性。MMSE 产生并发展于 19 世纪 70 年代初，现已成为许多国家和地区广泛应用的认知测试量表，但由于 MMSE 量表缺乏完整认知领域层面的评估，且过于简单，因而对痴呆早期改变的检测并不敏感，也不能用于痴呆的鉴别诊断。即便如此，MMSE 量表仍被临床广泛应用，而且是目前用于评估痴呆患者是否采用抗 AD（阿尔茨海默病）药物治疗的主要工具。

实施评估前应注意以下问题：

1. 受试者为老年人，因老年人常有视听功能障碍，可能会影响评估的结果。
2. 若需要受试者看字或图形时，建议用较粗、较黑的线条，或较大的字体呈现。
3. 注意测试音量可被受试者听到，亦可用文字版测验题目。
4. 没有受教育且不识字的严重障碍者，此项测验无法进行。
5. 测试时建议使用受试者最熟悉的语言（如普通话或地方语言），避免因为语言的限制而影响受试者在测验时的表现。

表 6-3 简易智能评估量表
（mini-mental status examination，MMSE）

评估项目	序号	评估项目	评分方法	评估注意事项或技巧
时间定向力	1	今年是哪一年	答对 1 分，答错或拒答 0 分	正确的国家纪年法均可
	2	现在是什么季节	同上	可提供春、夏、秋、冬
	3	现在是几月份	同上	阳历和阴历均可
	4	今天是几号	同上	阳历和阴历均可
	5	今天是星期几	同上	—
地点定向力	6	这是什么城市（城市名）	同上	—
	7	这是什么区（城区名）	同上	—
	8	这是什么医院（医院名、胡同名）	同上	或这是什么地方
	9	这是第几层楼	同上	或这一栋楼叫什么楼
	10	这是什么地方（地址、门牌号）	同上	或在哪个床位或住几号
记忆力	指导语：现在我告诉您 3 种东西的名称，我说完后请您不必按顺序重复一遍。请记住这 3 种东西：树木、钟表和汽车，过一会儿我还要问您（请说清楚，每样东西 1 秒钟）			
	11	复述：树木	同上	建议使用 3 种不相关的名词，避免同类型的东西。可按需要更改使用的名词
	12	复述：钟表	同上	
	13	复述：汽车	同上	
注意力和计算力	指导语：现在请您算一算，从 100 中减去 7，然后从所得的数算下去，请您将每减一个 7 后的答案告诉我，直到我说"停"为止			
	14	计算 100-7 等于多少	答对 1 分，错为 0 分	如前一项计算错误，但在错误得数基础上减去 7 正确者仍给相应得分；如受试者忘记得数时可给予一定的提示
	15	再减去 7 等于多少	答对 1 分，错为 0 分	
	16	再减去 7 等于多少	答对 1 分，错为 0 分	
	17	再减去 7 等于多少	答对 1 分，错为 0 分	
	18	再减去 7 等于多少	答对 1 分，错为 0 分	

续　表

评估项目	序号	评估项目	评分方法	评估注意事项或技巧
回忆力		指导语：现在请您说出刚才我让您记住的是哪3种东西		
	19	回忆：树木	答对1分，答错或拒答0分	不提供任何线索，由受试者答出先前重述过的3种东西，不必按先前顺序作答
	20	回忆：钟表	同上	
	21	回忆：汽车	同上	
语言能力	22	检查者出示手表问受试者这是什么	同上	手表、铅笔、茶杯、硬币、手帕、眼镜等都是可以使用的物品
	23	检查者出示铅笔问患者这是什么	同上	
	24	请您跟我说"四十四只石狮子"或"家和万事兴"等	能正确说出1分，否则0分	顺口的句子均可
	25	检查者给受试者一张卡片，上面写着"请闭上您的眼睛"，让受试者念一念这句话，并按上面的意思去做	能正确说出并能做到1分；不正确说出、也不能做到0分	如受试者为文盲时无法得分
		指导语：我给您一张纸，请您按我说的去做。现在开始，用右手拿着这张纸，用两只手把它对折起来，然后将它放在您的左腿上		
	26	用右手拿着纸	正确给1分错误给0分	指导语可以是"现在我要请您做3件事（或3个动作），等我全部说完后，您再开始按照我说的顺序，一个接一个地做。我只说一遍，请您仔细听"
	27	用两只手将纸对折	能对折1分不能为0分	
	28	将纸放在左腿上	放对给1分否则为0分	
	29	请您写一个完整的句子	能正确写出1分否则为0分	如不是很严重的错别字仍然算对
	30	请您照着下面图案的样子把它画下来：	正常为1分，错误为0分	只要能够画出两个五边形交叉形成一个四边形即算正确

总评分

总分范围0~30分，正常与不正常的分界值与受教育程度有关：文盲（未受教育）组17分；小学（受教育年限≤6年）组20分；中学或以上（受教育年限>6年）组24分

分界值以下为有认知功能缺陷，以上为正常

参考：按文化程度和年龄区分评分标准：初中以上的老年人，老年组≥27分为正常，高龄老年组≥25分为正常，<24分为痴呆，≤15分为严重痴呆

（二）痴呆的分期护理

我们将根据老年人痴呆病程轻、中、重度来说明其照护的技巧与重点，包括日常生活照护、沟通方式以及居家环境照护等。

1. 轻度痴呆的老年人的照护

要帮助轻度痴呆老年人维持最好的状态，确诊后应将老年人的病情告知其家庭，此时是家庭介入的最好时机，也是对痴呆老年人整个护理过程的关键时期，应确保老年人的居家及外出安全。

（1）日常生活照顾：定期查体及门诊追踪治疗，以延缓早期痴呆老年人的功能退化，避免其因身体不适而出现行为混乱，应让其遵照医生指示服用药物；均衡饮食与及时补充水分，维持口腔卫生及身体卫生；房间内摆放其熟悉的家人照片、时钟和日历，播放其熟悉的音乐；与其交谈时注意强调季节和地点等，应经常陪其聊天，鼓励其看书、读报和看新闻，以改善和维持痴呆老年人的认知功能。鼓励痴呆老年人尽可能的参加户外活动或社交活动，使其与周围环境有一定的接触，增强体质，并应防止其外出迷路走失，让其生活接近正常规律，培养其对生活的兴趣，使其情绪活跃，以减缓精神衰退。生活中应鼓励痴呆老年人自己完成其力所能及的事情，训练其生活自理能力，以延缓智力衰退。

（2）沟通技巧：多肯定、鼓励痴呆老年人。当老年人重复同样的话，照顾人员应避免说"你已经重复很多次了"之类的话，照护人员只要倾听就好，并可以其他具有吸引力的活动转移老年人的注意力。应给痴呆老年人时间，认真地倾听，让他说出内心的想法与感受。照顾人员应避免否定或指责痴呆老年人，应多给予其理解与支持。老年人提及记忆困难时，要给予理解和鼓励，使其保持活跃的、积极的生活态度，要维持痴呆老年人的尊严，避免与其争辩，不要企图让痴呆老年人承认他的机体功能退化或错误。

（3）居家环境照护：减少家中容易导致老年人跌倒受伤的环境，如光滑或反光的地板、容易滑动的小地毯、家具的锐角等；可申请家居照护人员到家来帮忙或陪伴老年人就医；安装瓦斯警报器、烟雾探测器、防干烧安全瓦斯炉等安全设备（详见老年居家护理）。

2. 中度痴呆老年人的照护

进入疾病中期以后，痴呆老年人逐渐从健忘进入到混乱的状态，相对于早期有截然不同的表现，这给照顾人员造成了很大的困扰。照护人员可以通过一些实用的方法来帮助老年人弥补认知上的缺陷。

（1）日常生活照顾：在安排规律生活作息方面，要注意以下几点：

1）穿衣：穿衣件数不宜多，衣服应按顺序摆放；衣服宜简单、宽松和合适，颜色应统一；避免纽扣过多，最好选用拉链设计；袜子成双放在一起，不易混穿；鞋子大小应合适，不宜穿系带鞋。选择样式时不宜与老年人发生争执，老年人出现错误时不要责备，否则会使老年人感到不安或焦虑，增加其异常行为。

2）如厕：如厕途中要有明显的引路标记，应经常强化老年人的记忆，帮助其认识标记。老年人病情进展，开始出现大小便失禁时，应根据老年人习惯的固定时间引导老年人按时去厕所。发生大小便失禁时不要责备老年人，记录发生时间，以避免再次发生。为避免夜间大小便失禁的发生，最好限制老年人晚上饮用咖啡饮品，带老人外出时应提前做好准备。

3）洗脸：照护痴呆老年人洗脸时，应从后面或旁边进行帮助，因面对面常会使老年人感到强迫而拒绝帮助或不合作。如老年人不肯刷牙，可用棉棒沾盐水擦洗牙齿，每日应检查义齿和牙槽是否吻合，餐后均需清洗义齿。

4）头发：痴呆老年人头发应剪短，以便于清洁。

5）指甲：痴呆老年人指甲应剪短，避免其伤人伤己。

6）洗澡：痴呆老年人洗澡时要有人陪伴，不能让其单独一人，应养成固定时间洗澡的习惯。不要使用泡沫多的洗浴用品，应尽量使用洗澡椅，以免滑倒。痴呆老年人拒绝洗澡或不能洗澡时，可分部进行清洗或行床上擦浴。

7）服药：痴呆老年人服药时必须有人陪伴，以帮助老年人将药物全部服下，以免其遗忘或错服。伴有抑郁症、幻觉和自杀倾向的老年人，照护人员一定要帮其将药物管理好，放到其拿不到的地方。老年人拒绝服药时要耐心劝说，吃下药后要让其张口，检查其是否全部咽下。可将药物拌在饭中让老年人吃下；卧床、吞咽困难的老年人可将药片研碎后溶于水中让其服下。

（2）饮食照护：痴呆老年人一日三餐应定时定量，每次的量及品种不要太多，三餐间可以加水果、酸奶或点心，切忌吃的过饱，应尽量保持老年人以往的饮食习惯，不要使用刀叉进食。吃饭时弄脏衣物，应不要责备老年人，应给老年人足够的时间进餐。食物要简单，可切成小块，应多给老年人吃一些容易咀嚼和清淡易消化的食物，软滑的食物较受欢迎，应避免同食固体及液体食物，以免发生窒息。每天应饮水 2000ml，应多吃水果蔬菜，补充维生素 C，多食含卵磷脂的食物，如蛋黄、大豆、芝麻、鱼类等。

老年人拒绝进食时，不要强迫老年人，不可大声呵斥老年人，更不可将食物用强制的手段喂给老年人，可以在转移其注意力后再试着让老年人进食。对少数食欲亢进、暴饮暴食的老年人，应适当限制其食量，可以将食物分成几份，一份一份地拿给老年人吃。

（3）沟通技巧：对于中度痴呆的老年人，建议采用以下沟通技巧：

1）针对不同情况的痴呆老年人，应选择不同的表达方式。谈话时使用的语调、语速、声音强度、流畅性及抑扬顿挫感，都会影响表达的效果。为了让老年人听明白，与其说话时的语速要慢，语气要委婉。

2）使用关怀性语言：如使用老年人常用的习惯性用语或乡音，照护人员应特别注意在老年人急躁、情绪激进时，说话音调要柔和，速度要缓慢。

3）避免忌讳性语言：应关注尊重痴呆老年人，不应旁若无人地议论他们，不能说伤害老年人自尊或诱发老年人自卑的话语，如不能说笨、傻等词语。

4）使用顺应性语言：老年人提出不合理要求时，先暂时答应，待老年人焦虑、恐惧心理好转时，再提出合理建议并劝解其接受。

5）采用转移性语言：老年人一开始就带着愤怒情绪拒绝照护人员的合理建议时，照护人员不能使用顺应性语言和等待的方式。此时，照护人员可以转移老年人的注意力，使其放弃坚持要做的事情。

6）使用简单、直接和正面性语言：与痴呆老年人的交流内容最好只需要老年人回答是或不是，避免让老年人做选择性的回答，以免造成其回答困难。

7）使用重复、分解性语言：一段略复杂的事，要分段讲解，给老年人足够的时间去思考和回答问题，必要时应给予提示，以减轻老年人的挫败感。

8）使用形象化语言：痴呆老年人的形象思维能力要好一些，语言加图片更易使其理解。

9）使用鼓励、赞赏、肯定性语言：可激发老年人的正面情绪，建立老人的自信心。

10）使用引导性语言：引导老年人谈论自己感兴趣的事情，诱发其语言连贯，以锻炼老年人的思维能力。

（4）居家环境：居家环境安排上要注意以下几点：

1）预防痴呆老年人误用药物及食用过期食物或其他异物：照顾人员应协助痴呆老年人用药，平时应给储放药物的器具上锁；清洁剂宜放在痴呆老年人拿不到的地方；应定期清除过期食物，饼干盒中的干燥剂也应预先清除。

2）预防火灾：关掉煤气总开关；煤气炉宜加盖，必要时厨房应上锁。

3）预防痴呆老年人跌倒：地板应防滑，避免使用小地毯；楼梯走道应明亮，颜色应对比鲜明；家具要固定，应将其尖锐角包起来；楼道、走廊、卫生间等应有扶手，门槛应打平，走道上不宜堆积杂物。

4）预防痴呆老年人走失：家中大门应加装较复杂的锁，并用画或窗帘加以遮盖，门上可加装风铃或感应式门铃。为老年人特别定制写有老年人一般信息及其子女联系方式的卡片，放置于老年人口袋中，防止老年人外出走失无法联系家人的情况发生。

3. 重度痴呆老年人的照护

重度痴呆老年人不仅认知功能严重退化，而且其行为能力也逐渐退化，其大部分的日常生活都需要他人的帮助，其语言表达也逐渐减少。

（1）日常生活照顾：晚期痴呆老年人各方面的能力都下降，如穿衣、进食、服药等都不能自己完成，移动困难，失去认知、理解和语言能力，最后只能卧床接受照护。长期卧床或大小便失禁，容易引发多种并发症，如泌尿系统感染、肺炎和压疮等，这些并发症是导致痴呆老年人死亡的主要原因。对病情较重的老年人，应给予全面细心的照护，应充分考虑其饮食营养、衣着冷暖和个人卫生，严防并发症的发生。

1）饮食护理：痴呆晚期老年人对进食过程也会忘记，喂饭时可轻压老年人舌头或嘴唇提醒老年人吞咽，喂饭一定要在其清醒时进行，应抬高床头或让老年人坐起喂饭，食物应切成小块，不要给黏性食物，不要汤与饭同喂，一次不要喂太多，速度也不可过快。

2）皮肤护理：预防压疮的发生，为老年人勤翻身、勤按摩、勤整理、勤更换衣被。不能活动的老年人可使用气垫床或海绵垫以达到整体减压的目的。还可在卧床老年人的髋关节、双膝关节之间、脚踝处垫软枕，其侧卧时后背可垫楔形背枕，以减轻压力。

3）口腔护理：每天早晚应用温盐水或漱口液为老年人清洁口腔。照护人员应洗净双手，让老年人侧卧面向自己，用镊子夹住湿度适宜的纱布，轻擦老年人牙齿的外面、内面、咬秴面、舌的上下及两颊，清洁后清点纱布，避免将纱布遗留在老年人的口腔中。

4）预防肺部感染：长期卧床的老年人易发生坠积性肺炎和吸入性肺炎，因此，应保持室内清洁，温湿度适宜，应保持老年人呼吸道通畅，避免受凉。定时为老年人翻身叩背，叩背应自下而上以利于痰液的排出，家庭还可自备电动吸痰器。如老年人出现发热、气急、气喘、呼吸困难等情况，应带老年人及时就医。

5) 防止关节畸形和肌肉萎缩：每天让卧床的老年人进行肢体关节的被动活动，保持肢体的正常功能位置，防止关节畸形和肌肉萎缩。

（2）沟通技巧：即使晚期痴呆老年人丧失语言功能，照护人员也应尊重老年人，应把痴呆老年人看作是情感完整和理智的人，关心和尊重老年人，在为痴呆老年人做任何操作或护理时，都应事先告知，以增加其安全感。痴呆老年人发脾气时，应以温和的口气安抚，利用其健忘的特性，稍后再做处理。多赞美痴呆老年人以增进其配合度、减少抗拒。传达信息时，应简单明了，最好少于十个字，可搭配肢体语言、图片或实物做辅助。说话的声调应温和、友善。

（3）居家环境：浴室内应安装扶手，附设防滑垫或地砖，应消除门槛高低差。应使用行动辅助用具，避免跌倒。为避免痴呆老年人下床时发生危险，可在其床边加装床栏杆、离床警示器或红外线感应器。痴呆老年人活动与休息的空间，应避免有令其不安的噪音干扰。墙壁和地面，应避免有令人眼花缭乱的图样。

（4）对症护理：包括对日落综合征患者、四处徘徊、情感障碍者的护理和安全方面的护理。

1) 日落综合征患者的护理：痴呆老年人的认知障碍会让其昼夜不分，使其白天睡觉、夜间不睡和吵闹。照护人员可在日间安排丰富多彩的活动，使老年人兴奋；增加日光照射，减少老年人日间午睡时间，可以改善老年人睡眠节律紊乱。睡觉前可以让老年人先上厕所，避免其半夜醒来上厕所而影响睡眠。

2) 四处徘徊者护理：应了解老年人的需求，如老年人因感到单调乏味而四处徘徊，则应增加老年人的体能活动；如老年人认为丢失东西而四处徘徊，则最好把老年人常用的物件放在明显的地方；如老年人因环境改变而四处徘徊，则最好有人陪同，直到老年人慢慢熟悉新环境。

3) 情感障碍者护理：照护人员要多接触老年人，要不断地把对老年人的爱心、关心的信息传递给老年人，只有通过与老年人的情感交流，与老年人建立信赖关系，老年人才会与照护人员合作。照护人员还应经常拉拉老年人的手，拍拍老年人的肩膀，与老年人谈话时握着老年人的手，还可适时地抚摸老年人，使其感受到照护人员时时在关爱他们。

4) 安全护理：照护人员要对痴呆老年人潜在的健康损害有所警觉，能及时发现老年人身体或心理方面出现的异常，以保证老年人的安全，尽量减少对老年人身体的约束。主要应针对老年人居住环境进行评估，保证痴呆老年人居住环境的安全；居住环境的设施应方便老年人使用，可减少意外伤害事件发生。对于痴呆老年人的服药安全，应防止老年人积存药物，错服、误服和漏服药物等情况发生，药物宜妥善保存。老年人洗澡、进食时，洗澡水的温度及食物的温度应适宜，避免烫伤等意外事件发生。不要让痴呆老年人独自使用煤气和热水器等电器，以免发生爆炸或火灾等意外。生活中危险的道具及物品应放置在老年人拿不到的地方，妥善管理。为防止老年人外出走失、迷路，应为老年人制作安全卡片放于老年人的口袋内，卡片上应有老年人的姓名和其子女的联系电话等信息。

第四节　谵　妄

一、概述

（一）概念

谵妄是一种以兴奋性增高为主的高级神经中枢急性活动失调状态，是患者在意识清晰度降低的同时，表现有定向力障碍，包括时间、地点、人物定向力及自身认知障碍，并产生大量的幻觉、错觉。幻觉以幻视多见，内容多为生动、逼真而鲜明的形象。谵妄并不是一种疾病，而是由多种原因导致的临床综合征。

（二）危险因素

1. 高危因素

高龄；痴呆、脑器质性损伤或中风史、抑郁状态；并存多种基础疾病且病情严重；视力或听力等感觉障碍，或活动不便；酗酒或长期应用抗精神作用药物等。

2. 诱发因素

任何体内外环境的改变均可促使谵妄的发生，常是多种诱因共同作用的结果，如任何新添加或调整剂量的药物、非处方药和酒精，脱水、电解质紊乱和甲状腺功能异常，酒精和催眠药戒断，疼痛控制不满意，泌尿系统或呼吸道等感染，视力或听力障碍而又未佩戴眼镜或助听器，感染、出血、中风或肿瘤等颅内病灶（在出现新的局灶性神经系统表现时要考虑），尿潴留和粪便嵌塞，心肌梗死、心律失常、慢性肺部疾病加重和缺氧等心肺疾病。另外，长时间睡眠剥夺、情感应激、制动或物理性束缚、留置导尿管等均可促使谵妄的发生。要逐一排除诱发谵妄的因素。

二、长期照护

（一）安全护理

1. 可将出现谵妄的老年人安置在易于观察的床位，清除一切危险物品，移开床架和床头柜至安全距离，以避免老年人碰伤。

2. 照护人员检查房间内门锁的情况，以避免出现谵妄的老年人走失。

3. 为老年人创造一个舒适、熟悉的生活环境，帮助其建立规律的生活习惯。

4. 出现谵妄的老年人睡眠倒错时，应减少其白天卧床睡眠时间，睡前应避免与其交谈，睡前饮热牛奶或服用适量的药物可协助其睡眠。

（二）有精神行为症状者的护理

1. 有摸索行为的谵妄老年人，可将其腰带固定在椅子上，让其手上捧着一个洋娃娃或一样熟悉而耐摔的物品，减少其因摸索动作而发生跌倒和骚扰其他老年人的情况的发生。

2. 行为紊乱，脱衣露体者，应尽量保护其隐私，及时为其穿上衣服，必要时给予保护性约束。对大声叫骂的老年人，不要对其谩骂的内容在意或辩解，否则会刺激谵妄的老年人产生更为过激的行为。

3. 出现视错觉和视幻觉者，应尽快阻断其思维的过程，可握持老年人的双手，平静地呼唤老年人的名字，将照护人员的关怀传递给老年人，并转移老年人的注意力。

4. 谵妄老年人情绪不稳或易激惹时，应避免谈论可引起其激惹的话题，尽量讲述能让老年人愉快的事情，并让其离开相应的环境，避免其情绪激化。以上方法无效时，应带老年人就医，寻求专业医生的指导，给予药物干预。

5. 出现攻击行为者，应及时采取适当、短时的保护性约束措施，以防止老年人做出伤害自己或他人的行为。

（三）生活护理

1. 饮食护理

应给予营养丰富、清淡、易消化的食物；对拒食、少食的老年人，可挑选其喜爱的食物进行劝食和喂食，必要时就医，酌情给予鼻饲营养液或静脉输液，以保证其身体的正常需要量。对于吞咽不良、吞咽困难或有意识障碍的老年人，应预先留置鼻饲管，不可强行喂食，以防止其将食物含在嘴里而引起吸入性肺炎或窒息。注意保证老年人的进水量，照护人员应定时定量给老年人喂水或鼻饲。

2. 大小便护理

老年人出现大小便控制不好或大小便失禁时，要及时清洁和为其更换衣物，协助其培养定时排便的习惯，定时给予便器提醒其排便，以便其形成定时排便的意识。

3. 口腔、皮肤护理

保持老年人的仪容整洁，为老年人做好洗脸、洗脚、清洁口腔、修剪指（趾）甲、剃胡须和擦浴的工作，天气寒冷干燥时，为其外涂润肤露用以保护皮肤。卧床老年人，应加强翻身，每 2 小时为其翻 1 次身，并应经常检查老年人身上皮肤受压情况，可加用翻身枕和预防压疮的气垫床，以防止压疮的发生。

（四）心理护理

1. 稳定老年人的情绪

与情绪不稳、冲动的老年人接触时，要有耐心、冷静、平等、尊重老年人，并及时给予引导。对易激惹者要加强巡视，避免与其发生正面冲突。

2. 减少病室内噪音的产生

应在集中的时间完成对老年人的照护工作，减少对老年人的干扰和刺激。夜间灯光要柔和，应尽量使用地灯照明，以减少对老年人视听觉的刺激。

3. 沟通的技巧

使用老年人常用的称呼可增加亲切感，如某某教授或老爷子等。与老年人沟通时，要面对面地与老年人说话，每次只传递一个问题，注意语言要清晰、节奏要慢、话语要短、用词要简单，必要时给予重复，避免使用抽象的语言。与老年人沟通的内容应该是其熟悉或感兴趣的，如其爱好或职业内容。与老年人沟通时，应尽可能地保持手部在其视线范围内，避免使用手势或手部快速运动，以减少可能引起老年人误解为挑衅而使其出现突发攻击的行为。

4. 提高认知功能

房间内摆放老年人熟悉的家人照片、时钟和日历，播放其熟悉的音乐。交谈时，注意考虑季节和地点。

（五）特殊护理

对于躯体合并其他疾病的老年人，应密切观察其病情变化，必要时应及时就医。

1. 定时检测老年人的生命体征、意识和瞳孔的变化，可给予其家庭吸氧、吸痰等。

2. 高热老年人应给予物理降温或遵医嘱给予药物降温，注意观察其体温下降的速度，切勿降温太快而导致虚脱。

3. 观察老年人的皮肤弹性和尿量变化，及时发现脱水和电解质紊乱的征兆。

第五节　晕　　厥

一、概述

（一）概念

老年人晕厥是各种原因导致的一过性全脑低灌注、进而突发短暂性意识丧失并伴全身肌肉无力和姿势张力丧失的一种老年综合征。晕厥是老年人常见的急症，常常无先兆而突然发生，在老年人的发病率为6%，70岁以上的老年人高发。晕厥是引起老年人跌倒的常见原因，有较高的致残率和致死率。因此，做好老年人晕厥的长期照护工作具有重要意义，其一方面可以减少晕厥的发生和减轻晕厥所带来的意外伤害，另一方面还可以避免造成老年人严重的心理或社会障碍。

（二）原因

1. 血管迷走神经性晕厥

血管迷走神经性晕厥最为常见，约占晕厥总患者数的66.6%。此类晕厥多与焦虑、恐惧、疼痛和创伤等因素有关。晕厥前常伴有头晕、恶心、呕吐、出汗和腹痛等前驱症状。

2. 心源性晕厥

是指心脏疾病所引起的晕厥，占晕厥总患者数的14.7%。此类晕厥无前驱症状，可伴有发绀和呼吸困难，一般老年人都有心脏病史。

3. 脑源性晕厥

是指供血于脑部的血管发生一时性和广泛性的缺血所出现的晕厥，占晕厥总患者数的3.6%，最常见的病因是与高血压和动脉硬化相关的缺血性脑病。在意识丧失前常伴有头晕、眩晕、恶心、呕吐、面色苍白、出汗、视物模糊、神志恍惚、耳鸣和全身无力等症状。

4. 直立性低血压性晕厥

此类晕厥在老年人中较为常见，通常出现在体位改变时。发作时无先驱症状，表现为突然出现的晕厥伴面色苍白、脉搏细弱和血压下降，平卧后症状可迅速缓解。多见于体质虚弱、脱水、血容量不足和空腹的老年人。

5. 其他

神经和代谢紊乱性疾病，如糖尿病性低血糖，早期表现为乏力、面色潮红、出汗、有饥饿感，进而出现意识不清和晕厥，其血糖可低于正常。

二、长期照护

（一）晕厥发生时的处理

1. 照护人员应立即使老年人处于平卧位，抬高其下肢，解开其衣领，保持其呼吸道畅通。

2. 阻止无关人员围观，以保持周围空气流通。

3. 密切观察老年人的脉搏、呼吸、神志和面色等情况，及时拨打急救电话，配合急救人员对老年人进行救治。

（二）心理指导

晕厥的发生与心理因素有密切的关系，主要是紧张和恐惧心理。尤其是有晕厥史的老年人，因害怕再次发生晕厥，而缺乏完成日常生活活动的自信。照护人员应对老年人有针对性地进行心理干预，应关心体贴老年人，协助老年人参加力所能及的日常生活活动和社会活动，应鼓励老年人多与他人交流；转移老年人的注意力，使其保持良好的心态；提高老年人的自信心，消除或减轻其不良情绪。

（三）针对不同原因的晕厥给予相应的指导

1. 血管迷走神经性晕厥

精神紧张、体弱、对疼痛过度敏感的老年人，容易发生血管迷走神经性晕厥。照护人员应了解老年人的晕厥史，帮助其分析晕厥的危险因素，掌握其发病规律，告知老年人晕厥发生时的前驱症状和应急处理方法，指导老年人感觉不适时，应立即停止活动或卧床休息，向他人呼救或拨打急救电话，然后再做进一步处理。

2. 心源性晕厥

照护人员应向老年人及其知情者了解病史，熟悉病情，消除诱发晕厥的危险因素，指导老年人积极治疗心脏疾病。当老年人出现不适症状时应立即取平卧位，减少活动，做好心理安慰，消除老年人的思想顾虑。

3. 脑源性晕厥

照护人员应提醒老年高血压患者遵医嘱按时服用降压药，不得随意停药或换药。积极治疗颈椎病，不要做快速转头的动作。如有头晕或头痛等症状时，立即停止活动或卧床休息。

4. 直立性低血压性晕厥

照护人员应了解老年人的病史，给老年人更换体位时勿过急、过猛，日常活动如散步、上厕所、洗澡等应随时有人陪伴。夜间睡眠时应适当抬高头部，从床上或椅子上起立时应注意动作缓慢，避免长时间站立，可以穿弹力袜以增加静脉回流。有异常情况发生时及时处理或就医，以减少晕厥的发生。

5. 低血糖性晕厥

有低血糖病史者，尽量避免长时间空腹进行活动，以防止晕厥的发生。若有症状立即平卧休息，可口服糖水或含糖食物。

（四）健康指导

1. 照护人员应向老年人详细讲解晕厥发病的原因、危害、处理方法及预防措施，提高老年人自我防护意识。

2. 指导老年人保持良好的心态，消除或减轻紧张、焦虑、恐惧和抑郁等不良情绪。避免过度劳累、饥饿、虚弱、消瘦和疼痛等危险因素的存在。

3. 指导老年人外出时随身携带健康卡，卡上写明老年人的姓名、年龄、家庭住址、联系方式、疾病名称、所服药物等信息，一旦发生意外情况，便于其他人员施救。

4. 指导老年人积极治疗原发疾病，定期到医院复查。如有任何不适及时拨打急救电话送医院救治，避免或减少晕厥的发生。

第六节　帕金森综合征

一、概述

（一）概念

帕金森病又称特发性帕金森病，简称 Parkinson 病，也称为震颤麻痹，是中老年人常见的神经系统变性疾病，也是中老年人最常见的锥体外系疾病。该病的主要临床特点：静止性震颤、动作迟缓及减少、肌张力增高、姿势不稳等为主要特征。帕金森综合征即震颤麻痹综合征，主要由脑动脉硬化，多发性脑梗死，长期应用抗精神病药物，感染，中毒等多种原因所致的以运动减少、肌张力增高、静止性震颤为主要临床表现的锥体外系疾病。本病起病缓慢，逐渐进展。

（二）帕金森综合征的临床症状

1. 震颤

表现为缓慢节律性震颤，多自一侧上肢远端开始，逐渐扩展到同侧下肢及对侧上下肢。下颌、口唇、舌及头部一般均最后受累。上肢的震颤常比下肢重。手指的节律性震颤形成所谓"搓丸样动作"。在本病早期，震颤仅于肢体处于静止状态时出现，做随意运动时可减轻或暂时停止，情绪激动时加重，睡眠时完全停止。强烈的意志和主观努力可暂时抑制震颤，但过后有加剧趋势。

2. 肌强直

以颈肌、肘关节、腕关节、肩关节、膝关节、踝关节活动时肌强直最显著。肌肉强直使老年人出现特殊姿势，头部前倾，躯干俯屈，上臂内收，肘关节屈曲，腕关节伸直，手指内收，拇指对掌，指间关节伸直，髋关节、膝关节均略为弯曲。随着疾病进展，这些姿势障碍逐渐加重。严重者腰部前弯几乎可成直角；头部前倾严重时，下颌几乎可触胸。肌强直严重者可引起肢体的疼痛。

3. 运动障碍（不能运动或运动减少）

（1）运动启动困难和速度减慢：日常生活不能自理，坐下后不能起立，卧床时不能自行翻身，解系鞋带和纽扣、穿脱鞋袜或裤子、剃须、洗脸及刷牙等动作都有困难。

（2）多样性运动缺陷：表情缺乏、眨眼少、"面具脸"为特有面貌，严重者构音、咀嚼、吞咽困难，大量流涎是由口、舌、腭及咽部等肌肉运动障碍所引起，而唾液分泌并无增加，步行中上肢伴随动作减少、消失。

（3）运动变换困难：从一种运动状态转换为另一种运动状态困难，出现运动中止或重复。如行走中不能敬礼、回答问题时不能扣纽扣、系鞋带等精细动作困难，连续轮替动作常有停顿，患者上肢不能做精细动作，书写困难，所写的字弯曲不正，越写越小，称为"写字过小症"等。

4. 姿势保持与平衡障碍

起步困难、步行慢、前冲步态、步距小。行走时，起步困难，但一迈步后，即以极小的步伐向前冲去，越走越快，不能即时停步或转弯，称慌张步态。转弯困难，因躯干僵硬加上平衡障碍，故当老年人企图转弯时，采取连续小步使躯干和头部一起转向，由于姿势反射调节障碍，老年人行走常发生不稳、跌倒，尤其在转弯，上下楼梯时更易发生，立位时轻推（拉）老年人有明显不稳。因平衡与姿势调节障碍老年人头前屈、前倾，躯干前屈、屈膝、屈肘，双手置于躯干前，手指弯曲，构成本病特有的姿态。

5. 其他

患者可出现顽固性便秘、大量出汗、唾液、皮脂腺等分泌增多等。少数患者可有排尿不畅。也可有言语障碍，语音变低，发音呈爆发性，咬音不准，使旁人难于听懂。部分患者有认知障碍。晚期可有痴呆、抑郁症。

二、长期照护

（一）生活护理

帕金森综合征的老年人由于肌肉强直、运动迟缓、姿势步态的异常，在日常生活中带来诸多不便，需要给予更多的指导和帮助。

1. 指导其穿容易穿脱的拉链衣服及开襟在前、柔软宽松的棉质衣服。拉链与纽扣可用尼龙粘链代替。尽量穿不用系鞋带的软底鞋子。穿、脱衣服困难时，可给予协助和帮助。

2. 洗浴时在浴盆内或淋浴池地板上铺防滑垫，可在浴盆内放置一把矮凳，以便让老年人坐着淋浴。刮胡子使用电动剃须刀，刷牙杯以纸杯或塑料杯为宜。

3. 不要催老年人快吃快喝。喝冷饮可选用有弹性的塑料吸管，喝热饮用有宽把手、且质轻的杯子。进餐时在碗或盘子下放防滑垫。用餐时动作要缓慢，防止呛咳、误吸或烫伤，无法进食者应帮助其进食。选择餐具时最好选用金属餐具。

4. 严密观察病情，监测生命体征，做好各种护理记录。保持皮肤清洁，勤换被褥，衣服，勤洗澡，对于长期卧床老年人应协助床上擦浴，每天1~2次。卧床老年人使用气垫床，保持床单位清洁干燥，定时翻身、拍背，对于晚期帕金森综合征老年人，应加强皮肤护理，被动活动肢体，防止压疮及坠积性肺炎的发生。同时应加强肌肉关节按摩，防止和延缓骨关节的并发症。保持病室的整洁、通风，温湿度适宜。注意增、减衣物，以免受凉、感冒，加重病情。对生活不能自理的老年人，应主动帮助擦净口水，做好口腔护理。

5. 加强巡视，严格交接班，主动了解患者需要，及时给予帮助；对于下肢行动不便者、起坐困难者，应配备高位坐厕、高脚椅、手杖等，床边置有护栏、室内或走廊设置扶手等必要的辅助设施，呼叫器置于老年人床边，生活用品如水杯、纸巾、毛巾、便器等固定放置于患者伸手可及处，方便拿取。

6. 鼓励老年人增加身体活动，由于步态不稳，注意活动时加强安全防护，保证其生活环境中无障碍物，地面及厕所要防滑，走路时持拐杖助行，外出活动或沐浴时应有专人陪护，避免跌倒等危险的发生，夜间大小便避免下床，以防意外发生。

（二）饮食护理

1. 饮食治疗是帕金森综合征的辅助治疗方法之一，目的在于维持老年人较佳的营养和身体状况，并通过调整饮食，使药物治疗达到更好的效果。

2. 饮食上应给予高热量、高维生素、低盐低脂、适量优质蛋白的易消化饮食。适当给予蛋、奶、鱼、肉等食品，保证蛋白质的供应，但蛋白质不可过量，每日需要量为0.8~1.2g/kg，因为蛋白质可降低左旋多巴的疗效。如有发热、压疮等情况应增加蛋白质的供给量。应结合老年人实际情况，饮食喜好，来注意饮食的配比结构，副食、荤素以及品种的搭配。多食含酪氨酸的食物如瓜子、杏仁、芝麻、脱脂牛奶等可促进脑内多巴胺的合成，适当控制脂肪的摄入。

3. 由于本病合并自主神经功能紊乱，同时老年人消化功能多有减退，胃肠蠕动乏力、痉挛，容易出现便秘等症状，加之肌张力增加，能量消耗增加，应指导老年人均衡饮食，不偏食，细嚼慢咽，食物品种应多样化，多食富含纤维素和易消化的食物，多吃新鲜蔬菜、水果，摄入充足的水分，促进肠蠕动，保持大便通畅，防止便秘。

4. 进食宜少量多餐，忌食过冷、过热的食物，进食时应提供隐蔽的环境，进食、饮水尽量保持坐位。选择合适的食物种类、形态、数量及进食方式、速度等。对咀嚼、吞咽功能障碍者，进食时以坐位为宜，应选择易咀嚼、易吞咽、高营养、高纤维素的食物。指导老年人进餐前回想吞咽步骤，进餐时嘱其将口腔多余的唾液咽下，咀嚼时用舌头四处移动食物，一次进食要少，并缓慢进食，进餐后喝水，将残存食物咽下，防止吸入性肺炎。对于疾病晚期，吞咽困难、饮水呛咳的老年人给予鼻饲饮食，少量多餐，并做好口腔护理。

5. 对于伴有糖尿病的老年人，应给予糖尿病饮食；伴有冠心病及高血压的老年人，以高糖、高维生素，适量蛋白质饮食为宜，应限制动物脂肪和食盐的摄入。

（三）用药护理

1. 告知老年人本病需要长期或终身服药治疗，使其了解常用药物的种类、用法、服药注意事项等。

2. 指导老年人定时坚持服药，不能擅自加减药或停药。应按时给药，正确指导老年人服药，注意用药剂量、时间。使用左旋多巴制剂等药物治疗时往往有"开关"现象和"剂末"现象，常引起胃肠道的不适，多数老年人会有恶心、呕吐、厌食、食欲缺乏及多动、嗜睡等反应，苯海索（安坦）的服用常引起口干、无汗、排尿不畅等反应，金刚烷胺可引起头痛、幻觉、精神错乱，剂量大时甚至会发生抽搐，所以老年人不可自行随意加量、减量或停服、漏服，以免影响疗效和加重病情。

3. 密切观察老年人肌强直、震颤及运动功能改善的程度，同时注意观察药物的疗效、副作用、出现副作用的时间和症状等，以便更好地制订相应的护理措施，其次对调整老年人的用药也有参考价值。还应定期复查心电图、肝肾功能、血清电解质等。

（四）症状护理

1. 对严重肌强直、震颤及行动不利者，应做适当按摩及运动锻炼，并应预防并发症，如肺炎、跌伤、烫伤等，急性期在生活上应给予协助，指导老年人自我保护，防止老年人单独外出活动。

2. 对流涎、呛咳者，指导其应缓慢进食半流质食物，必要时插鼻饲管。

3. 患病后老年人情绪消沉，失去信心，记忆力下降，特别是近期记忆力包括语言记忆、视觉障碍，除配合用药外，还应引导老年人多说、多看、多听、多练，并适当参加锻炼。

（五）康复护理

1. 早期进行康复锻炼，鼓励老年人多活动，多做手指和腿部的运动，可防止肌强直，生活尽量自理，以锻炼未侵犯脏器的功能，预防继发性功能低下。对长期卧床的老年人，要适当做深呼吸，并协助更换卧位，每4~6小时叩背1次，防止肺部感染的发生。

2. 早期症状轻者指导其主动进行肢体功能锻炼及四肢各关节做最大范围的屈伸、旋转等活动，以预防肢体挛缩、关节固定、强直的发生，如可进行坐下、起立、翻身、转动颈部、关节屈伸等功能训练，鼓励其参与各种形式的活动，如散步、打太极拳、握健身球、按摩、写字、读报、整理家务等，活动时不宜急躁，活动时间每次不宜超过45分钟。症状重者，可协助各肢体功能的锻炼，如做肌肉、关节的按摩等，同时根据病情的发展、转归做一些康复理疗，有利于促进机体的血液循环和疾病的好转。

3. 加强姿势步态训练，行走时身体要直立，双眼平视，上下肢体保持协调。迈步时尽量保持身体平衡，脚步迈稳，有意识地摆动上肢，以加大步幅。

（六）心理护理

1. 由于运动功能障碍，生活不能完全自理，疾病预后差，对社会及家庭造成负担，老年人易产生恐惧心理，尤其是治疗效果不明显时，老年人易产生消极、悲观情绪，而对治疗失去信心，不愿与人交往，不愿意配合治疗护理等，此时应做好和家属沟通工作，积极支持老年人，在心理上给予最大安慰。要关心、体谅老年人，最大限度地满足老年人的需求，使其感觉到社会和家庭的温暖。与老年人建立良好的护患关系，多进行安慰解释，使他们全身心放松，愉快地接受治疗，增强对疾病治愈的信心。

2. 个别老年人还会产生自杀念头，常无明显诱因处于隐袭发展中，往往被忽视，故应引起重视，针对这些情况，医护及家属应密切配合，关心老年人，耐心细致地做思想工作，诚恳热情地介绍疾病的基本情况，治疗原则和护理要点，并强调只要治疗护理恰当，这种疾病仍可取得良好疗效，多数能够达到生活自理甚至能恢复较轻工作，从而消除老年人的悲观情绪，增强战胜疾病的信心。

3. 伴有"面具脸"、"搓丸样"动作和慌张步态等症状时，常常会引起老年人自卑心理，使其不愿与人多交谈，此时应主动与其交谈，讲解有关疾病方面的知识，增强他们的信心。对表情淡漠、情绪低落、反应迟钝、自制力差、无自信心、悲观厌世，有的表现为情绪焦虑、多疑猜忌、固执、恐惧、恼怒等的老年人，在护理工作中要多巡视病房，加强安全防护，做好各项生活护理。主动询问病情，了解老年人的思想动态，耐心倾听，积极解决老年人提出的各种困难，在生活上给予更多的关心，鼓励老年人表达自己的感受，及时制订预防措施，防止发生意外。

4. 通过对家属的心理指导和沟通，让家属了解疾病的临床表现，可以更好的理解、关心老年人，在精神上给予支持，生活上给予关心和帮助，使家属正确接纳老年人，主动为老年人营造和谐、温馨的家庭氛围，及时帮助老年人缓解不良情绪，让老年人拥有良好的情绪，树立自信，提高生活质量。

第七节 疼 痛

一、概述

（一）概念

疼痛（pain）作为一个生理性概念，是指由体外或体内的伤害性或潜在伤害性刺激所引起的主观体验，并伴随躯体运动反应、自主神经反应和情绪反应等，是一种不愉快的感觉和情感体验，或用与此类损伤有关的词汇来描述的主诉症状。疼痛是一种复杂的生理心理活动，它包括两个部分：一个是伤害性刺激作用于机体所引起的痛觉；另一个是个体对伤害性刺激的痛反应，并伴随有较强烈的情绪色彩，表现为一系列的躯体运动性反应和自主内脏性反应。

疼痛护理是疼痛诊疗专业的重要组成，在疼痛诊疗中具有独特的作用。近几年来，疼痛护理越来越被重视和关注，疼痛已被作为"第五生命体征"来评估与处理。药物治疗是疼痛治疗的最基本、最常用的方法。95%以上的急性疼痛老年人、80%～85%的癌痛老年人和50%～60%以上的慢性疼痛老年人，通过药物治疗可以有效地控制疼痛。

（二）特点

1. 老年人常多病共存，其中任何一种疾病都可以解释老年人的症状。

2. 老年人反应不敏感，而且他们的精神因素也起很大的作用。所以，他们有时会较少地诉说疼痛感觉和影响疼痛的因素。

3. 有些疾病的隐匿性可延误诊治，如风湿性多肌痛，不典型的心绞痛。

4. 老年人的疼痛由不可治愈性疾病引起的较为多见，如晚期癌症。

（三）影响因素

1. 主观因素

（1）人格因素：一般认为性格内向型者对疼痛的耐受性大于性格外向型者。

（2）注意力的集中与分散转移：实验表明疼痛冲动可因其他刺激而改变或减弱。

（3）情绪的影响：情绪与痛阈的关系研究表明，焦虑不安使痛阈降低，烦躁可使痛阈增强。

（4）精神异常：精神分裂症、神经官能症、抑郁症常伴有疼痛症状。

2. 客观因素

（1）环境的变化影响：昼夜不同的时间内，夜间疼痛可加重。充满噪音的环境可影响老年人疼痛的感觉与反应。

（2）社会文化：教育程度与文化水平不同者，对疼痛的感受性和反应性也不同。

（3）年龄：随年龄增长，老年人对疼痛的耐受性、反应性降低。

（4）暗示作用：暗示、催眠或采用安慰药与精神安慰法可产生镇痛效果。

二、长期照护

（一）评估

评估是疼痛处理关键的第一步，评估不仅可以识别疼痛的存在，还有助于疼痛治疗效果的评价。

1. 评估内容

（1）疼痛的部位：了解疼痛发生在身体哪些部位，定位是否明确而固定，是局限性疼痛，还是逐渐或突然扩大到某一范围。如有多处疼痛应了解是否同时发生，是否对称，它们之间有无联系。

（2）疼痛的时间：疼痛是间歇性还是持续性的，持续多长时间，有无周期性或规律性，几小时、几天直至6个月以内可缓解的疼痛为急性疼痛；持续6个月以上的疼痛为慢性疼痛。

（3）疼痛的性质：可分为刺痛、触痛、灼痛、钝痛、锐痛、胀痛、酸痛、绞痛、剧痛、隐痛、压痛等。

（4）疼痛的程度：世界卫生组织（WHO）将疼痛划分成以下5种程度：0度：不痛；Ⅰ度：轻度痛，可不用药的间歇痛；Ⅱ度：中度痛，影响休息的持续痛，需用镇痛药；Ⅲ度：重度痛，非用药不能缓解的持续痛；Ⅳ度：严重痛，持续的痛伴血压、脉搏等的变化。

（5）疼痛的表达方式：个体差异决定了对疼痛的表达方式。儿童常用哭泣、面部表情和身体动作表达，成人多用语言描述（或表现为保护性体位），四肢受外伤的老年人一般不愿意移动他们的身体。

（6）影响疼痛的因素：了解哪些因素可以引起、加重或减轻疼痛，如温度、运动、姿势等。

（7）疼痛对老年人的影响：疼痛时是否伴有头晕、发热、呕吐、便秘、虚脱等症状；是否影响食欲、睡眠、活动等；是否出现愤怒、抑郁等情绪改变。

2. 评估方法

（1）询问病史：主动关心老年人，取得老年人的信任，认真听取老年人的主诉，了解老年人以往疼痛的规律以及使用镇痛药的情况。

（2）观察和体格检查：注意观察老年人疼痛时的生理、行为和情绪反应，检查疼痛部位。评估老年人疼痛时发出的声音，如呻吟、喘息、尖叫、哭泣等。评估音调的高低、快慢、节律、时间，从音调的变化中可反映出疼痛老年人的疼痛程度。

（3）阅读和回顾既往病史：以往疼痛的规律以及使用镇痛药物的情况。

（4）使用疼痛评估工具：疼痛有很多等级，需要进行细致地评估，不同等级的疼痛对人的生理和心理影响不同。

1）数字疼痛分级法：数字分级法就是将疼痛的程度用数字0～10来代表，其中0是表示没有疼痛，而10则表示剧烈疼痛。该方法是通过询问老年人，通过老年人自己描述，选择出一个代表自身疼痛程度的数字。具体从0～10的划分为：0为没有疼痛，从1～3为轻度疼痛，从4～6为中度疼痛，从7～10为重度疼痛，该数字分级法是国际通用的（图6-8）。

2）言语描述法：言语描述法就是根据老年人的诉说，将老年人的疼痛程度分为4个等级：0、Ⅰ、Ⅱ、Ⅲ级。0级是指没有任何疼痛；Ⅰ级是指轻度疼痛，即该疼痛是可以忍受的，可以正常生活，同时对睡眠没有任何的干扰；Ⅱ级是指中度疼痛，即该疼痛明显，已经不能忍受，要服用镇痛的药物，同时该疼痛下睡眠会受到干扰；Ⅲ级是指重度疼痛，该疼痛已经是非常剧烈，无法忍受，需要服用镇痛药物，该疼痛下睡眠已经开始受到严重的干扰，并且有自主神经紊乱或被动体位等现象。

3）视觉模拟疼痛量表（visual analogue scale，VAS）：使用一条长约10cm的游动标尺，一面标有10个刻度，两端分别为"0"分端和"10"分端，"0"分代表无痛，"10"分代表难以忍受的最剧烈的疼痛。使用时将有刻度的一面背向患者，让患者在直尺上标出能代表自己疼痛程度的相应位置，评估者根据患者标出的位置为其评出分数，临床评定以"0~2"分为"优"，"3~5"分为"良"，"6~8"分为"可"，">8"分为"差"。此法适用于无意识障碍、语言表达正常的患者。该量表的最大优点是操作简单，易于理解；但有的患者不适用，如手术后疼痛，不能完全理解该量表意义的患者。

4）Wong-Banker面部表情量表法：Wong-Banker面部表情量表法是一种采用人脸来进行识别，以此来判断疼痛感受程度的办法。老年人根据自己的疼痛程度来选择各种表情，不能简单地用快乐和悲伤表示，而是要老年人根据自己的感受来选择不同的表情。该方法已经在老年人疼痛强度评估中逐渐被应用（图6-9）。

| 0 | 1 | 2 | 3 | 4 | 5 | 6 | 7 | 8 | 9 | 10 |

无痛　　　　　　　　　　　　　　　　　　　　剧痛

图6-8 数字疼痛分级法

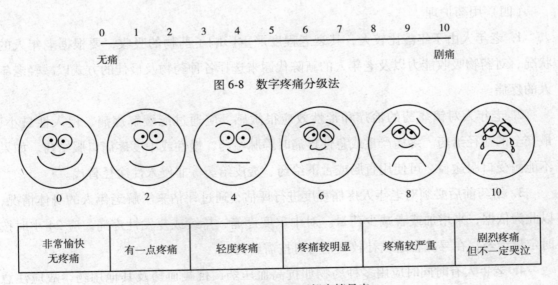

| 非常愉快
无疼痛 | 有一点疼痛 | 轻度疼痛 | 疼痛较明显 | 疼痛较严重 | 剧烈疼痛
但不一定哭泣 |

图6-9 Wong-Banker面部表情量表

（二）缓解或解除疼痛

1. 减少或消除引起疼痛的原因，避免引起疼痛的诱因。

2. 药物镇痛

要严格掌握用药的时间和剂量，掌握老年人疼痛发作的规律。对慢性疼痛的老年人，最好在疼痛发生前给药，这比疼痛发生后给药效果好、用药剂量小；不要在疼痛很剧烈时再用药，剧痛时用药剂量大；对于手术老年人，静脉给药疗效最佳，可采用老年人自控器（PCA），控制药物的输入。对癌症老年人疼痛的处理，目前临床普遍推行WHO 的三阶梯疗法，给药 20~30 分钟后需评估并记录镇痛药物的效果及副作用。

3. 物理镇痛

应用冷、热疗法，如冰袋、冷水浸泡、冷湿敷或热湿敷、温水浴、热水袋、按摩等物理镇痛措施。

（三）促进舒适

1. 减轻对老年人的刺激，置老年人于舒适的体位，为老年人创造一个安静、清洁、光线充足、室温适中、空气新鲜的良好的环境，可提高痛阈，减轻疼痛。

2. 帮助老年人活动、改变姿势、变换体位；给老年人放好枕头和毯子，确保老年人所需的每一样东西都能伸手可及。

3. 老年人所需的护理活动安排在药物显效时限内，在各项护理前，给予清楚、准确的解释，都能减轻老年人的焦虑，使其身心舒适，从而有利于减轻疼痛。

（四）用药护理

1. 老年人由于年龄比较大，其衰老程度严重影响了药物的吸收，要根据老年人的状况、对药物吸收能力以及老年人的新陈代谢来选择各种药物及最佳的方式以减轻老年人的疼痛。

2. 老年人对镇痛药的治疗和毒性效应很敏感。应通过能缓解疼痛、侵入性最小、最安全的途径给药。疼痛严重或急性疼痛时静脉给药，慢性或中度疼痛口服给药。如果不能耐受口服途径，可使用直肠或舌下给药、透皮给药等非侵入性途径替代。

3. 给药前后必须对老年人疼痛程度进行评估，通过评估来了解老年人的身体情况，以此为依据，来增加或者减少药量。对中重度疼痛、持续或复发性疼痛，应 24 小时按时定量给药，在寻找合适或补救剂量时可按需给药。

4. 老年人有时同时应用多种药物如抗高血压药，抗凝血药及其他用药，故应注意镇痛药与其他药物可能发生的协同作用与相互作用，谨慎其用量，以此来减少药物副作用的发生。

5. 老年人由于机体功能的改变，使其对麻醉性镇痛药的敏感性增强，毒副作用如呼吸抑制、咳嗽反射抑制、意识障碍、便秘等，较青年人更容易发生，服用较小剂量即可发生上述副作用。因此，老年人应用麻醉性镇痛药应注意剂量递减，妥善安排用药时间以求达到持续稳定的镇痛效果，避免痛后给药，以防老年人焦虑和增加用药量。

6. 老年人的用药安全范围明显缩小，配伍使用非甾体类抗炎药可减少麻醉性镇痛药的用量，并可减少其副作用，但易诱发中毒反应，故在两药联合应用时应注意药物治疗剂量与中毒剂量的安全范围。

7. 老年人慢性疼痛时容易伴有抑郁症和痴呆，程度严重者可妨碍他们准确描述疼痛的部位和程度。因此，在制订药物治疗方案时应考虑此因素。

8. 阿片类药物的副作用及预防措施

（1）便秘：几乎所有使用阿片类镇痛药的老年人均有便秘，且不能耐受，缓解便秘有助于减轻老年人的恶心、呕吐症状。临床上处理便秘比控制疼痛更加困难，因此，在开始使用阿片类镇痛药时，应制订一个有规律的通便方案，包括使用缓泻剂和大便松软剂，如番泻叶、麻仁润肠丸、通便灵等。晨起可使用栓剂帮助排便。鼓励老年人多饮水，多食含纤维素的食物，注意调整老年人的饮食结构以及改变给药途径。

（2）呼吸抑制：是使用阿片类镇痛药过程中潜在的最严重的不良反应。通常发生于第一次使用阿片类药物且剂量过大同时伴有中枢神经系统抑制的老年人。随着反复用药，这种并发症发生的危险性逐渐减小。当发生呼吸抑制时，应建立通畅的呼吸道，当发生严重呼吸抑制时可给予纳洛酮治疗，必要时吸氧，进行人工呼吸，对昏迷老年人行气管切开。

（3）恶心、呕吐：使用阿片类镇痛药的老年人有2/3伴有不同程度的恶心和呕吐，一般在用药初期，大多在4~7天内缓解，以后逐渐减轻，并完全消失。一般1周内都能耐受，初次使用第一周内可以同时使用止吐药物预防。常用甲氧氯普胺片（胃复安），每日3次，餐前半小时服用。

（4）嗜睡、镇静：在阿片类药物治疗的初期及明显增加药物剂量时，会出现镇静或嗜睡的不良反应，一般数日后自行消失。处理方法包括减少个别药物的剂量或延长给药时间，初次使用剂量不宜过高，剂量调整以25%~50%的幅度逐渐增加，老年人尤其要慎重。严密观察镇静程度，镇静过度时可发生呼吸抑制。

（5）尿潴留：尿潴留的发生率一般低于5％；如果同时服用三环类抗抑郁药或接受过腰椎麻醉的老年人，尿潴留的发生率会增加20％～30％。处理方法包括流水诱导法，会阴部冲灌热水法或膀胱区轻按摩诱导法。应督促老年人定时排尿，必要时导尿。

（6）急性中毒：表现为呼吸抑制、昏迷、瞳孔缩小和消化道痉挛等。可用阿片类药物拮抗剂纳洛酮治疗。

（7）身体依赖和耐药性：在阿片类镇痛药使用过程中可伴发身体依赖和耐药性，但这是使用这类药物时正常的药理反应。身体依赖的特点是当治疗突然停止时，会出现戒断综合征。耐药性的特点是随着药物的重复使用，其药效降低，需增加药物剂量或缩短给药间隔时间，才能维持镇痛效果。身体依赖和耐药性并不妨碍阿片类药物的使用。

（五）心理护理

1. 减轻老年人心理压力

照护人员应设法减轻老年人的心理压力，要以同情、安慰和鼓励的态度支持老年人，与老年人建立相互信赖的友好关系，老年人相信照护人员会真心关心他，会在情绪、知识、身体等各方面协助他克服疼痛时，才会把自己的感受告诉照护人员。照护人员应鼓励老年人表达其疼痛的感受及对适应疼痛所做的努力，尊重老年人在疼痛时的行为反应。

2. 分散注意力

是让老年人把注意力重点放在一个活动上，分散老年人对疼痛的注意力可减少其对疼痛的感受强度，可采用的方法有：①组织老年人参加有兴趣的活动，能有效地转移其对疼痛的注意力；②运用音乐分散对疼痛的注意力是有效的方法之一。优美的旋律对减慢心率、减轻焦虑和抑郁、缓解疼痛、降低血压等都有很好的效果；③老年人双眼凝视一个定点，引导老年人想象物体的大小、形状、颜色，同时在老年人疼痛部位或身体某一部分皮肤上作有节律的环形按摩；④指导老年人进行有节律的深呼吸，用鼻深吸气，然后慢慢从口将气呼出，反复进行；⑤通过自我意识，集中注意力，使全身各部分肌肉放松，可减轻疼痛强度，增加耐痛力，有规律的放松对于由慢性疼痛所引起的疲倦及肌肉紧张效果明显；⑥治疗性的指导想象是利用一个人对某一特定事物的想象而达到特定的正向效果。让老年人集中注意力想象一个意境或风景，并想象自己身处其中，可起到松弛和减轻疼痛的作用，做诱导性想象之前，先做规律性的呼吸运动和渐进性松弛运动效果更好。

第八节　失　眠

一、概述

（一）概念

失眠（insomnia）是睡眠数量或质量达不到正常需求的一种主观体验。失眠不是一个明确的临床诊断的名称，而是一个复杂的症状群，主要被描述为睡眠质量差、睡眠时间短、睡眠效率低等一系列症状。

（二）原因

1. 环境因素

由于老年人入睡潜伏期长、深睡眠减少，所以老年人对睡眠环境要求较高。外界环境的改变是老年人失眠不可忽视的客观因素。床、床上用品不舒适；老年人对周围陌生环境，病室的光线、温度、气味不适应；医护人员的走动、谈话的干扰、环境嘈杂等都可引起失眠。

2. 疾病因素

影响睡眠的主要因素为疾病因素。老年人身体上的任何不适，如头痛、胸闷、腹痛、发热、缺氧、咳嗽等都能直接影响睡眠。许多躯体疾病可伴随失眠症状，如心脏病、肿瘤、高血压、肺结核、肝病、尿频及各种疼痛等。

3. 心理因素

老年人的情绪异常，如心境不快、多思多虑、好回忆往事、担忧自己的生活和健康等会影响睡眠。同时由于老年人对生活的适应能力减弱以及家庭关系的恶化、家庭经济无保障、缺乏人际交流和情感支持等原因常会产生抑郁、焦虑情绪。

4. 药物因素

老年人常因患有多种慢性疾病，而长期服用多种药物。现已知影响睡眠的心血管药物有治疗高血压的利血平、可乐定、卡托普利，治疗心律失常的苯妥英钠、β受体阻滞剂（如美托洛尔、阿替洛尔等）及含有咖啡因的感冒药、镇咳药等。长期依靠地西泮（安定）入睡且产生不同程度耐药性的老年人，停药或减少服用量后亦产生失眠。

5. 不良生活习惯

老年人多年来形成的不良生活习惯也是造成睡眠障碍的原因之一，如过度饮酒、吸烟，晚餐过多或过少，睡前大量饮水引起夜尿次数增多，睡前喝浓茶及咖啡类等含兴奋性物质的饮品导致夜间迟迟不能入睡。日间睡眠过多，体力活动减少，特别是长期卧床或久坐也会导致失眠。

二、长期照护

（一）评估

有效评估失眠是治疗失眠的基础，包括询问老年人的失眠史以及对失眠的主、客观评估。

1. 睡眠史

（1）失眠的性质：是入睡困难还是时睡时醒，或早醒，或醒后无清醒感；是否有白天功能受损的表现，该症状的缺如往往提示失眠主诉没有临床意义或倾诉者的实际睡眠需求量已得到满足。

（2）失眠的频率：每周超过 2~3 个晚上者提示急性失眠；持续时间超过 1 个月者考虑亚急性或慢性失眠。

（3）对持续性失眠者需询问诱发因素、缓解或加重因素；是否存在使失眠加重的应激、疾病或心理因素；是否离家或试图不睡觉时症状反而好转。

（4）了解老年人的睡眠、觉醒周期：包括 24 小时睡眠和觉醒的具体时间，老年人开始上床时间和最后起床时间等。

（5）询问其他夜间症状：噩梦、惊恐发作、梦游、头痛、慢性疼痛、夜尿、盗汗、潮热等。

（6）询问睡前相关行为：上床前是否有剧烈运动，情绪波动，饱食或服用药物，饮茶、咖啡或酒；白天是否午睡或长时间躺在床上等。

（7）是否存在错误认知：消极想法："我总是睡不着"；歪曲认知："我一定要保持 8 小时睡眠才能有充沛的精力"，"即使睡不着也应该躺在床上"，"我只有服用安眠药才能睡着"；灾难性想法："如果我睡不好，就无法工作，无法正常活动和交往，生活将变得一团糟"。

（8）了解既往史：有无失眠史，治疗及治疗反应情况及治疗依从性。

（9）了解失眠的原因或诱发因素。

（10）是否存在精神疾患：焦虑、抑郁或其他情感、精神障碍。

（11）是否存在躯体疾患：慢性疼痛，夜间头痛，胃食管反流，慢性肺部疾病，夜间心绞痛，充血性心力衰竭，终末期肾病，癌症，艾滋病，围绝经期综合征，痴呆，脑卒中等。

（12）用药情况：包括支气管扩张剂、糖皮质激素、利尿剂、兴奋剂（如咖啡因）、抗高血压药、抗抑郁药或安眠药等。

（13）是否存在其他形式的睡眠障碍：阻塞性睡眠呼吸暂停，不宁腿综合征，周期性肢体运动疾病等。

2. 主观评估

（1）睡眠日记：记录上床时间、起床时间、睡眠潜伏期、夜间醒来次数和持续时间、使用帮助睡眠的物质或药物、各种睡眠质量指数和白天的功能状态。建议老年人在治疗前至少2周、治疗期间和治疗后坚持填写睡眠日记，帮助医生观察疗效，进行个体化治疗。

（2）睡眠问卷：目前，匹兹堡睡眠质量指数（PSQI）量表最为常用，该量表主要用于评估睡眠障碍老年人的睡眠质量，而不是根据失眠症的诊断标准设计；睡眠个人信念和态度量表（DBAS）用于慢性失眠症老年人，该表被认为在指导认知疗法、治疗失眠症老年人方面有特殊意义；睡眠障碍问卷（SDQ）主要用于失眠症的筛查和流行病学调查；睡眠障碍评定量表（SDRS）用以评定失眠的严重程度。

3. 客观评估

（1）多导睡眠仪（PSG）：由于场所、费用、设备的限制，PSG的使用受到一定限制。目前，主要用于睡眠相关呼吸障碍、发作性睡病和周期性肢体运动障碍的诊断。

（2）活动记录仪：戴在手腕、踝部或躯干，使用成本低，可连续记录24小时或更长时间，没有场地限制。

（二）生活护理

1. 创造良好的睡眠环境

老年人睡眠的安全、舒适性主要依赖于良好的睡眠环境。要保证居室的通风良好，室内温、湿度适宜，温度一般冬季为18~22℃，夏季为25℃左右，湿度以50%~60%为宜，因为老年人血管硬化，循环不良，体温调节能力下降，易受环境影响，怕冷怕热，温、湿度过低或过高都会影响睡眠。做好夜间居室管理工作，尽量减少陪护和探视人员，常用的物品放在最容易拿到的地方。护理操作尽量不安排在夜间。夜班照护人员要做到走路轻、操作轻、开关门窗轻、谈话轻。减少一切不良刺激，床铺松软舒适，床不宜太高，以上下方便为宜，枕头高度适中，床单位干燥、整洁、舒适。睡前关灯或使用柔和暗淡的灯光。

2. 建立良好生活习惯

鼓励老年人建立良好的生活方式和睡眠习惯，帮助老年人消除影响睡眠的自身因素，包括：①根据老年人生物节律调整作息时间，养成按时睡觉、按时起床的好习惯。合理安排日间活动，尽量避免在非睡眠时间休息，晚间固定时间就寝，不要熬夜，不谈影响睡眠的话题；②适当的运动，既可增强体质、调节大脑功能，还容易使人感到身体疲劳，促进睡眠；③睡前不做剧烈运动，做好就寝前准备，睡前喝一杯热牛奶，用热水泡脚，按摩双足足底，听舒缓轻音乐，有助于老年人尽快进入睡眠阶段；④老年人睡前应保持良好的心境。睡觉时应选择右侧卧位，右侧卧位可使全身肌肉放松，心胸不受压迫，呼吸舒畅。

（三）饮食护理

指导老年人膳食要注意粗细搭配，科学的烹饪方法使食品易于消化，每天3餐或4餐，避免暴饮暴食，少食辛辣刺激食物，如咖啡、茶、可乐等，宜食富有营养、清淡的食物，可食用一些改善睡眠的食物，如温牛奶、核桃、银耳、木耳、粥等可以促进睡眠的食物。晚餐不宜过饱，以不产生饥饿感为宜。

（四）心理护理

失眠不只是睡眠生理紊乱的过程，同时还是一个心理紊乱的过程，因此要加强对老年人的心理护理。指导老年人正确认识失眠，让他们懂得睡眠不深、早醒、多梦是老年人常见的现象，不必要过度焦虑和恐惧。当老年人初到一个陌生地方，要热情接待老年人，主动了解老年人心理需求，提供必要的帮助和安静、舒适的睡眠环境，使其尽快熟悉并适应新的环境，以免产生新的焦虑，加重失眠。要以热情、诚恳的态度多与老年人交流，关心体贴老年人，耐心倾听老年人诉说，对老年人提出的疑问认真回答，并向老年人讲解情绪与失眠的关系，尤其是焦虑、抑郁等情绪对睡眠的不良影响，引导老年人说出心中苦闷，帮助老年人宣泄不良情绪，改善睡眠。同时要发挥社会和家庭的力量，让老年人的子女多陪陪老年人，以减轻老年人产生孤独和寂寞的负面因素，及时了解老年人的心理状况，并帮其解决。老年人的子女还要注意，一些有可能严重影响老年人情绪的事情，避免在睡前告诉老年人，以免老年人由于接受不了或者过度担忧而失去睡意。

（五）用药护理

让老年人都必须明确用药的目的不是使睡眠依赖于药物，而是以药物为手段重建正常睡眠。由于现有的催眠药物都可能发生药物依赖性，故催眠药物要间断应用，收到效果之后要果断停药。老年人应该在医生的指导下正确服用适合自己的安眠药。老年人记忆力下降，视力、听力也有所减退，应确保其服药安全，防止吃错药或多吃药事件的发生。用药后要细心观察老年人是否有睡意，中途有无睡眠中断，次晨觉醒有无困倦等情况。用药期间注意观察药物的不良反应，如嗜睡、头晕等，嘱老年人改变体位时动作应缓慢。夜间不宜下床如厕排便者，需将便器置于床旁。长期服用催眠药者易产生药物依赖，密切观察突然停药时可能出现的停药反应，如表现为焦虑、烦躁、无力、出汗、呕吐等。另外，利尿药、兴奋中枢神经系统的药物应避免晚间服用，避免因夜间多次排尿或精神过度兴奋而影响睡眠。

（六）健康教育

老年人对失眠基础知识的认知及睡眠卫生不良的危害性认识不够，存在知识与行为脱节的现象。因此，必须在老年人群中普及睡眠卫生健康知识，尽早进行有效的睡眠卫生教育和干预，对纠正老年人不良睡眠卫生习惯，提高老年人健康意识和睡眠质量，促进其身心健康有重要的意义。

第九节　抑　郁　症

一、概述

（一）概念

抑郁症（depression）是一种常见的情感障碍性精神疾病，并常伴有睡眠异常、食欲缺乏、体重减轻、性欲减退等躯体症状，是目前世界上最易致残的疾病之一。抑郁症是一种常见的心境障碍，可由各种原因引起，以显著而持久的心境低落为主要临床特征，且心境低落与其处境不相称，严重者可出现自杀念头和行为。多数病例有反复发作的倾向，每次发作大多数可以缓解，部分可有残留症状或转为慢性。老年抑郁症是指存在于老年期（≥60 岁）这一特定人群的抑郁症，以持久的抑郁心境为主要临床特征，其主要表现为情绪低落、焦虑、迟滞和躯体不适等，且不能归因于躯体疾病和脑器质性病变。

（二）临床症状

典型抑郁发作表现为情绪低落、思维迟缓及活动减少等。老年期抑郁发作临床症状常不典型，多数老年人有突出的焦虑、烦躁情绪，精神运动性迟缓和躯体不适的主诉也较年轻人更为明显。

1. 情绪低落

是抑郁症核心症状。主要表现为显著而持久的情绪低落，悲观失望。老年人常体验到与过去明显不同的情感体验，生活没有兴趣，提不起精神，高兴不起来，整日忧心忡忡、郁郁寡欢、度日如年、苦不堪言。在抑郁发作的基础上患者会感到绝望（对前途感到无比的失望）、无助（对自己的现状缺乏改变的信心和决心）与无用（认为自己生活毫无价值，充满了失败，一无是处）。

2. 思维迟缓

老年人思维联想缓慢，反应迟钝，言语少、语调低、语速慢。自觉"脑子较前明显的不好使"。轻者可以进行言语交流，多为问多答少。初始交流还可以，继续交流就越显困难，严重者无法交流。

3. 意志活动减退

老年人可表现为行为缓慢，生活懒散，不想做事，不愿与周围人交往，对任何事物都丧失兴趣。老年人不但丧失以往生活的热情和乐趣，越来越不愿意参加正常活动，如就餐、社交、娱乐，甚至闭门独居、疏远亲友。还会感到精力不足，疲乏无力，以致越来越无精打采，精疲力竭，甚至日常生活都不能自理。轻者丧失参与活动的主动性，办事拖拉。重者终日卧床，不语、不动、不食达到木僵状态。严重抑郁发作的老年人常伴有消极自杀观念和行为。消极悲观的情绪及自罪自责观念致老年人产生绝望的念头，认为"自己是个没用多余的人"，进而发展成为自杀行为。老年人抑郁有慢性化趋势，也有不堪忍受抑郁的折磨，自杀念头日趋强烈，以死求解脱的老年人。

4. 躯体症状

此类症状很常见，主要表现为睡眠障碍、食欲缺乏、体重下降、性欲减退、便秘、躯体某部位的疼痛、阳痿、闭经、乏力等。约有80%的老年人有睡眠障碍，主要是中段和末段睡眠差。老年人还可伴有入睡困难和噩梦，少数睡眠增多。躯体不适主诉可涉及各脏器，自主神经功能失调的症状也较常见，如心慌、出汗、恶心、呕吐。老年人常常纠结于某一躯体主诉，并容易产生疑病观念，进而发展为疑病和虚无妄想。由于自我评价低，老年人总以批判的眼光，消极的态度，看待自己的过去、现在和将来，把自己说成一无是处，并坚信自己罪恶深重，将会被遗弃或受到惩罚，逐渐形成被害和罪恶妄想。有的老年人可伴有幻觉。体重减轻与食欲缺乏不一定成比例，不典型抑郁症患者则可表现为食欲增强、体重增加。性欲减退老年人较常见，男性为阳痿，女性为性欲缺乏，也有的老年人出现与其身份不符的行为，如挥霍无度及猥亵行为。

5. 其他症状

抑郁发作时也可出现人格解体、现实解体及强迫症状。有相当一部分抑郁症老年人自知力完整，主动求治。存在明显自杀倾向者，自知力可能有所扭曲，缺乏对自己当前状态的正确认识，甚至完全失去求治愿望。伴有精神病性症状者，自知力不完整甚至完全丧失自知力的比例增高。认知功能障碍也是老年期抑郁症常见的症状。约有80%的老年人有记忆减退的主诉。有10%～15%的老年人因思维联想明显迟缓以及记忆力减退，可出现较明显的认知功能损害症状，类似痴呆表现，如计算力、记忆力、理解和判断能力下降，此种表现称之为抑郁性假性痴呆。

二、长期照护

（一）评估

1. 详细询问病史

老年抑郁症具有多种不能用躯体疾病充分解释的躯体症状，如食欲缺乏、体重下降、行动迟缓、容易疲劳、少言寡语、口渴、便秘、头晕、失眠和慢性疼痛等。

2. 精神心理评估

老年抑郁症在认知方面表现为思维迟缓、反应迟钝、精神恍惚、记忆力减退、理解力下降、判断力低下、注意力不集中，呈现"假性痴呆"表现，有的还可产生幻觉、疑病观念、强迫和恐惧等症状。在情感方面，主要表现为感情淡漠、悲观绝望、愁眉不展、消极厌世、丧失自信；经常紧张不安、疑神疑鬼、杞人忧天或有被害妄想；有的甚至有自伤或者自杀的企图；部分表现为行为方式的改变，如害怕独自在家、拒绝进食、行窃、滥用药物等。因此，对于老年抑郁症，在精神心理方面要做好综合评估工作。评估抑郁的量表较多，从性质上可分为自评量表和他评量表两类。

（1）Zung抑郁自评量表用于评估抑郁状态的程度及其在治疗中的变化，是医学界使用最广泛的抑郁症状评估工具之一（表6-4）。

表 6-4　Zung 抑郁自评量表

填表说明：下面有二十条文字，请仔细阅读每一条，把意思弄明白，然后根据您最近一星期的实际感觉，在适当的空格里划一个"√"，每一条文后有四个空格，分别表示：偶或无；有时；经常；持续。每题限选一个答案。

题　　目	偶或无	有时	经常	持续
1. 我感到情绪沮丧、郁闷	1	2	3	4
2. 我感到早晨心情最好*	4	3	2	1

续　表

题　　目	偶或无	有　时	经　常	持　续
3. 我要哭或想哭	1	2	3	4
4. 我夜间睡眠不好	1	2	3	4
5. 我吃饭像平时一样多 *	4	3	2	1
6. 我性功能正常 *	4	3	2	1
7. 我感到体重减轻	1	2	3	4
8. 我为便秘烦恼	1	2	3	4
9. 我的心跳比平时快	1	2	3	4
10. 我无故感到疲劳	1	2	3	4
11. 我的头脑像往常一样清楚 *	4	3	2	1
12. 我做事情像平时一样不感到困难 *	4	3	2	1
13. 我坐卧不安，难以保持平静	1	2	3	4
14. 我对未来感到有希望 *	4	3	2	1
15. 我比平时更容易激怒	1	2	3	4
16. 我觉得决定什么事很容易 *	4	3	2	1
17. 我感到自己是有用和不可缺少的人 *	4	3	2	1
18. 我的生活很有意义 *	4	3	2	1
19. 假若我死了别人会过得更好	1	2	3	4
20. 我仍旧喜爱自己平时喜爱的东西 *	4	3	2	1
总分				
标准分（粗分乘 1.25 取整数部分）				

评定方法与解释：

1. 第 2、5、6、11、12、14、16、17、18 和 20 项是用正性词陈述的，为反序记分，按 4~1 顺序评分；其余 10 项用负性词陈述的，为反序记分，按 1~4 顺序评分

2. 把 20 题的得分相加得总分，把总分乘以 1.25，四舍五入取整数，即得标准分

3. 抑郁评定的分界值为 53 分，53 分以上，就可诊断为有抑郁倾向。分值越高，抑郁倾向越明显。标准分（中国常模）：①轻度抑郁：53~62；②中度抑郁：63~72；③重度抑郁：>72

（2）老年抑郁量表（GDS）：属于他评量表，是专门用于老年人的抑郁筛查工具，是在老年人中标准化了的抑郁量表（表 6-5）。

表 6-5　老年抑郁量表（GDS）

填表说明：选择最切合您最近一周的感受的答案。如果符合您的情况，请选择"是"；如果不符合您的情况，请选择"否"。

评估内容	是	否	得分
1. 你对生活基本上满意吗	0	1	
2. 你是否已放弃了许多活动与兴趣	1	0	
3. 你是否觉得生活空虚	1	0	
4. 你是否常感到厌倦	1	0	
5. 你觉得未来有希望吗	0	1	
6. 你是否因为脑子里一些想法摆脱不掉而烦恼	1	0	
7. 你是否大部分时间精力充沛	0	1	
8. 你是否害怕会有不幸的事情落到你头上	1	0	
9. 你是否大部分时间感到幸福	0	1	
10. 你是否感到孤立无援	1	0	
11. 你是否经常坐立不安，心烦意乱	1	0	
12. 你是否希望待在家里而不愿去做些新鲜事	1	0	
13. 你是否常常担心将来	1	0	
14. 你是否觉得记忆力比以前差	1	0	
15. 你觉得现在活着很惬意吗	0	1	
16. 你是否常感到心情沉重、郁闷	1	0	
17. 你是否觉得像现在这样活着毫无意义	1	0	
18. 你是否总为过去的事忧愁	1	0	
19. 你觉得生活很令人兴奋吗	0	1	
20. 你开始一件新的工作很困难吗	1	0	
21. 你觉得生活充满活力吗	0	1	
22. 你是否觉得你的处境已毫无希望	1	0	
23. 你是否觉得大多数人比你强得多	1	0	
24. 你是否常为些小事伤心	1	0	
25. 你是否常觉得想哭	1	0	
26. 你集中精力有困难吗	1	0	
27. 你早晨起来很快活吗	0	1	
28. 你希望避开聚会吗	1	0	
29. 你做决定很容易吗	0	1	
30. 你的头脑像往常一样清晰吗	0	1	

续 表

评估内容	是	否	得分
评定方法与解释：			
1. 回答为"否"的被认为是抑郁反映的问题：1、5、7、9、15、19、21、27、29、30；回答为"是"的被认为是抑郁反映的问题：2、3、4、6、8、10、11、12、13、14、16、17、18、20、22、23、24、25、26、28			
2. 得分在0~30分之间，得分：0~10分可视为正常范围，即无抑郁，11~20分显示轻度抑郁，21~30分为中重度抑郁			

（3）简化的老年抑郁量表：本量表比较简单，适合于在社区卫生机构进行老年抑郁的筛查（表6-6）。

表6-6　简化的老年抑郁量表

填表说明：选择最切合您最近一周的感受的答案。如果符合您的情况，请选择"是"；如果不符合您的情况，请选择"否"。

评估内容	是	否	得分
1. 您对生活基本满意吗	0	1	
2. 您是否常常感到厌烦	1	0	
3. 您是否常常感到无论做什么事都没有用	1	0	
4. 您是否比较喜欢待在家里，而不喜欢外出和做新的事情	1	0	
5. 您是否觉得您现在活得很没价值	1	0	
评价：2分以下：正常；≥2分：抑郁情形			

（二）生活护理

1. 协助自理

抑郁老年人日常生活能力下降，应督促、协助老年人完成日常生活活动，并使之养成良好的卫生习惯。对于重度抑郁、木僵、生活完全不能自理者，要悉心照料，做好老年人的清洁卫生工作。

2. 提供安全的环境

病房设施要加强安全检查，做好药品及危险物品的保管。危险物品如刀剪、绳索、药物和有毒物品等均不能带入病房，杜绝不安全因素。

3. 加强巡视，预防自杀

严重抑郁的老年人，易出现自杀倾向与行为，而且计划周密，行动隐蔽，不易被人发现。要加强巡视，密切观察老年人有无自杀先兆症状。对于有强烈自杀企图者，要全天专人看护，必要时给予约束。凌晨是抑郁症者发生自杀的最危险时期，应加强巡视，严防自杀、自伤等危险行为发生。

4. 指导家属给予老年人更多的关心和照顾，减少老年人孤独与社会隔绝感。

5. 鼓励老年人要多学新知识，培养兴趣爱好，积极参加社会活动，丰富晚年生活。

6. 老年人入睡困难、易醒或早醒时为老年人创造舒适安静的睡眠环境，以利老年人睡眠，必要时夜间给以药物助眠。注意老年人言行，每次服药后检查口腔，严防老年人藏药一次性吞服自杀。

（三）用药护理

1. 抗抑郁药物疗效一般在治疗后 2 周出现，故治疗初期要加强护理，以防意外。

2. 治疗期间注意观察黄疸、便秘、尿潴留、心率增快及直立性低血压的出现，以及时报告医生处理，尤其是心功能不好的老年人更应注意。

3. 三环类抗抑郁药中毒现象极易发生，致死率较高，护理中应特别重视，发现老年人嗜睡，出现不同程度的意识障碍，伴有大汗淋漓等异常时，应及时报告医生进行处理。

4. 药物治疗过程中，老年人抑郁情绪可能加重，甚至出现自杀、自伤倾向，有些老年人病情易波动，情绪活跃与悲观消极反复出现，要特别注意。

（四）心理护理

1. 尝试与老年人进行沟通交流，要善于观察，从老人微小的情绪变化上发现其心理的矛盾、冲突等，从而有针对性的说服、解释鼓励。让老年人自己联系病情，找出自身发病的因素、病前性格弱点，从思想上认识并了解自己的治疗情况，帮助老年人树立治愈的信心。

2. 了解老年人最关心什么，给予积极意义的语言刺激，诱导和启发老年人努力倾诉内心的想法，耐心倾听老年人的有关心理问题，了解致病因素，同情其挫折，关心其痛苦，使老年人感到尊重和理解以取得老年人的信任与合作。

（五）康复护理

1. 认真训练行为（生活、学习、工作），并应用维持性药物。

2. 大力调整和改善周围环境和社会条件，尽可能适应患者的心理需求。

3. 始终贯彻心理支持与心理教育，从情绪上和理智上支持患者的心理处境。

4. 积极采取各种心理社会干预措施，促使家庭、社区担负起应尽的责任。

5. 力争以不同方式和途径重返社会，尽可能促进社会建立康复服务设施。

6. 努力提高康复过程中的生活质量，尽量在物质生活、社会功能及身心健康的质量上有新增进和突破。

（六）预防复发

由于老年期情感障碍的发生与心理社会因素密切相关，身体老化与躯体疾病也是重要的诱发因素。因此，应根据不同高危人群，采取相应的有效措施，对老年期情感障碍复发的预防会起到积极的作用。

1. 加强对老年人群的精神卫生知识宣传，以做到早发现、早治疗。

2. 坚持药物维持治疗是预防老年期情感障碍复发的主要措施。

3. 营造良好的家庭生活环境和社会支持系统是预防老年期抑郁症的重要环节。

第十节　焦　虑　症

一、概述

（一）概念

焦虑症指老年人在缺乏相应客观因素的情况下，出现坐立不安、搓手顿足，精神也十分紧张的状态。常伴有心悸、出汗、胸闷、四肢发冷和震颤等自主神经功能失调的表现，严重时可有惊恐发作。焦虑是预感到未来威胁，与惧怕不同，后者则是对客观存在的某种特殊威胁的反应。正常人的焦虑是人们预期到某种危险或痛苦境遇即将发生时的一种适应反应或为生物学的防御现象，是一种复杂的综合情绪。焦虑也可以是所有精神疾病的一种症状。病理性焦虑是一种控制不住，没有明确对象或内容的恐惧，其威胁与正常焦虑的程度很不相符。

（二）影响因素

1. 社会交往因素

研究表明，社会支持已经成为影响老年人的重要因素。步入老年期以后，由于退休或者丧偶等因素，导致老年人自卑，与外界联系越来越少，这个时候，子女和社区朋友的关心显得十分重要。近年来，随着经济住房条件的提高，家庭情况趋向小型化，子女大多不和老年人居住在一起，这与老年人焦虑的情绪及一系列心理问题息息相关。

2. 躯体疾病

随着年龄的增长，老年人的各项器官功能衰退，易发各种疾病。这就直接导致了老年人生活能力下降，同时，会严重影响老年人情绪。据统计，患有一种或者一种以上的慢性躯体疾病的老年人，需要长期服用药物，这类老年人得焦虑症的概率普遍高于其他人群。

（三）临床症状

1. 恐惧症

表现为持续存在，惧怕某些特殊物体或场合。原发性焦虑在老年期发病者不太多见，但是恐惧症大多发生在老年期。患者的恐惧是有心理基础的，如"广场恐怖"的表现就是可能因为担心或者害怕引发的（因为高犯罪率而产生害怕心理，于是不敢外出）。

2. 躯体性障碍

该症状在老年人中更为常见，老年人往往没有主观的焦虑，却具有躯体的症状，有时身体会完全受苦恼或悲伤所支配。常见的包括消化道不适、头晕或乏力、心悸、泌尿系统疾病、疼痛综合征以及失眠等症状。

3. 惊恐性发作

是一种具有自发性、反复性的强烈恐慌症，同时并发躯体症状，如：呼吸困难、胸闷、浑身无力、鼻塞或者濒死感。一般发病时间不长，不超过 30 分钟，但发病时极为痛苦。

二、长期照护

（一）评估

1. 详细询问病史

患者表述的症状通常是与处境不相符的痛苦情绪体验，如担忧、紧张、烦躁、害怕、不安、恐惧、不祥预感等精神性焦虑症状。躯体性焦虑表现多种多样，缺少阳性体征，以呼吸系统、心血管系统、神经系统、泌尿生殖系统及皮肤血管反应性症状较常见，如自述胸闷、气短、憋气、窒息感、过度换气；心前区不适、胸痛、心悸、局部压痛感；头晕、耳鸣、视物模糊、失眠、全身肌肉紧张或僵硬、抽搐；尿频、尿急、排尿困难、阳痿、早泄、性冷淡；食欲缺乏、腹泻、瞳孔放大、面红、皮肤发汗、寒战、手足发汗和出汗等。行为异常是心理痛苦、生理反应的外在表现，如表情紧张、双眉紧锁、笨手笨脚、姿势僵硬、坐立不安、小动作多（抓耳挠腮、搓手、弹指、踢腿）、不自主震颤或发抖、哭泣等；说话唐突、语无伦次、言语结巴；注意力不集中、思绪不清或警觉性增高、情绪易激动，严重者出现回避行为。

2. 精神心理评估

对于老年焦虑症患者，老年精神心理方面的评估是综合评估的重点（表6-7）。

表6-7 焦虑自评量表（SAS）

填表说明：下面有二十条文字，请仔细阅读每一条，把意思弄明白，然后根据您近一星期的实际情况在适当的方格里划"√"，每一条文字后有四个格，分别表示：A：没有或很少时间；B：小部分时间；C：相当多时间；D：绝大部分或全部时间。每题限选一个答案。

评估内容	自评选项				得分
1. 我觉得比平时容易紧张或着急	A	B	C	D	
2. 我无缘无故感到害怕	A	B	C	D	
3. 我容易心里烦乱或感到惊恐	A	B	C	D	
4. 我觉得我可能将要发疯	A	B	C	D	
*5. 我觉得一切都很好，也不会发生什么不幸	A	B	C	D	
6. 我手脚发抖打颤	A	B	C	D	
7. 我因为头痛、颈痛和背痛而苦恼	A	B	C	D	
8. 我觉得容易衰弱和疲乏	A	B	C	D	
*9. 我觉得心平气和，并且容易安静坐着	A	B	C	D	
10. 我觉得心跳得很快	A	B	C	D	
11. 我因为一阵阵头晕而苦恼	A	B	C	D	
12. 我有晕倒发作，或觉得要晕倒似的	A	B	C	D	
*13. 我吸气、呼气都感到很容易	A	B	C	D	
14. 我的手脚麻木和刺痛	A	B	C	D	
15. 我因为胃痛和消化不良而苦恼	A	B	C	D	
16. 我常常要小便	A	B	C	D	
*17. 我的手脚常常是干燥温暖的	A	B	C	D	
18. 我脸红发热	A	B	C	D	
*19. 我容易入睡并且一夜睡得很好	A	B	C	D	
20. 我做噩梦	A	B	C	D	
评分标准：正向计分题A、B、C、D按1、2、3、4分计；反向计分题（标注 * 的题目题号：5、9、13、17、19）按4、3、2、1分计。总分乘以1.25取整数，即得标准分。低于50分者为正常；50~60分者为轻度焦虑；61~70分者为中度焦虑；70分以上者为重度焦虑					

（二）生活护理

改善睡眠习惯，形成规律的睡眠方式，必要时有意延迟睡眠时间，直至困意十足再休息。避免睡前阅读或观看恐怖刺激性文字或视频，可以适当地做些锻炼，特别是腿部的锻炼，保持情绪稳定，临睡前可用热水洗脚或热敷小腿，热水浴、腿部拍打按摩等方式都可缓解症状。老年人由于夜间睡眠不良，导致白天疲惫不堪，心情烦躁，易激惹，不配合治疗，更容易产生轻生情绪。了解老年人生活环境、兴趣爱好等情况，引导及鼓励老年人合理、正确地安排生活、学习，适当参加社会活动，将注意力转移到其他事物上，比如听轻音乐、缓慢的深呼吸、自我放松等，可达到减轻紧张、焦虑的目的。

（三）用药护理

随着年龄的增长，老年人的身体功能、新陈代谢、排泄系统等均发生了一系列变化，因此对抗焦虑类药物的吸收较差，用药必须谨慎，抗焦虑类药物引起的副作用有精神紊乱、情绪低落、嗜睡、手脚震颤等。抗焦虑药物最大的缺点是易产生耐受性和依赖性，突然停药可产生戒断症状。用药后注意评估药物的效果和观察不良反应。长期服药者，应防止耐药性和药物依赖。

（四）心理护理

心理因素是影响老年人生活质量的重要因素之一。良好的护患关系是心理护理的基础，首先要取得老年人的信任，鼓励老年人对自己的焦虑水平进行自我测评，帮助老年人分析焦虑对疾病的影响，增强抵抗不良情绪的信心。要耐心开导老年人，多与老年人交谈，倾听老年人诉说，认同其内心的体验，了解其内心的感受及心理变化，及时表达对他们的关心。照护人员不仅要注意老年人的躯体疾病，还要更加关注老年人的精神健康。

（五）社会支持

要求家属参与，了解疾病的特点、病因等，并多与老年人交谈。由于老年人身体常出现不自主活动，需不停走动或给予按摩缓解，指导老年人家属常给老年人按摩，给老年人以理解、同情、心理支持，可使老年人感觉温暖。在老年人发怒时想办法把话题引开，并加以安慰、开导，以解开其心结，分散其注意力，减轻其不适感。鼓励老年人多参与社会活动，保持正常社交，增加生活乐趣，避免产生不良的情绪。

（六）健康教育

向老年人介绍有关本病的相关知识，使其了解焦虑的性质为功能性而非器质性，是可以治愈的，以缓解老年人对健康的过度担心，消除老年人的疑虑。注重老年人疾病知识的普及，并且丰富老年人的精神活动，以避免他们产生不良情绪。

第十一节 多重用药

一、概述

多重用药（polypharmacy）在老年人中相对普遍，是指接受药物治疗时同时使用了5种及以上的药物或使用了一些潜在的不适当药物。多重用药非常复杂，不仅仅是指一个患者服用药物的数量，还涉及药物与药物之间的相互作用及其产生的不良影响等。老年人因老化及急慢性疾病等原因，常使用多种可能具有潜在危险性的药物。

二、长期照护

（一）老年人多重用药的干预

在了解问题发生原因的基础上，有针对性地从药物制剂的设计、选型、开发、应用、监测、用药教育和用药管理等方面做工作。

1. 了解老年人的生理变化特点与用药的影响及各器官的功能随年龄增加的变化。

2. 了解老年人的药动学和药效学变化，药物在体内的吸收、分布、代谢和排泄等药动学参数随增龄发生的变化。

（二）药物的管理

应选择给予最佳的药物治疗，按需用药，有指征用药，更换或加用另一种药或联合用药时要谨慎，应先将已用药物加至治疗剂量，尽量用一种药去治疗两种或更多的疾病，尽可能减少用药种数；避免用一种药物去治疗另一种药物引起的不良反应。

1. 掌握用药的适应证

（1）用药前了解老年人的药物治疗史及药物过敏史，根据病因、症状、年龄、个体差异、对药物的耐受能力和对其他病情的影响等，选择最合适的药物。

（2）尽可能减少用药种类，避免不必要的多联用药，以减少因药物相互作用而产生的不良反应。对病情较重或久治不愈的顽症病例，单一用药达到一定剂量尚不足以产生疗效时，可进行联合治疗，药物最好不要超过3~4种，而且要特别注意配伍的合理性，充分考虑药物的相互作用及药物对疾病的影响，同时要避免重复用药。

（3）尽量避免用肾毒性大的药物，如氨基糖苷类抗生素、万古霉素、多黏菌素及某些头孢类抗生素，有条件时可先做肝肾功能检查。

（4）尽量避免不必要的用药，很多老人习惯定期到医院进行活血化瘀、营养神经、营养脑细胞等输液治疗，其实我们并不提倡在没有任何症状和体征的情况下定期输液，以避免发生严重的输液反应。

（5）选择老年人使用方便的剂型和给药方法及途径，患慢性病的老年人一般以口服药为主，当患急性病，如急性感染伴高热时，应静脉给药。

2. 正确掌握用药剂量

掌握用药剂量是一个很重要的环节。儿童用药剂量按体重计算，其有一个合适的公式，而老年人的个体差异性很大，使用药物只能因人而异。但必须有一个概念，就是老年人用药的剂量不宜过大，尤其副作用大的药物应从小剂量开始。根据老年人的年龄、病情轻重及体重等决定剂量，一般使用成人剂量的 1/2~3/4。尽管如此，有的老年人即使应用很小剂量也可能发生不良反应，而有的老年人与青年人用同样的剂量却不发生任何不良反应。因此，应在使用中摸索合适的剂量，确实需要增加剂量时，应注意缓慢增加，逐渐调整到最低的有效剂量。在此一定要注意，药物剂量并不是凭自身主观意识就可以随意增减的，需要定期到医院复查与医生沟通后或进行检查后方可增减剂量，以做到更安全的用药。

3. 掌握好最佳的用药时间

掌握好各种药物最佳用药时间，可以提高疗效，减少不良反应。最佳用药时间主要根据各种药物的最佳吸收和作用的时间来确定。可归纳为以下几种情况：

（1）空腹或半空腹时服用：如驱虫药和某些泻药等。

（2）饭前服用：如健胃药、胃肠解痉药、抗酸药、收敛药和利胆药等。

（3）饭中服用：如左旋多巴和阿卡波糖等。

（4）饭后服用：多数药物可在饭后服用，尤其对消化道有不良反应的药物，如阿司匹林、铁剂和某些抗生素等。

（5）睡前服用：如催眠药和某些泻药等。

4. 合理停药

老年人喜欢增加新药，而不愿意停药，于是药越吃越多。另外，老年人由于长期服用多种药物，将病情控制在一个相对稳定的状态下，使患者逐渐对药物产生生理和心理依赖性，对医生做出的减药调整常常持抵触心态，即使接受了减药，也可能因为心理暗示导致新症状产生，不得不恢复习惯用药，甚至需要增加新药。许多药源性疾病往往是用药时间过长或剂量过大所致，因此，老年人应根据病情和所用药物确定用药疗程，当病情好转或经过治疗达到疗程时，应及时停药或减量；治疗无效时，应及时更换其他药物。但有的药不能突然停用，如激素、β 受体阻滞剂突然停药症状可反跳，应逐渐减量，慢慢停药；有的疾病需要用药 1~2 年（如结核）；而有些疾病需要终身用药（如糖尿病）。在停药的过程中，照护者应积极协助老人帮助其了解停药的原因、停药的方法以及停药后的相关变化的监护。做好充分的教育工作和给予足够的关心，从而增加信任感，达到老年人合理用药、停药的目的。

5. 加强用药监测

在老年人用药过程中，要加强用药监测，严密观察病情变化和药物反应，注意鉴别与疾病本身混淆的药物所致的不良反应。对某些毒性大、治疗窗小的药物需进行血药浓度监测，如心血管药中的地高辛和胺碘酮，抗生素中的庆大霉素、妥布霉素和万古霉素等，抗哮喘药中的茶碱类，抗癫痫药中的苯妥英钠和卡马西平以及某些抗肿瘤药物等。根据测得的血药浓度及时调整剂量，防止和减少不良反应的发生。对使用降糖药和调血脂药的患者，应定期进行血糖和血脂监测；对于有心、肝、肾等有损害的药物，应定期监测心、肝、肾功能；长期应用抗生素的患者应注意耐药性和二重感染的发生。

（三）老年人常用药物应注意的问题

1. 中枢神经系统药物

（1）解热镇痛药：对乙酰氨基酚（扑热息痛）和阿司匹林等是常用的解热镇痛药，对乙酰氨基酚的半衰期在老年人明显延长，如以成人常规剂量用于高热老年人可导致大汗淋漓、低血压、体温降低、四肢发冷和极度虚弱，甚至会发生虚脱。因此老年人在高热情况下，以缓慢退热为宜，应将药量减至成人量的 1/3~1/2。长期使用阿司匹林可引起胃出血及黑便，应用时应谨慎。吗啡、哌替啶是老年人常用的中枢神经镇痛药，由于老年人肝肾解毒与排泄功能降低，此类药对老年人镇痛强，作用时间也明显延长，同一剂量的效应持续时间可为青年人的 3~4 倍，应用时宜减量。

（2）镇静催眠药：老年人对苯二氮䓬类镇静催眠药较敏感，且半衰期比青年人长，青年人地西泮的半衰期为 20~40 小时，而老年人则延长为 50~100 小时。若老年人用成人剂量的地西泮，其中枢抑制的不良反应发生率高，表现为嗜睡、头痛和头晕等。长期使用可产生生理依赖性，停药后可出现戒断症状。巴比妥类药物服用后常有头晕和困倦等症状，在老年人尤其明显。因此，老年人不应常规服用镇静催眠药，失眠患者可通过自我调节方法收到效果。必须使用时宜从小剂量开始，延长间隔时间，并尽量使用短效类药物。

（3）抗精神病药及抗抑郁药：老年人普遍对氯丙嗪、奋乃静等吩噻嗪类抗精神病药的耐受性降低，且易产生低血压、过度镇静及不易消除的迟发运动障碍等并发症，因此剂量应减小。老年人对阿米替林、丙咪嗪等三环类抗抑郁药代谢和排泄减慢。对其敏感性增强，且易出现嗜睡、视物模糊、便秘、排尿困难、心肌损害、运动失调和直立性低血压等，因此剂量应减小。对抑郁症患者最好采用心理治疗方法。

2. 心血管系统的药物

（1）抗高血压药：老年人对降压药的耐受性差，压力感受器对低血压反应不敏感，某些药物可引起直立性低血压（如哌唑嗪、特拉唑嗪）或对中枢神经有抑制作用，包括嗜睡、反应迟钝、记忆力减退和精神抑郁（如甲基多巴、利血平）等，因此，应酌情减少剂量。

（2）β受体阻滞剂：老年人由于肝血流量减少，肝功能减退，致使对β受体阻滞剂的清除率减少，如阿替洛尔、美托洛尔和索他洛尔等，服常用量时血浓度较其他年龄组高，而且个体差异性也较大，不同的患者服同一剂量，血浆浓度可相差20倍以上，因此，应从小剂量开始慎重使用。

（3）强心苷类药：老年人对强心苷类比较敏感，服用小剂量即可出现毒性反应。目前以口服地高辛应用最广，也是老年人发生不良反应最多的药物之一，中毒发生率为11.5%~20%。老年人服同等剂量地高辛，其血清浓度较青年人高1倍，因此，应用强心苷类药物剂量应低于青年人。多主张服维持量，并且剂量应个体化调整和进行血药浓度的监测，还应注意与其他药物的相互作用。强心苷类中毒常见的危险因素有低血钾、高血钙、高血钾、肾功能不全、甲状腺功能减退、慢性阻塞性肺部疾患、缺血性心脏病、急性心肌梗死和酸碱平衡失调等。某些药物可增强强心苷类药物的血浓度及敏感性，如钙剂、奎尼丁、维拉帕米、普萘洛尔等，应用时要谨慎。

（4）硝酸酯类：长期持续应用硝酸酯类易产生耐药性，耐药性多发生在连续用药的1~2周后。

（5）抗心律失常药：大多数抗心律失常药物都具有减慢心率的作用，如β受体阻滞剂、美西律和胺碘酮等。而有些老年人会发生阵发性快速心律失常，可能是由于病态窦房结综合征所致。这类患者在应用上述药物时，可能出现过长的窦性停搏，甚至出现阿-斯综合征，必须慎重使用。利多卡因、普鲁卡因酰胺和普罗帕酮等可致心律失常，因此应减少剂量，并进行血药浓度监测。

（6）抗凝血药：肝素和华法林是常用的抗凝血药。老年人凝血因子合成速率仅为青年人的33%~50%，因而对抗凝血药敏感性增加，应用肝素后出血发生率增加。老年人血浆白蛋白与华法林结合能力弱，对华法林更敏感，因此，老年人应用抗凝血药应适当减少剂量，注意定期监测凝血酶原时间及国际标准化比值（INR），及时调整药物剂量。

3. 抗生素类药物

老年人应用抗生素应注意的问题：

（1）及早明确引起感染的病因。严格掌握抗生素药物的适应证，准确、合理使用抗生素。用量应根据患者的病理、生理及肝肾功能情况而定。尽量不应用广谱抗生素或联合多种抗生素，减少预防性抗生素的使用。

（2）必须谨慎使用氨基糖苷类、头孢类、四环素类抗生素及磺胺类药物。在应用高效、广谱抗生素或疗程较长时应监测肝肾及造血功能，长期应用抗生素要注意防止二重感染。

（3）联合用药应避免毒性相加的两类药同时应用。如氨基糖苷类、西索米星、小诺米星等合用可增加耳毒性、肾毒性及神经肌肉阻滞毒性，甚至抑制呼吸。

（4）避免抗生素与其他药物的相互作用，如四环素可增加抗结核药物肝脏毒性，红霉素可增加双异丙吡胺对肝脏的毒性引起心律失常，氯霉素可增加口服抗凝剂的疗效和毒性引起大出血，磺胺与磺脲类降糖药合用可致低血糖。

（5）应按疗程使用抗生素，抗生素的有效反应时间在24~48小时，一般在体温正常3天后停用，持续用药时间5~7天。不要频繁换药，应用抗生素2~3天后无效，应分析原因，不要无限制地延长。

4. 利尿药

老年人使用利尿药可能发生直立性低血压、电解质紊乱、血容量降低、血栓栓塞、低血钾及增加强心苷毒性等并发症。过强的利尿药可使前列腺肥大的老年人产生尿潴留。因此，宜采用小剂量的噻嗪类利尿剂或阿米洛利等缓和的利尿剂。老年人使用氨苯蝶啶及螺内酯等保钾利尿剂时，易发生高钾血症，应避免与血管紧张素转换酶抑制剂（ACEI）合用。

综上所述，老年人合理用药的目标是安全、有效地使用药物。应严格掌握适应证，遵循个体化原则，选择疗效好、副作用小的药物，并注意药物间的相互作用和排除禁忌证；老年人用药时间不宜过长，取得疗效后可以减量或停药；需长期服用的药物可选用缓释或控释制剂；在用药过程中出现某些异常情况，应提高警惕，仔细询问原因，如由药物引起应及时停药和调整治疗方案，以减少药物不良反应和药源性疾病的发生。

（陶　方　宋　暖）

参 考 文 献

［1］李小寒，尚少梅. 护理学基础［M］. 第 4 版. 北京：人民卫生出版社，2008.

［2］赵玉洁，赵玉英. 脑卒中失眠患者影响因素调查及护理干预［J］. 护理学杂志，2009，24（5）：38-40.

［3］高翠云，常娇."失眠绿色疗法"治疗失眠症的效果观察［J］. 中国实用护理杂志，2004，20（14）：17-18.

［4］万红. 音乐疗法的应用现状［J］. 护理研究，2004，18（10）：1702-1703.

［5］胡燕，蒋运兰，王艳桥，等. 失眠的护理研究进展［J］. 当代护士，2011，（2）：5-7.

［6］石秀锦，蔡郁，陈峥. 老年患者多重用药现状及研究进展［J］. 中国临床医生，2011，39（8）：29-31.

第七章　常见老年问题的照护

　　压疮、大小便失禁、尿潴留、便秘、深静脉血栓、吸入性肺炎、吞咽困难、骨质疏松、受虐与忽视等都是老年人长期照护中的常见问题，这些问题严重影响着老年人的身心健康。真正做好照护，可以有效地预防这些问题发生，提高老年人的生活质量。本章将就上述问题进行阐述。

第一节　压　疮

　　褥疮来源于拉丁文"decub"，意为"躺下"。现多采用压力性溃疡或压疮一词。美国的国家压疮咨询委员会（NPUAP）在 2007 年 2 月的会议上对压疮定义是：皮肤和（或）皮下组织的局部损伤，通常发生在骨突出处，是压力的损伤结果，或者是压力和剪切力和（或）摩擦力共同作用的结果。压疮可见于任何年龄，但老年人最多见，尤其是 70 岁以上的老年患者，据国外资料统计：美国有 10%～20%的老年患者在入院时或住院期间发生压疮，养老院的居民压疮患病率高达23%。压疮是影响老年疾病康复和加重机体损伤的重要原因，是老年护理学颇受重视的临床问题。

一、好发部位

　　压疮易发生于缺乏脂肪组织保护、无肌肉包裹或肌层较薄的骨隆突处。由于体位不同受压点不同，好发部位亦不同。

　　（一）仰卧位

　　压疮好发于枕骨粗隆、肩胛、脊柱椎体隆突处、骶尾、外踝和足跟等（图 7-1）。

　　（二）侧卧位

　　好发于耳郭、肩峰、肘部、髋部、膝关节内外侧、内踝、外踝等（图 7-2）。

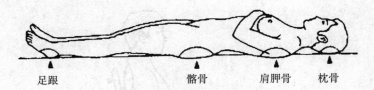

图 7-1　仰卧位压疮易发部位

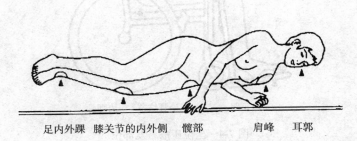

图 7-2　侧卧位压疮易发部位

（三）俯卧位

好发于前额、面部、耳郭、肩部、女性乳房、男性生殖器、髂嵴、膝部、足背脚趾等（图7-3）。

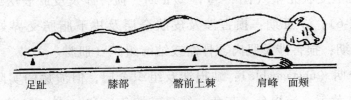

图 7-3　俯卧位压疮易发部位

（四）坐位

好发于坐骨结节处（图7-4）。

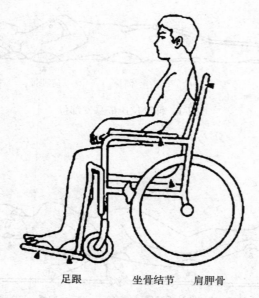

足跟　　　坐骨结节　　肩胛骨

图 7-4　坐位压疮易发部位

二、临床表现和分期

国内一般采用美国压疮协会压疮分级法。2007 年 NPUAP 发布了新的压疮分期方法，在原来的 Ⅰ~Ⅳ 期基础上，增加了不可分期以及可疑深部组织损伤期。① Ⅰ 期：局部皮肤有红斑但皮肤完整（图 7-5）；② Ⅱ 期：损害涉及皮肤表层或真皮层可见皮损或水泡（图 7-6）；③ Ⅲ 期：损害涉及皮肤全层及皮下脂肪交界处可见较深创面（图 7-7）；④ Ⅳ 期：损害涉及肌肉、骨骼或结缔组织（肌腱、关节、关节囊等）（图 7-8）；⑤不可分期（unstageable）：缺损涉及组织全层，但溃疡的实际深度完全被创面的坏死组织（黄色、棕褐色、灰色、绿色或棕色）和（或）焦痂（棕褐色、棕色或黑色）所掩盖。无法确定其实际深度，除非彻底清除坏死组织和（或）焦痂以暴露出创面底部（图 7-9）；⑥可疑深部组织损伤期（suspected deep tissue injury）指由于压力和（或）剪切力造成皮下软组织受损，在完整但褪色的皮肤上出现局部紫色或黑紫色，或形成充血性水疱。与邻近组织相比，该区域的组织可先出现疼痛、硬肿、糜烂、松软、较冷或较热。深部组织损伤在肤色深的个体比较难诊断。此期也包括在黑色创面上形成的水疱，可能会发展为被一层薄的焦痂覆盖；即便接受最佳治疗，也可能会快速发展成为深层组织的破溃。

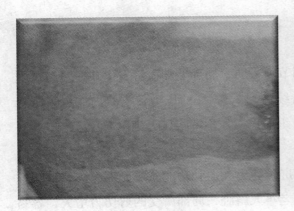

图 7-5 I 期压疮

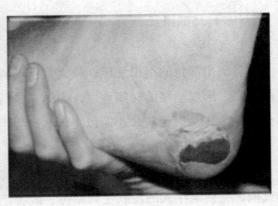

图 7-6 II 期压疮

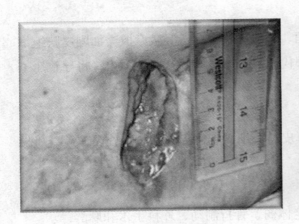

图 7-7 III 期压疮

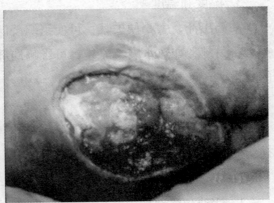

图 7-8 IV 期压疮

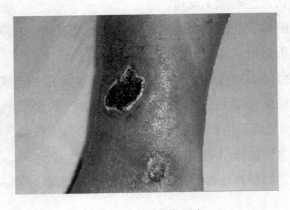

图 7-9 不可分期压疮

三、危险因素

（一）局部因素

1. 受压

骨突出部位的组织受压，微血管循环调节力减弱，局部毛细血管发生缺血。组织受压愈高，形成溃疡的时间愈短，人体如果持续受到 8.0kPa 的压力，皮肤内血流量则降至正常的33%，受压3小时以上就会产生组织损伤，如不解除压力则引起压疮。

2. 摩擦和剪切力

老年人因皮肤生理、免疫功能改变，其屏障能力和血管功能减退，如身体移动时推或拖，会使老年人的皮肤受到摩擦；或者使老年人斜卧，局部所受的剪切力增大，容易引起压疮。

3. 湿度和温度

高温出汗、大小便失禁，可使组织浸润、局部皮肤变软，轻微摩擦会加剧皮肤组织损失；另外，如热水袋、冰袋等可影响局部代谢及组织血供，若使用不当，将导致压疮的发生。

4. 皮肤皱褶

皱褶处的皮肤弹性差，皮下缺乏保护真皮内毛细血管血流的脂肪垫，因而承受机械损伤的缓冲力减弱，往往容易形成压疮。

（二）全身性因素

1. 活动和移动受限，如脊髓损伤、年老体弱、骨折制动、外科手术和麻醉等。

2. 营养不良，使皮下脂肪减少、肌肉萎缩。

3. 感觉受损，对伤害性刺激无反应。

4. 高龄，老年心脏血管功能减弱，末梢循环功能衰退。

5. 体温升高，可引起组织高代谢需求，增加压疮易感性。

6. 吸烟，尼古丁可使末梢血管痉挛，增加组织发生压疮的易感性。

7. 体重，消瘦者较肥胖者易发生压疮；但肥胖者脂肪组织的血液供应相对较少，影响局部血液循环，加之活动困难，床上翻身等动作容易受拖拉，易导致压疮的发生。

8. 应激，多见于急性损伤早期。

9. 精神心理因素，如精神压抑、精神打击、情绪抑郁等。

四、长期照护

（一）压疮危险因素评估

应用压疮危险因素评估量表进行评估是预防压疮关键性的一步，是有效护理干预的一部分。照护人员应掌握评估量表的使用，根据老年人的情况进行动态评估，及时采取相应的护理措施。在临床上，获得认可及常用的压疮危险因素评估表有 Braden 评分量表（表 7-1）、Norton 评分量表（表 7-2）、Waterlow 评分量表（表 7-3）等。

表 7-1　Braden 评分量表

6 个因素	项目/分值	4	3	2	1
活动性	身体活动程度	经常步行	偶尔步行	局限于床上	卧床不起
运动能力	活动能力改变和控制体位能力	不受限	轻度受限	严重受限	完全不能
摩擦和剪切力	摩擦力和剪切力	无	无明显问题	有潜在危险	有
感觉能力	感觉对压迫有关的不适感受能力	未受损害	轻度丧失	严重丧失	完全丧失
湿度	皮肤暴露于潮湿的程度	很少发生	偶尔发生	非常潮湿	持久潮湿
营养	通常摄食状态	良好	适当	不足	恶劣

表 7-2　Norton 评分量表

项目/分值	4	3	2	1
精神状况	思维敏捷	无动于衷	不合逻辑	昏迷
身体状况	好	一般	不好	极差
灵活程度	行动自如	轻微受限	非常受限	不能活动
活动能力	可以走动	帮助下可以走动	坐轮椅	卧床
失禁情况	无失禁	偶有失禁	常常失禁	完全大小便失禁

1. Braden 评分量表

是由美国的 Braden 和 Bergstrom 两位博士于 1987 年制订的，量表包含六个危险因素：即感觉、湿度、活动、运动能力、营养、摩擦和剪切力。每个因素分为四个分值等级（1~4 分），除摩擦力和剪切力为 1~3 分外，其余项目评分为 1~4 分，总分值为 6~23 分。轻度危险：15~18 分，中度危险：13~14 分，高度危险：10~12 分，极度危险：< 9 分。评分分值越小发生压疮的危险性越高。

表 7-3　Waterlow 评分量表

项　目		得分	项　目		得分
体型	正常	0	运动能力	完全	0
	超过正常	1		烦躁	1
	肥胖	2		冷漠	2
	低于正常	3		限制	3
皮肤类型	健康	0		卧床不起	4
	薄如纸	1		受限于座位	5
	干燥	1	组织营养状态	恶病质	8
	水肿	1		多器官衰竭	5
	潮湿	1		外周血管	5
	颜色差	2		贫血	2
	破裂/红斑	3		吸烟	1
性别	男	1	神经系统缺陷	糖尿病	4~6
	女	2		运动/感觉缺陷	4~6
年龄（岁）	14~49	1		截瘫	4~6
	50~64	2	大手术/创伤	整形外科/脊椎	5
	65~74	3		手术时间>2 小时	5
	75~80	4		手术时间>6 小时	8
	>81	5		长期应用细胞毒性药	4
控便能力	完全控制/导尿	0	药物治疗	大剂量类固醇	4
	偶有失禁	1		大剂量抗生素	4
	大便失禁	2			
	大小便失禁	3			

2. Norton 评分量表

Norton 量表包括身体状况、精神状态、活动情况、运动情况和大小便失禁 5 项评估内容，每项评分分值均为 1 分（严重）到 4 分（正常），总分介于 5~20 分之间。总分等于或者低于 14 分，表明有发生压疮的危险。

3. Waterlow 评分量表

此量表是由 Waterlow 发展的一种压疮风险评估工具，包括性别和年龄、体型、体重与身高、皮肤类型、控便能力、运动能力、食欲、心血管及全身情况、营养缺乏及药物治疗 9 大方面，累计<10 分者为无危险，10~14 分为轻度危险，15~19 分为高度危

险，20 分以上为极度危险。

（二）减压

1. 体位

不舒适或不平衡的体位必然导致关节过度扭曲，造成关节处的骨突起（如股骨的大转子结节）更突出于体表。这种骨突起可使这些部位承受更多的压力，于是骨突起部位发生严重的血运障碍。要想保持稳定平衡的姿势，侧卧位时，使老年人屈髋屈膝，两腿前后分开，身体下面的臂向前略伸，身体上面的臂前伸与腋成 30°，可增大接触面积。另外，屈膝屈髋成 90°，上腿在下腿前方，这种姿势可使大转子回缩，避免局部突出，又可使老年人下半身稳定于髂前上棘与股骨大转子及下腿膝外侧形成的三角平面内，防止体重压迫到髂前上棘一点。将老年人侧倾 30°，并用枕头支撑的这种体位是一种有效的预防压疮的方法。尽可能避免使床头抬高超过 30°，以减少剪切力。

2. 体位变换

定时翻身是最简单有效的压力解除法，翻身间隔时间一般为 1~2 小时，压疮危险因素评估高危老年人应 30~60 分钟翻身 1 次。在搬动时，要注意老年人身体各部分的位置，以用吊架或提床单式方法帮助老年人在床上移动，避免拖拉扯拽老年人。

3. 应用支撑性工具

目前各种体位垫（图 7-10）、床垫及支具不断改进，各种翻身床、气垫床的应用对预防压疮亦起到了较好的效果。值得注意的是，当确定使用哪一种支撑工具后仍需不断对老年人进行评估与再评估，及时发现病情变化，以便调整护理方案。

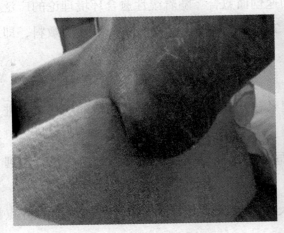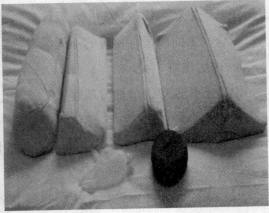

图 7-10　各种体位垫

（三）改善营养

摄入优质蛋白，补充足够的维生素 C、维生素 A 和锌等微量元素，对纠正负氮平衡非常必要。同时鼓励老年人多饮水。

（四）避免不良刺激

保持床单位清洁、平整、无渣屑；保持皮肤清洁干燥，对大便失禁、出汗及分泌物多的老年人，应及时擦洗干净。

（五）积极治疗原发病

压疮的发生常常是在许多原发病的基础上并发的，如血糖控制不佳，并发了皮肤水肿、缺血、缺氧、感觉异常而形成压疮。因此，在诊断清楚的情况下应积极治疗原发病，这也是促进压疮愈合的有利条件之一。

（六）心理护理

思维清晰的老年人往往情绪低落，认为自己成了家庭的累赘，加上创面恶臭，大小便失控，自卑感很强，导致老年人情绪更加低落。对此，照护人员应该用亲切柔和的语调、关切的眼神、乐观开朗的情绪来感染老年人，操作时与老年人亲切交谈，介绍创面的情况，增加老年人的信心，减轻自卑感。

（七）局部治疗与照护

20 世纪 60 年代初，Winter 首先提出了湿润环境更有利于创面愈合的新观点。20 世纪 80 年代 Knighton 发现有关伤口含氧量与血管增生的关系，表明新生毛细血管的增生随创面大和含氧量的降低而增加。因此，目前认为湿润环境有利于创面上皮细胞的形成，可避免结痂，促使肉芽组织的生长，加速创面愈合。随着湿性愈合环境理论的广泛流传，诞生了新一代敷料——水胶体敷料，20 世纪 90 年代起发明了一系列的敷料，即伤口愈合的不同阶段有相应的不同敷料。

1. 评估伤口

定期系统地对伤口进行观察、测量、记录和分析，可以及时了解伤口的现状，为进一步治疗和护理提供依据。评估内容包括：

（1）伤口大小（长×宽）：可用直尺或同心圆尺测量伤口，头到脚方向为长，左到右方向为宽。

（2）深度：将无菌消毒长棉棒直接放入伤口最深处，测量棉棒与皮肤表面平齐点到棉棒头的距离即为伤口的深度。

（3）潜行深度：是指无法用肉眼见到的深部被破坏组织，通常外表可见伤口边缘有内卷，周围组织有炎症现象。测量时，将无菌消毒长棉棒沿着伤口边缘直接放入深至棉棒能到的最深处，测量棉棒与皮肤表面平齐点到棉棒头的距离即为潜行深度。

（4）组织的形态：如黑色结痂、黄色腐肉、红色肉芽组织、表皮增生、伤口周围组织硬度等。

（5）渗出液：可用沾湿敷料的程度来描述量，性状有粉红血性、黄色澄清、黄脓、绿黄脓或褐色，气味有无味、臭味等。

（6）伤口周围皮肤或组织：可有正常、泡白、灰白、粉红、深红、紫色、黑色等颜色，用干净的手指压伤口周围组织了解弹性、软硬度及有无肿胀。

2. 伤口处理

（1）清洁伤口：目的是去除异物、细菌或坏死组织，避免细菌感染，促进新细胞的增生。选择清洗剂，一般应用生理盐水，因其不会使健康组织受损，而一些常用的消毒剂如碘伏、次氯酸钠、过氧化氢等对健康组织是非选择性和有细胞毒性的，应慎用。

（2）清创术：目的是除去异物、结痂及坏死组织，促进组织氧浓度的提高，从而提高组织愈合能力。清创方法选择应根据老年人的条件、治疗目的和伤口中坏死组织的类型及坏死量而定，包括机械性清创术（外科手术、冲洗法、湿到干的敷料使用）、化学性清创术和自溶性清创等方法。

（3）伤口敷料的选择与应用：1962 年 Winter 发表了他在家猪身上进行的急性皮肤损伤的研究，结果表明伤口覆盖薄膜并保持一种潮湿环境比在干燥环境中好得更快，这是最先出现的现代伤口包扎理论。伤口保持湿润有以下优点：有利于坏死组织和纤维蛋白的溶解；有利于保持、促进多种生物因子的活性和释放；有利于细胞增殖分化和移行，加速肉芽组织的形成；避免敷料与新生肉芽组织粘连，更换敷料时的再次机械性损伤；不增加伤口感染的危险；减轻疼痛等。

根据创面所处的不同阶段，选用适宜的敷料。①肉芽伤口：应当用水胶体或其他非粘连性的敷料，敷料很容易被移去且不损伤伤口；②渗出性伤口：应当使用高度吸收性敷料，如藻酸盐或泡沫类敷料，可使过多的渗出液除去，以使表皮脱落和浸软降低到最小程度，同时敷料高吸收性也减少更换敷料频率；③带焦痂的伤口：应用含水胶体或水凝胶的敷料，且敷料应为密闭性的。伤口的水合程度可促进自溶性清创，有利于焦痂的清除，同时密闭性敷料可防止湿气的丢失；④带腐肉的伤口：应用含水胶体、水凝胶和藻酸盐类敷料。敷料的自溶特性有助于腐肉的去除；⑤伤口的腔道：应用非粘连性敷料填塞或水凝胶类敷料填充，且不宜过满。目的是尽量消除死腔，将脓肿的形成降到最低。伤口填塞可防止在伤口愈合前将窦道的开口闭合。

压疮的局部治疗与照护需要专业的造口治疗师或医生完成，照护人员应随时观察创面的变化，做好记录。

第二节　便　秘

一、概述

（一）概念

便秘是指排便频率减少，一周内排便次数少于 2~3 次，排便时费力，粪便干硬，或粪块潴留在直肠内，便意不尽。60 岁以上的老年人便秘高达 20%~30%，常给老年人的身心健康带来严重的影响。特别是患有高血压、冠心病的老年人，便秘时屏气用力，易突发心脑血管意外而危及生命。因此，对老年人便秘不容忽视，在长期照护过程中，必须对此给予高度重视。

（二）原因

1. 生理因素

随着年龄的增长，老年人的胃肠功能逐渐衰退，肠蠕动减弱而引起便秘。另外，老年人由于牙齿多不健全，喜欢进食少渣精细的食物，膳食中缺乏纤维素，使肠蠕动减少而引发便秘。

2. 疾病因素

受糖尿病、尿毒症、脑血管意外、帕金森病和甲状腺功能减退等疾病影响而导致的便秘。

3. 排便习惯

有些老年人没有固定的排便习惯，还有意识地控制便意或憋便，降低了直肠对肠内容物的敏感性，从而导致便秘或使原有便秘加重。

4. 运动减少

老年人由于活动量少，尤其是长期卧床或坐轮椅的老年人，缺乏活动可致肛力减退，肠蠕动减少而引发或加重便秘。

5. 药物因素

长期使用抗高血压、抗胆碱能、抗抑郁和钙离子拮抗剂等药物可诱发便秘。长期使用缓泻剂可使肠道失去自行排便的功能，而加重便秘。

6. 其他

有文献报道精神心理因素与便秘也有很大的关系。

二、长期照护

（一）健康指导

照护人员应向老年人进行健康知识宣教，详细讲解便秘发生的原因、治疗方法、危害及预防措施，帮助老年人建立良好的生活方式，尤其要向老年人强调保持排便通畅对身体健康的重要性，避免或减少便秘的发生。

（二）心理指导

便秘的老年人常出现烦躁、紧张、焦虑和抑郁等不良情绪，使胃肠功能紊乱而加重便秘。照护人员应帮助老年人分析便秘发生的原因及处理方法，给予老年人心理疏导，保持良好的心态，多与老年人进行有效地沟通，做好安慰解释工作，培养其广泛的兴趣爱好，疏解环境压力，指导老年人积极配合治疗，及早解除便秘。

（三）排便习惯

照护人员应指导老年人养成定时排便的良好习惯，可增加排便肌力量和协调性。一般早晨睡醒后肠道蠕动会增强，有利于排便，可鼓励老年人晨起排便，无论是否有便意，均定时如厕。排便时注意力要集中，不要同时看报纸杂志或听音乐。不要有意识地控制便意或憋便，保证隐私的排便环境和充分的排便时间，对预防便秘也有很好的作用。

（四）饮食指导

照护人员应指导老年人均衡饮食，进食易消化、清淡、富含维生素及纤维素的食物，调整日常饮食习惯，建立科学的饮食结构。

1. 增加膳食纤维的摄入

照护人员应指导老年人进食富含纤维素较多的食物，如五谷杂粮、豆类制品、蔬菜及水果等。根据老年人的身体健康状况，在烹调菜肴时可适当多加一些食用油，如豆油、菜油、麻油及花生油等，也可适量增加脂肪食物的摄入。食物在烹调时应切成细末煮烂，便于消化吸收。以上措施均可刺激肠道的蠕动，促进排便。

2. 保证充足的水分摄入

鼓励老年人适时适量饮水，晨起空腹和睡前饮温开水 200~300ml，建立胃-结肠反射，活动 20 分钟后做排便动作。保证每天饮水量在 2000ml 左右，使肠道内保持一定的水分，起到软化大便的作用。

3. 禁食辛辣、刺激性的食物

忌食烈酒、浓茶、咖啡及辣椒等刺激性食物。

（五）适量运动

参加健身运动，提高整个机体的紧张度，加强生理排便功能，是恢复正常排便反射机制的好方法。照护人员应指导老年人进行适当的有氧运动，如散步、打太极拳、练气功及徒手操等，避免久坐、久卧。还可采取以下方法：①腹式呼吸运动：平卧位，吸气时鼓腹并放松肛门、会阴，呼气时收腹并缩紧肛门、会阴，气呼尽略加停顿，再进行呼吸，如此反复 4~6 次；②腹部自我按摩：仰卧在床上，屈曲双膝，以肚脐为中心，顺时针方向按揉，每天做 2~3 次，每次 5~10 分钟。按摩前应排空小便，不宜在饭后、过饱或者饥饿情况下按摩腹部，患结肠癌的老年人不宜按摩腹部。

（六）便秘的处理

照护人员应指导老年人合理应用药物治疗，应选择安全、副作用小、起效慢的药物。

1. 泻剂

分容积性泻剂、润滑性泻剂、盐类泻剂、渗透性泻剂和刺激性泻剂。如植物纤维、开塞露、液状石蜡、硫酸镁、乳果糖和番泻叶等。服用容积性泻剂时应注意多饮水。液体石蜡适用于避免排便用力的老年人，如年老体弱、高血压、冠心病和痔疮等便秘的老年人，长期应用会导致脂溶性维生素缺乏，应指导老年人避免长期使用。硫酸镁过量可引起高镁血症。刺激性泻药作用较强烈，不适于长期使用。使用泻剂的原则是交替使用各种泻药，避免用强烈的泻药，否则可使肠道失去自行排便的功能而加重便秘。治疗便秘的药物也可引起医源性便秘，长期应用后可降低肠壁神经感受细胞的应激性，使肠蠕动和排便反射麻痹，而形成"泻剂成瘾性"便秘。

2. 促动力剂

选择 $5-HT_4$ 受体激动药，通过兴奋胃肠道胆碱能中间神经元及肋间神经丛的 $5-HT_4$ 受体，刺激乙酰胆碱释放，增强胃肠蠕动收缩，如莫沙必利等。

3. 微生态制剂

有助于缓解慢性便秘的症状。作用机制为改善肠道菌群，发酵糖产生大量有机酸，使肠腔内 pH 值下降，促进肠蠕动。如双歧四联活菌片和乳酸菌素片等。

4. 通便胶囊

系纯中药制剂，具有"健脾益肾"、"润肠通便"的功能。本品用量小、通便作用可靠，具有"通而不泻"、"补不滞塞"的特点。每次 2~4 粒，2~3 次/天，1~2 天即可通便，通便后改为 1 次/天，每次 1~2 粒。

5. 取粪结石法

粪便嵌顿，老年人无法自行排出粪便，极其痛苦。照护人员可戴手套帮助老年人从直肠内取出粪石。方法：老年人右侧卧位，照护人员用右手戴手套涂以润滑油，轻轻将示指、中指插入直肠，慢慢将粪便压碎后掏出。操作时注意动作轻柔，切忌暴力硬挖，随时观察老年人有无异常情况发生，当其出现痛苦表情、面色苍白、大汗淋漓时，应休息片刻再进行操作。

第三节　尿　潴　留

一、概述

膀胱内积有大量尿液而不能排出，称为尿潴留。

（一）根据引起尿潴留的原因，一般可将尿潴留分为阻塞性和非阻塞性两类。

1. 阻塞性尿潴留的原因有前列腺增生、尿道狭窄、肿瘤、膀胱或尿道结石等疾病，阻塞了膀胱颈或尿道而发生尿潴留。

2. 非阻塞性尿潴留即膀胱和尿道并无器质性病变，尿潴留是由神经或肌源性因素导致排尿功能障碍引起的，如脑肿瘤、脑外伤、脊髓肿瘤、脊髓损伤、周围神经疾病、手术和麻醉等均可引起尿潴留。

（二）根据尿潴留的临床表现，可分为急性尿潴留和慢性尿潴留。

1. 急性尿潴留

表现为急性发生的膀胱胀满而无法排尿，常伴随由于明显尿意而引起的疼痛和焦虑。

2. 慢性尿潴留

表现为尿频、尿不尽感或下腹胀满不适等，可出现充溢性尿失禁。

二、长期照护

急性尿潴留需要急诊处理，应立即解决尿液引流。因此，除了急诊可解除的病因外，如尿道结石或血块堵塞、包茎引起的尿道外口狭窄和包皮嵌顿等，其他病因导致的急性尿潴留可在尿液引流后，再针对不同的病因进行治疗。引流尿液的方法包括留置导尿管和耻骨上膀胱穿刺造瘘或膀胱穿刺抽尿。药物治疗仅作为尿液引流的辅助治疗，或者患者拒绝导尿或不适合导尿的情况下使用。采用针灸对解除产后或术后麻醉所致逼尿肌收缩乏力的急性尿潴留也有一定治疗效果。

（一）一般护理

1. 积极治疗原发病，避免或预防尿潴留的发生。

2. 出现排尿困难症状时及时就诊治疗，避免病情加重。

3. 在病情允许的情况下，用物理的方法协助老年人排尿。将室内水龙头稍稍开启形成滴水声，以诱发排尿反应；采用温水冲洗外阴或温水坐浴，或用热水袋热敷下腹部，刺激膀胱肌肉收缩。帮助老年人轻轻按摩下腹部，照护者手掌按其下腹部，轻轻向左右推揉膨胀的膀胱 10~20 次，促进腹肌松弛，然后以一掌自老年人膀胱底部向下推移按压，另一手以全掌按压关元、中极穴位，以促进排尿，当尿液排出时不可松手，应等尿液排完再缓缓松手，此法对年老体弱及高血压患者应谨慎。

4. 在病情允许的情况下，做好生活起居护理。

（1）为老年人提供隐蔽的排尿环境，协助老年人调整体位和姿势，以增加老年人的舒适感，方便排尿。对于不适应床上排尿者，可以帮助老年人坐起排尿，或下床排尿。如上述方法均不奏效时，应及时进行导尿处理。

（2）饮食护理：饮食上应清淡，多吃蔬菜水果，多进食萝卜汤、海带等食物，或多吃西瓜、荸荠与浓茶，保证每天 2000~2500ml 的饮水量，使尿量增多刺激膀胱，加强尿意促使排尿。

（3）心理护理：祖国医学十分重视精神与疾病的关系，提出七情属于精神致病因素，即"喜伤心、怒伤肝、忧伤肺、思伤脾、恐伤肾"。照护人员应耐心、细致地向老年人解释病情，转移老年人注意力，消除其紧张、不安情绪，使排尿反射恢复至接近正常的状态。

（二）无菌导尿术

无菌导尿术（图 7-11）可以放出尿液，解除症状，减轻痛苦。当尿潴留症状不能缓解时需及时就诊，由专业护士实施无菌导尿术。方法如下：

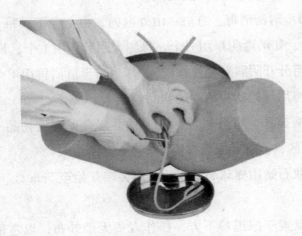

图 7-11　无菌导尿术

1. 用物

一次性导尿包（必要时备无菌手套、冲洗包、盐水），一次性尿垫，必要时备屏风，快速手消毒剂。

2. 评估

应向患者解释导尿的目的与方法，争取患者的配合，语言应规范，态度应和蔼，并做好以下评估：

（1）评估患者病情、膀胱充盈程度（腹部触诊了解）和会阴部皮肤黏膜等。

（2）评估患者的自理能力、合作程度、耐受力和心理反应。

3. 为女患者导尿的操作程序

（1）操作前戴口罩。

（2）准备用物，检查导尿包、手套的有效期及消毒标记。

（3）携用物至患者床前，正确核对，向患者说明目的，作好解释工作以取得合作。

（4）关闭门窗，按需给予便器，大病房用屏风遮挡。

（5）操作者站在患者右侧，能自理者嘱患者自行清洗外阴，不能自理者护士协助清洗外阴。

（6）协助患者仰卧，双腿向外展，松开右侧床尾盖被，反上折盖在左腿上，脱下左裤腿盖在右腿上。注意给患者保暖。

（7）臀下垫一次性尿垫。

（8）将导尿包除去外包装置于两腿之间。

（9）戴手套作初步清洁消毒。方法：由外向内，由上向下，每个棉球仅限用1次，且只能擦洗一个部位，如消毒阴阜用一个，每侧大阴唇各用1个、每侧小阴唇各用1个（操作者用左手拇示指分开阴唇后顺序擦洗），尿道口至肛门再用1个。

（10）脱手套，将用过的初步消毒的物品放于车下。

（11）用手消毒液擦手，将导尿包打开，戴手套合理摆放物品。铺孔巾，使孔巾、包布皮，形成一无菌区，检查导尿管气囊。

（12）用镊子夹取石蜡用棉球润滑尿管，由尖端开始至5cm处，关闭开关，放于弯盘内备用。

（13）将另一弯盘置于尿道口下方，操作者垫无菌纱布，以左手拇示指分开阴唇，露出尿道口，右手持镊子夹取消毒棉球做导尿前消毒。方法：第一个棉球消毒尿道口，第二个棉球消毒左小阴唇，第三个棉球消毒右小阴唇，第四个棉球消毒尿道口至肛门。

（14）消毒后将用过的物品移开放在床尾。

（15）将盛导尿管的治疗碗移近会阴部，左手固定好阴唇，不要污染尿道口，以镊子夹持导尿管距尖端5cm，另一端留在盘内，向尿道口轻轻插入4cm左右，见尿后再插1cm，固定导尿管（冲气囊），此时如需留取尿培养标本，可用培养小瓶接取中间尿液，如留取尿常规，应于导尿毕，将尿到入标本瓶中送检，接一次性尿袋，如需留置导尿则固定尿袋。

（16）导尿毕，轻轻拔出导尿管放于弯盘中，用纱布擦净会阴部。

（17）脱手套，整理用物放于治疗车下。

（18）协助患者穿好衣裤，撤去尿垫，整理好床单位，开窗通风。

（19）收拾用物，推车回治疗室，洗手，记录执行签字。

4. 为男患者导尿的操作程序

基本与为女性导尿相同，但需注意以下几个方面：

（1）铺孔巾时龟头不可露在孔巾之外，以免污染孔巾。

（2）以镊子夹取石蜡油棉球润滑导尿管，由尖端开始至10cm处。

（3）消毒时，左手用纱布包裹阴茎，将包皮向上推并固定冠状沟分开尿道口，右手持镊子夹消毒棉球自尿道口向外旋转将龟头及冠状沟消毒3次（每个棉球限用一次）。

（4）插导尿管时，将阴茎提起与身体成60°，使尿道耻骨前弯曲变直，注意尿道的两个弯曲、三个狭窄的特点。

（5）自尿道口轻轻插入20~22cm（男性尿道长16~20cm）。

5. 注意事项

接受导尿术的患者，多数有紧张、焦虑等心理反应，护士在操作中应体谅和理解患者，以熟练的技术、亲切的语言、真诚的态度给患者以心理支持。操作中应随时询问、观察患者的感受及反应。留置尿管的护理请参见第五章第四节的内容。

第四节　吞　咽　困　难

一、概述

吞咽困难是指食物从口腔经咽、食管、胃的贲门运送至胃的过程中受阻而产生咽部、胸骨后或食管部位的梗阻停滞的感觉。查体常有体重减轻，严重者还会导致营养不良。吞咽时出现食团停顿感，即使为一过性感觉也提示食管功能障碍。患者常以"粘住"、"停住"、"挡住"、"下不去"等诉说症状并以手指指示食物停留部位。大家常把轻度吞咽困难认为是正常现象，主诉"咽下的食物太大了"，故除非仔细询问病史，大家多不会主动提出有吞咽困难存在。

二、长期照护

（一）认真观察神志及饮食情况

经口进食时是否呛咳，进食所需的时间，每口及每次进食量及种类，进食时是否有情感失禁（如强哭和强笑等）。

（二）认真观察吞咽的动作

观察吞咽及模拟吞咽、咀嚼动作、口唇闭合的情况，有无喉头上抬及颈部运动的情况。

（三）判断吞咽障碍程度的两种简单方法

一是洼田饮水试验，由日本学者洼田提出，分级明确清楚，操作简单（表7-4）；二是脑卒中患者神经功能缺损程度评分标准中的吞咽困难亚量表（表7-5）。

表 7-4　洼田饮水试验

（患者端坐，喝下 30ml 温开水，观察所需时间和呛咳情况）

分级	评定标准
1 级（优）	能顺利地 1 次将水咽下
2 级（良）	分 2 次以上，能不呛咳地咽下
3 级（中）	能 1 次咽下，但有呛咳
4 级（可）	分 2 次以上咽下，但有呛咳
5 级（差）	频繁呛咳，不能全部咽下

正常：1 级，5 秒之内

异常：3、4、5 级

可疑：1 级，5 秒以上或 2 级

解释：治愈：吞咽障碍消失，饮水试验评定 1 级；有效：吞咽障碍明显改善，饮水试验评定 2 级；无效：吞咽障碍改善不明显，饮水试验评定 3 级以上

表 7-5　脑卒中患者神经功能缺损程度评分标准中的吞咽困难亚量表

评分	评定内容
0 分	没有异常
2 分	有一定困难，吃饭或喝水缓慢，喝水时停顿比通常次数多
4 分	进食明显缓慢，避免一些食物或流食
5 分	仅能吞咽一种特殊的饮食，如单一的或搅碎的食物
6 分	不能吞咽，必须用鼻饲管

解释：无效：治疗后无得分增加；有效：治疗后得分增加 1 级

（四）吞咽困难较轻能经口进食者的护理

关键在于避免误吸。食物性状的选择顺序依次为糊状食物、糜烂食物、剁碎食物、软食和固体食物。食物量由少到多。卧床者在进食时应抬高床头 45°，以利于咽下运动。进食时应在安静的情况下进行，精力集中，进餐时不要与人交谈，保持进食环境的安静。刚清醒者因其味觉、运动更为迟钝，应给予适当刺激，使其在良好的觉醒状态下就餐。

（五）吞咽困难严重者的护理

采用鼻饲饮食，采取间断性推注的方法，每天 4~6 次，每次 200~300ml，对待年老、体弱、消瘦和胃蠕动较差者，每次量不超过 50ml。过多过快易致胃部不适，重者

出现胃痉挛、呕吐。鼻饲时取坐位或半卧位，鼻饲后再保持此种体位 30 分钟，防止食物反流。

（六）心理护理

患者有肢体运动障碍、语言障碍和吞咽障碍等，对他们的打击很大，易产生恐惧、自卑、紧张心理。照护人员要安慰和关心他们，以消除不良心理。生活上给予帮助，增强其战胜疾病的信心。

（七）口腔护理

吞咽困难的老年人，进食时口腔容易存留食物残渣，应及时协助清洁口腔，可在饭后用清水漱口，流涎、不能经口进食的患者，常规清洁口腔每天 2 次。

（八）指导吞咽功能训练

在做好心理护理的同时，吞咽训练是康复训练的主要工作之一。常用吞咽训练的方法有以下几种。

1. 咀嚼肌训练

每日可反复进行张口、闭口、上下牙齿互叩及咀嚼运动。不能进行主动运动者，应根据吞咽困难的不同程度，改用指间叩击、冷刺激、短暂的肌肉牵拉、肌肉抵抗运动及肌肉按摩等方式进行训练。

2. 喉运动训练

简单地讲就是发音训练时，让其发单音如"啊"、"咿"和"噢"等。

3. 舌及口唇运动训练

进行口唇运动训练时，应先嘱患者尽量张大嘴巴，然后下颌向左右两侧运动，再闭口、噘唇和嘴角上抬。进行舌的运动训练时，嘱患者将舌向上、下、左、右、前、后各方向做水平、后缩及侧方主动运动与舌背抬高的运动，并在两侧脸颊处用手掌稍加压力以增加舌运动的阻力。对于不能进行主动运动者，护理人员应先用清洁的纱布包裹住患者的舌体，再向各方向牵拉作被动运动。

第五节　深静脉血栓

一、概述

（一）概念

深静脉血栓形成又称血栓性深静脉炎，是临床上常见的血管外科疾病。患病后易造成肢体病残，严重者可危及患者生命。深部静脉血栓常见于以下 3 个部位：下肢肌肉小静脉丛血栓形成，髂股静脉血栓形成，腋静脉锁骨下静脉血栓形成。下肢深静脉血栓典型临床表现往往是单侧下肢（左下肢多见）出现肿胀、疼痛。但是血栓形成早期可以没有明显症状，这是静脉血栓容易被忽略的原因之一。

（二）病因及易患因素

1. 下肢静脉血流缓慢或淤滞

下肢静脉向心回流有赖于正常静脉瓣的功能、骨骼肌的肌肉泵作用以及胸腔负压吸引。下肢肌肉的泵血功能减弱或丧失，局部软组织肿胀使静脉受压，导致下肢静脉血流缓慢或淤滞，局部组织因缺氧致细胞代谢障碍可使局部凝血酶聚集及纤维蛋白溶解酶活性下降而致局部静脉血栓形成。

2. 静脉壁的损伤

正常血管内膜是血小板凝集的生理屏障，其内膜细胞合成的前列腺素有扩张血管和抗血小板凝集的功能。当血管壁损伤时，抗栓现象就会逆转。血小板被激活，启动了病理性血栓形成的"连锁"过程，导致血栓形成。

3. 血液凝固性增高

创伤可使血小板凝聚功能增强，凝血因子增加，纤维蛋白溶解酶活性下降使血液处于高凝状态而诱发下肢深静脉血栓形成。

4. 易患因素

70 岁以上老年人因高龄、肥胖、高血脂、糖尿病、心脑血管疾病和静脉血栓史，均可使血液成分改变而使机体处于高凝状态。故 70 岁以上老年人下肢深静脉血栓形成的发病率大大增加，成为易患人群。

二、长期照护

（一）一般处理

1. 抬高患肢 20°～30°，有利于静脉血液回流，减轻肢体肿胀，避免过度伸展。

2. 保暖，避免室温过低导致血管痉挛。

（二）观察与判断下肢深静脉血栓形成的症状

治疗下肢深静脉血栓形成的关键是早期诊断、早期治疗。对高危老年人观察下肢深静脉血栓形成的判断，要认真听取老年人的主诉。对比观察双下肢肤色、温度、肿胀程度和感觉等，有异常及时报告和处理。

（三）做好健康指导

全面评估老年人的生活习惯，劝导吸烟者戒烟。指导老年人食用低脂、高纤维素、高维生素饮食，多饮水，保持排便通畅。定期检测凝血情况，积极纠正贫血、高血压、糖尿病及其他心血管疾病的影响。照护人员应耐心讲述患病的原因和常见症状，提高老年人对疾病的认识，全面做好健康指导。

（四）制订活动计划，做到早期活动

长期卧床的老人应根据病情每2~4小时协助翻身一次，翻身时避免患肢内收外旋，下肢处于外展中立位，抬高床尾以抬高患肢，要求下肢高于心脏水平面20°~25°。抬高患肢时，不要在腘窝或小腿下垫软枕，以免影响静脉回流。

（五）按摩双下肢以改善局部血液循环，鼓励老年人对患肢进行主动或被动运动，如踝泵运动方法

患者平躺或者坐在床上，大腿放松，缓慢地、用力地做踝关节的最大背伸（将脚尖向上勾，让脚尖朝向自己）、屈跖（让脚尖朝下，向下踩的动作）运动和最大的内翻、外翻（环转）运动作为一个活动单元，每个活动单元要求以患者的最大耐力维持背伸、屈跖各5~10秒，每次锻炼10~20个单元，每天锻炼10~15次，除睡眠状态最好能够坚持每小时练习一次。开始做踝泵运动时活动范围、活动频率与持续时间应由小到大，由少到多，以不引起明显的疼痛与疲劳为原则。

（六）加强对老年骨折患者的观察

老年骨折者发生下肢深静脉血栓形成的高危期是在骨折后的1~4天。患肢的肿胀程度、肤色、浅静脉充盈情况及感觉可反映下肢静脉回流的情况。患肢肿胀、皮肤颜色变紫和皮温升高，多为下肢深静脉血栓形成。照护者应警惕，当患者出现呼吸困难、呼吸急促、疼痛剧烈、心动过速、咳嗽、咯血、腿部疼痛甚至发生意识障碍等症状时，应高度警惕肺栓塞的发生，必须立即实施救治和尽早明确诊断，治疗方法包括一般处理、对症治疗、溶栓治疗、抗凝治疗和手术治疗等。

（七）机械预防措施

长期卧床者鼓励在床上做下肢的主动活动和咳嗽动作，采取间歇或持续小腿充气压力泵、关节持续被动活动、逐级加压的压力袜或弹力绷带等机械性的预防措施。它们均利用机械性原理促使下肢静脉血流加速，降低术后下肢深静脉血栓形成的发生。应用时注意压力及弹力大小应合适，做好皮肤护理，观察局部血液循环，关注使用后的评价。

（八）心理护理

老年患者由于对疾病了解的不足以及疾病本身带来的困扰，极易悲观失望、恐惧不安。护理人员应以和蔼可亲的态度，根据老年人不同文化水平、社会背景及性格特点，有针对性地消除其不良心理和顾虑。鼓励患者积极配合治疗，增强战胜疾病的信心；同时应鼓励老年人家属参与心理护理，充分尊重、理解老年人的心理变化，经常给予鼓励性的指导和肯定，使老年人处于接受和配合治疗的最佳状态。通过照护人员密切关注老年人症状和仔细分析其危险因素，及时发现潜在的问题，积极采取具有针对性的预防和护理措施，可有效减少和控制深静脉血栓的形成。

第六节　吸入性肺炎

一、概述

吸入性肺炎主要是指口鼻咽部的分泌物和胃、食管的反流物误吸入下呼吸道，达肺泡及终末呼吸道而引发的肺部炎性病变。按吸入物的不同可分为感染性吸入性肺炎和非感染性吸入性肺炎。老年人由于呼吸系统的老化，呼吸道防御功能的减退，同时常常患有多种慢性疾病，故是发生吸入性肺炎的高危人群。治疗难点在于老年性吸入性肺炎的表现不典型，或与基础疾病的表现相混淆，极易漏诊和延误诊断，丧失治疗时机。并因常伴有基础疾病而给治疗带来不利影响，故老年性吸入性肺炎必须尽早使用抗生素治疗，采取综合的治疗措施，加强护理，预防并发症，提高抗病能力，尽早康复。

二、长期照护

（一）预防

吸入性肺炎的发病主要是由于误吸，降低老年吸入性肺炎发病率重点在于防止误吸。吸入性肺炎的易患因素有睡眠状态、服用镇静药、痴呆、脑血管病、长期卧床、慢性肺病、全身麻醉、气管插管、气管切开、胸腹部手术和长期鼻饲等，所以照护者应加强对此类老年人的关注。发现误吸者，及时停止经口进食，立即让老年人采取头低侧卧位，清洁口腔异物。

（二）维护呼吸功能

应密切观察病情变化，如观察口唇的颜色，注意摄入量、尿量和痰量及其颜色，注意大便的性状，并做好记录。对意识清醒并能自己咳嗽、咳痰的老年人指导并鼓励有效咳嗽、咳痰，指导其深呼吸后屏住并用力咳出气管深部痰液。对意识障碍不能有效排出痰液患者应在床边备好吸痰器，吸痰体位宜侧卧且患侧在上。协助体位引流、翻身活动，应用重力的原理，将肺叶中的分泌物引流出来。每次喂食前30分钟给患者翻身、叩背，彻底吸痰，待患者平稳约5分钟后进餐，餐后30分钟内避免翻身和吸痰等操作。

（三）做好基础护理

长期卧床患者应侧卧，口腔及咽喉有分泌物时要迅速吸出，以免阻塞气管合并感染。每天进行口腔护理3次以上，及时清除口腔中残留的食物和液体，可以降低老年人吸入性肺炎的危险性。

（四）意识障碍者的鼻饲护理

意识障碍者应给予鼻饲饮食，既能保证药物的摄入，又能避免进食时再次误吸。应改进鼻饲模式，置管时在常规长度基础上增加8~12cm，使鼻饲管最末侧孔进入胃内，少量多餐，每次喂餐前后用温开水冲干净胃管内的残留物。注意不可过快、过多，防止发生反流。

（五）保持呼吸道通畅

鼓励患者咳痰，痰液黏稠者可给予祛痰及化痰药，必要时雾化吸入局部给药，加强痰液体位引流，给予平喘药，解除支气管痉挛，定期叩背，必要时吸痰，一般不用镇静剂和少用镇咳药。

（六）呛咳者的护理

当老年人发生呛咳时，应立即停止进食，帮助拍背。若食物进入喉部，应及时在腹部剑突下、脐以上用手向上、向下推挤数次，使食物排出，防止窒息。对于频繁发生呛咳、且饮水也易呛咳的老人，应及时到医院进行相关检查，建议安置鼻饲管，以保证进食安全，并提供必需的食物、水及药物。

（七）并发症的治疗

老年人吸入性肺炎常有并发症，治疗这些并发症极为重要，如发生呼吸衰竭、心力衰竭是老年人吸入性肺炎死亡的重要原因，一旦发生心衰者，应立即到医院就诊，及时给予对症治疗。

（八）做好心理护理

由于吸入性肺炎是老年人的常见病、多发病，患者的情绪容易变化，表现为急躁、沮丧或自卑，缺乏信心。针对患者这些心理特点，进行有效的心理干预，有助于老年吸入性肺炎的康复。

第七节 骨质疏松症

一、概述

骨质疏松症是以骨量减少、骨的微观结构退化为特征，致使骨的脆性增加，以致极易发生骨折的一种全身性骨骼疾病。老年人骨质疏松症的发生不仅与年龄因素有关，还与饮食结构不合理、长期缺乏运动、吸烟、过度饮酒及咖啡、遗传及环境等因素有关。骨质疏松症通常没有症状，常常要等到骨折时才被发现。常见的骨折部位有髋骨、椎骨和手腕骨等。尤其是髋关节骨折的老年人，因长期卧床可能并发肺炎、尿路感染及压疮等并发症，使老年人丧失独立生活能力，给老年人造成极大的痛苦，甚至威胁生命。

二、长期照护

（一）心理指导

老年人骨质疏松症具有治疗时间长、疗效慢等特点，严重影响老年人的日常生活，因而老年人会出现焦虑、抑郁和悲观等不良情绪。照护人员应认真倾听老年人的诉说，耐心细致地做好安慰及解释工作，鼓励老年人多与他人交流，积极参加老年人组织的娱乐活动及社会活动，家人及朋友对老年人应及时关爱，生活上给予细致和周到的照顾，消除老年人的思想顾虑，积极配合治疗和护理，有利于改善老年人的生活质量。

（二）饮食指导

膳食营养疗法是公认的防治骨量减少和骨质疏松症的重要方法之一，WHO 推荐老年人每天钙摄入量为 1000~1200mg。因此，在饮食上应指导老年人做到以下几点：

1. 低盐饮食

防止因增加食盐摄入量而促进尿钙排泄，导致老年人钙丢失。

2. 多吃新鲜蔬菜和水果

可提高对钾、镁、纤维素及维生素 C 等的摄入，有利于提高骨量。

3. 多摄入富含钙质的食物

如乳制品、芝麻、豆制品、海带和虾米等。

4. 多食用维生素 D 含量较高的食物

如禽肉、蛋、动脉肝脏和海鱼等。

5. 保持良好的生活方式

吸烟、酗酒、大量饮用咖啡或浓茶均能促进老年人尿钙排泄量的增加，导致其骨钙溶出、骨量降低，从而发生骨质疏松症。因此，养成良好的生活方式对预防老年人骨质疏松症的发生有积极的作用。

（三）用药指导

治疗老年人骨质疏松症的药物起效慢、疗程长。常用的基础药物是钙剂，具有方便、安全的特点。老年人应遵医嘱合理使用钙制剂，在服用钙剂时应注意以下几点：

1. 老年人分泌的胃酸量较少，在一定程度上会影响钙的吸收，服用钙剂时最好与饮食同时进行。

2. 钙剂不要与牛奶同时服用，防止钙的吸收下降，避免钙质的浪费，另外钙剂还可导致牛奶中的大分子产生胶质变性。

3. 补钙时多喝水。钙剂是微溶性或可溶性的钙盐，增加饮水可在一定程度上增加钙的溶解，口服钙片时嚼碎后用清水服下可提高钙的吸收。

4. 钙剂与四环素、异烟肼合用，会生成络合物，减少四环素、异烟肼的吸收；与含铅制酸药合用，会减少钙的吸收；碳酸钙与铁剂合用，可减少铁的吸收。因此，在服用钙剂时应注意药物的配伍禁忌。

5. 长期服用正常剂量的钙剂，不良反应较少见。部分患者一般可能出现便秘和腹胀等症状，若服药过量，患者可能出现维生素 D 中毒或其他综合征的表现。

（四）进行适量运动

运动是防治老年人骨质疏松症最有效、最基本的方法之一。运动可以增加骨骼的承受压力和血流量，促进骨骼对钙的吸收，有助于增加骨密度，达到强身健体的目的。运动还可增加老年人机体的协调性、灵活性和平衡性，减少发生摔倒和损伤的概率。老年人可根据自身的健康状况、居住环境、生活方式及天气等情况选择适宜的运动方式，如散步、打太极拳、做广播操和跳舞等，每周运动 3~5 次，每次 30~60 分钟，运动后以无不适感为宜。同时还可增加日光照射时间，提高机体维生素 D 的合成量，促进骨钙化。因此，长期坚持运动对预防老年人骨质疏松症及其并发症的发生具有重要作用。

（五）防止跌倒发生

患有骨质疏松症的老年人是骨折的高发人群，照护人员对其进行日常照护时，要严防骨折的发生。雨雪天尽量不要外出活动，必须外出时要有专人陪伴。减少夜间独自行走，夜间睡眠要加用床栏。在进行翻身、上下床、洗澡、户外活动等时应多加小心，以免受伤后发生骨折，给老年人的身心健康带来不利影响。

第八节 慢性阻塞性肺疾病

一、概述

慢性阻塞性肺疾病（COPD）简称"慢阻肺"，是一种以不完全可逆性气流受限为特征，呈进行性发展的肺部疾病。是老年人的常见病之一，有病程长、病情复杂、易反复感染及死亡率高等特点。主要症状有慢性咳嗽、咳痰、喘息、胸闷、气短及呼吸困难，晚期患者有体重下降、食欲缺乏。可并发慢性呼吸衰竭、自发性气胸和慢性肺源性心脏病等。发病与吸烟、职业性粉尘、化学物质、空气污染和感染等因素有关，是严重危害老年人身体健康的重要慢性呼吸系统疾病。通过积极的预防、治疗及护理，可以大大地降低老年人 COPD 的发病率，减轻症状，阻止病情发展，从而降低病死率，提高老年人的生命质量。

二、长期照护

（一）心理指导

患有 COPD 的老年人体质虚弱、病程长，饱受疾病折磨，易出现紧张、焦虑和烦躁等不良情绪。因此，照护人员应主动向老年人介绍病情，引导老年人以积极的心态对待疾病，态度和蔼，关心体贴，多与老年人沟通，增强老年人心理应对能力，促进家庭成员对老年人的情感支持，培养老年人的生活乐趣，教会老年人放松技巧，分散注意力，缓解其紧张和焦虑的情绪，树立战胜疾病的信心。

（二）饮食指导

患有 COPD 的老年人由于长期患病，胃肠功能下降，进食少，营养缺乏，应给予高蛋白、高热量、高维生素和易消化的食物。为促进老年人的食欲，照护人员应为其创造良好的进食环境，尽量挑选老年人喜欢的食物，鼓励老年人多进食。为减少呼吸困难和保存能量，老年人饭前至少休息 30 分钟。避免进食产气的食物如汽水、啤酒、豆类及马铃薯等，避免食用易引起便秘的食物如油煎食物、干果及坚果等。进食后注意漱口，清除口腔异味。

（三）用药指导

根据老年人 COPD 的病情变化，遵医嘱给予抗生素、支气管舒张药和祛痰药物，用于预防和控制症状，减少急性加重的频率和严重程度，提高运动耐力和生活质量。在用药过程中照护人员应严密观察药物的疗效及不良反应。

（四）保持呼吸道畅通

由于老年人 COPD 的病程长，造成支气管黏膜弥漫性充血、水肿和炎细胞浸润，净化功能减退，支气管管腔中分泌物积聚产生了通气障碍。解除这种通气障碍，排痰是关键，具体方法是：咳、翻、拍。咳：即嘱其深吸气后再用力咳嗽；翻：即避免长期卧床，应定时改变体位；拍：即将手五指稍屈，握成空拳状，轻轻地拍打侧胸背部。拍击的力量不宜过大，顺序要从下而上、由外向内，依次进行。每侧至少拍 3~5 分钟，每日拍 2~3 次，左右两侧交替进行。拍背法不仅能促使肺部和支气管内的痰液松动，而且还可促进心脏和肺部的血液循环，有利于支气管炎症的吸收。必要时每天给予超声雾化吸入也可起到一定的治疗效果。

（五）氧疗指导

患有 COPD 的老年人，多存在低氧血症或潜在的低氧血症，尤其夜间较明显。对呼吸困难伴低氧血症者，遵医嘱给予氧疗，给予持续低流量吸氧，流量为 1~2 L/min，应避免吸入氧浓度过高而引起二氧化碳潴留。对 COPD 合并慢性呼吸衰竭的老年人提倡进行长期家庭氧疗，能延缓病情进程、降低死亡率、改善心肺功能和提高生活质量。因此，照护人员应建议老年人在家添置氧疗设备，并教会其使用及注意事项。

（六）呼吸功能锻炼

呼吸训练不仅可以增加胸廓运动，协调各种呼吸肌的功能，还可增加肺活量和呼吸的有效性，改善肺功能。

1. 腹式呼吸

采取平卧位或半卧位，吸气时有意识鼓腹，呼气时收缩腹部，将自己的手置于腹部，略加压力，可促进肺功能恢复。

2. 缩唇式呼吸

用鼻吸气，用口呼气，呼气时口唇做吹口哨样，吸气与呼气的时间比为 1∶2~3，以上方法每天练习 3~4 次，每次 15~30 分钟，吸气时默数 1、2，呼气时默数 1、2、3、4，逐渐延长呼气时间。通过这样的呼吸锻炼可使肺内残留气体减少，吸气量增加，增加呼吸的有效性。

（七）健康指导

1. 照护人员对患有 COPD 的老年人应进行健康宣教，提高老年人对疾病的认知，更好地配合治疗，维持病情稳定，改善生活质量。

2. 居室保持适宜温湿度，每日通风换气。在冬季老年人应注意保暖，外出时戴口罩，避免直接吸入冷空气，预防感冒。减少去人群聚集的场所，注意休息，避免劳累。

3. 教育和督促患有 COPD 的老年人戒烟，可有效减缓肺功能下降速度，延缓病情发展，改善肺通气功能和生活质量。

4. 教会老年人自我控制病情的方法：如腹式呼吸和缩唇式呼吸功能锻炼等。

5. 避免或防止粉尘、烟雾及有害气体吸入。

6. 照护人员应注意观察老年人的病情变化，让其掌握去医院就诊的时机，定期随访。

第九节　受虐与忽视

一、受虐

（一）老年人受虐的定义

老年人受虐一词是由美国国家科学院提出的，并将其定义引入到社会学和临床医学的学术领域。许多研究沿用此定义，这个定义的描述包括两方面：

1. 由老年人的家庭成员或其他照护者、亲近信赖的人对老年人实施虐待行为、故意造成严重伤害的行为或者故意或无意地导致严重伤害风险的行为。

2. 老年人的照护者不能满足老年人维持生存的基本需求或者难以保障老年人的人身安全。

这一定义包括两个关键点：①遭受虐待或忽视的老年人会出现受伤、剥夺自由或遭遇不必要的危险；②这一行为是施暴者故意伤害所致。这与 WHO 多伦多宣言中关于老年人受虐的定义基本一致，并强调对老年人实施的这一行为的持续性及反复性。

（二）老年人受虐的发生率

许多国家或地区都有关于老年人受虐发生率的数据。2002 年《美国公共卫生杂志》公布了美国全国大型流行病学调查的数据，通过电脑辅助、电话随机访谈 5777 位 60 岁或者以上的老年人，结果发现情感虐待的发生率为 4.6%，躯体虐待为 1.6%，性虐待为 0.6%，潜在忽视为 5.1%，家庭成员实施的反复经济虐待为 5.2%。美国的另一项数据估计其发生率为 4%~10%，影响到 10% 的社区居住的老年人。英国老年人受虐的首次全国性流行病学研究（2006 年）对 2111 位受访者进行了面对面的调查问卷，发现被家庭成员、亲密朋友或者照护者虐待发生率为 2.6%。主要的虐待形式为忽视（1.1%），其次是经济虐待（0.6%）、精神虐待（0.4%）和躯体虐待（0.4%），性虐待最少见，为 0.2%。亚洲国家和地区也有关于老年人虐待发生率的报道，新加坡的调查中发现：虐待老年人的现象比预想中的要严重得多，而且受害者遭到不利后果的折磨。我国湖南大样本流行病学调查的数据显示：虐待老年人的发生率为 1.5%，而农村地区多见。

（三）受虐的类型

1. 躯体虐待

指故意伤害导致老年人躯体疼痛或受伤的行为，比如用器械或利器击打、撞击、打耳光和抓推等。

2. 精神虐待

指故意导致老年人情感伤痛或伤害的行为。比如施加压力、恐吓、威胁、侮辱、命令、不尊敬、责备或其他形式的言语攻击或骚扰与囚禁。

3. 性虐待

指未经同意的任何形式的性接触。

4. 物质或经济剥夺

包括对老年人的物资、钱财或财产进行侵占，比如盗窃现金、社会保障账户及其他个人物资或财产，挪用资金和胁迫（如强迫修改遗嘱或契约）。

5. 忽视

指照护者不能满足老年人的基本生活需求，包括躯体忽视、精神忽视、遗弃和不赡养老年人，有意或无意地剥夺食物、药品或其他生活必需品。

6. 自我忽视

指老年人没有能力或不愿意为自身提供一些必需品或服务来维持安全、独立的生存。与被动受虐不同，自我忽视是一种主动受虐。

7. 其他

包括医疗资源的剥夺、人权侵犯和强迫劳动等形式。

（四）干预与照护

老年人受虐的识别和报道极为困难。首先，因为各种原因，施暴者和受虐者可能隐蔽、淡化甚至否认老年人受虐的存在和严重性；其次，受害者可能由于不知所措、尴尬或者身体的原因不能寻求帮助。而其他组织和机构又难以识别受虐体征，加上对老龄化问题存在根深蒂固的观念，回避处理此类情况，对老年人问题的漠不关心，并很少考虑老年人的权利，均造成老年人受虐难以识别。根据社会生态学分析理论，对老年人受虐的干预可以从宏观（如社会经济发展水平、医疗发展技术和政策等）、社区（如社区服务项目发展状况等）、家庭和个人等几个层次进行。欧美各国已对老年人受虐采取了种种措施，随着各国相继进行老年人受虐的全国流行病学调查，一些国家和地区开始制定新的政策和应对措施，有的国家政府部门通过以下措施解决老年人受虐的问题。

1. 开启老年人受虐求助热线网络。

2. 支持和保护被孤立的和脆弱的老年人。

3. 招聘和培训服务热线辅导员。

4. 对此项工作进行评估和建档。

5. 通过大众和专业的媒体进行宣传。

有些国家通过立法使老年人受虐的报道与相应的服务、应对措施程序化，唤起公众对该问题的认识和重视。

研究证明：健全的社会网络可以减缓老年人的衰弱过程，因此通过加强老年人和家庭成员、朋友、邻居之间的联系，鼓励其参与适当的社交活动，有利于预防和减少老年人虐待。实际操作中，可以将受虐老年人转移以脱离不安全的家庭环境，住进护理机构或者福利院等庇护处，并做出相关后续安排，必要时提供医学、法律、伦理和心理方面的干预及援助。

二、忽视

（一）忽视的基本情况

随着经济的发展，社会节奏的加快，生活压力的增大，50 岁以前的人们都忙着各自的小家庭和事业，对老年人的照料减少。据统计，子女在外地工作的，每年能回家看一看父母的不到 60%，每周和父母通电话的不到 50%。另外，中国的社会服务保障体系不够完善，特别是孤寡老人不能得到很好的社会照料。香港的统计资料表明，共证实有 240 起虐待老年人的事件，其中忽视占 37.5%。大陆在此方面研究较少，没有具体统计。当进入老年期以后，人的工作能力逐渐丧失，经济来源受限，生理功能减弱，体力也逐渐下降，社会交往逐渐减少，如果社会不能给予更多的照顾，子女很少看望，势必影响老年人的身心健康，产生诸多的心理问题。

（二）忽视行为对老年人的心理影响

1. 自卑心理

老年人平时性格固执，特别喜欢周围人尊敬他、恭顺他，希望得到子女的关怀，也希望得到别人的注意和陪伴，如果缺少别人的尊敬和子女的照料，老年人就可能认为自己已经老了，对家庭、社会已没有用处，是对儿女的一种负担，易产生自卑心理。

2. 恐惧心型

人进入老年期后最怕的就是孤独，特别是丧偶和孤寡的老人。有些老年人考虑到子女忙于工作，强压心中的恐惧，怕说出来之后遭到子女的嫌弃，被送往老人院或疗养院，更加减少与子女、亲人见面的机会。有些人患病后，勉强做家务，以示自己无病，不愿住进医院，惧怕医院的环境，怕得不到医护人员的细心照护。长此以往，使老年人对自己年老多病的现状产生恐惧心理。

3. 不安和焦虑

中国的服务保障体系不够完善，社区没有很好地发挥对老年人的照顾作用。如果长期疏于对老年人的照顾，特别是孤寡老人导致长期的独居、信息的闭塞及与外界联系的减少，老年人易产生不安和焦虑。老年人的精神压力和心灵创伤导致社会生活能力下降，对生活失去信心和兴趣。还有刚从工作岗位上退下来的老干部，改变了朝八暮五的规律生活，社会角色也发生了重大的改变，易产生心里不平衡，有很强的失落感，有的子女忽视了老年人重大的心理变化，没有给予及时的心理爱护，使老年人坐卧不宁，产生焦虑的心理。

三、长期照护

1. 关心爱护和尊重老年人

对待老年人要关心、爱护、理解和尊重他们，主动和他们谈心，关心他们的生活起居、衣食住行。发扬尊老爱老的优良传统，劝导其子女抽出时间带上孩子一起多去看望老年人，使老年人享受天伦之乐，时刻让老年人感觉到自己被需要、被关心，感觉到大家庭的温暖。

2. 建立完整的社会保障体系

使老年人老有所养，衣食无忧。针对我国老年人剧增的现实，如何使有限的社会资源充分发挥最大的潜能，已成为一个日益严峻的社会问题，完善社区功能，建立完善、配套齐全的老年人养老场所，也是社会重点关注的问题。倡导孝道，让每一个身为子女的人，不仅要履行赡养的义务，更要关心、体贴老年人，确保他们平安幸福地度过晚年。

3. 加强照护人员队伍的建设

增强照护人员队伍素质，改善就医环境。针对我国照护人员队伍的匮乏，特别是高素质人员的匮乏，就必须改变就医困难和就医环境差的现状。加强照护人员队伍建设，把"登门求医"变"上门送医"。提高照护人员健康指导的能力和沟通能力，提高优质服务水平，建立温馨的住院环境，打消老年人住院的恐惧心理。

4. 开展对老年人心理卫生知识的教育

照护人员要充分利用一切机会，及时了解老年人的心理需要，使老年人了解心理健康的重要性，善于与老年人沟通，取得老年人的信任，鼓励他们说出心中的不满，及时采取护理措施。同时鼓励老年人培养兴趣爱好，多参加社会活动，及时主动与子女沟通，让子女了解自己的心理需要。

5. 积极参加集体活动

多鼓励老年人参加集体活动，比如参加社区的老年之家，从事力所能及的劳动，都可以改善心情，转移注意力。多引导老年人克服自卑、焦虑的心理，从而适应老年人的角色。多倡导老年人看一些老年心理学和美学等方面的书籍，使他们保持平和的、乐观的心态，努力做一个心身健康的人。

（罗昌春　樊　静）

参 考 文 献

[1] 马冬梅. 运动按摩对胸外科卧床患者便秘的影响 [J]. 首都医药，2013，（10）：61.

第八章　照护备忘录

第一节　照护者必备的医药急救箱

一、敷料类

消毒纱布：敷盖伤口。

消毒棉签：用以沾药水清洗伤口或消毒之用。

消毒棉花：用以沾药水清洗伤口或消毒之用。

透气胶带：固定敷料用。

绷带：固定敷料与包扎伤口用。

创可贴：覆盖小伤口用。

二、药品类

碘水：杀菌消毒用，不含刺激性且可预防伤口感染。

双氧水：具有消毒和除臭的作用，使脓、血块和坏死组织松动脱落。但有刺激性，涂在伤口上会影响愈合，不建议在有伤口的组织中使用。

解热镇痛药：具有解热镇痛作用，用于轻中度疼痛。

75%医用酒精：具有杀菌作用，可直接擦拭消毒器械，也可用于浸泡消毒器械。

生理盐水：清洗伤口或器械使用。

氨水（1%~2%）：涂擦于昆虫咬伤部位，有消肿作用。

凡士林：具有防水和保湿功能，可用于轻微伤口止血，缓和鼻出血症状，也可用于皮肤干燥瘙痒。

三、工具类

体温计：测量体温。

剪刀：剪绷带或衣服。

冷敷袋：常用在急性损害与受伤的亚急性期。

热敷袋：常用在慢性损害，可使血管扩张，体温升高，增加代谢，促进结缔组织的恢复。

三角巾：可用于各种患处的固定和包扎。

止血带：用于受伤部位的加压和止血。

压舌板：可用于手指、脚趾等处小关节骨折后紧急固定，或可用于刺激喉咙而引起的恶心呕吐。

骨折固定板：老年人跌倒骨折出现时用。

第二节　照护者必知的紧急医疗照护

一、生命体征改变

（一）呼吸、体温、脉搏改变

可能为痰液阻塞，伤口恶化或其他感染迹象。照护者应该先 查阅当日进食、饮水和翻身是否有所变动，脱水、没有咳痰等都可能引起以上状况。若照护者给予适当处理后，数小时内情况持续恶化，或合并其他生命征象的改变，都应考虑送医。

（二）血压变动

血压因测量时间、病患情绪等因素可以有所变动，照护者应与平日持续性记录做比较。如果无上述情况却出现血压忽高忽低，并有意识变化、胸痛胸闷、肢体无力、左右肢体血压差距过大等现象，则需就医。

二、意识状态改变

引发意识状态改变的因素很多，若为半天内突然的变化，都需要就医。如糖尿病患者，可先测量血压，尚有意识或有鼻胃管的低血糖的患者可先予以喂（灌）食牛奶、葡萄糖等，并于 30 分钟后测量是否回升。若低血糖为第一次发生、近期反复发生、对喂食反应不佳或意识不清者，都应立即就医。

三、急性疼痛

突发疼痛可能代表某特定器官的变化。由于患者可能无法用语言表达疼痛部位，而是以焦躁不安、脉搏变化、血压变化或痛苦等来表现。疼痛为常见身体症状，此处所指急性疼痛与原本就常发生的慢性疼痛需要作一区分，有时是因为疼痛控制不足，而非真正新的急性状况。

急性腹痛合并生命体征的变动，值得特别注意，若同时出现呕吐、腹泻、便血、尿血、腹部僵直等症状，应就医。

胸闷、胸痛常为突发的，可剧烈，也可能隐隐约约。有心血管缺氧、高血压病史者，可予舌下含硝酸甘油片，5 分钟后再观察患者的症状，若连续服用两次药物，症状都无法改善，则要就医。

四、管路不通，管路滑脱

一般常见为鼻胃管、气管切管、尿管。管路不通与管路滑脱为长期照护的患者就医急诊的主要原因之一。

气管切管：气管切管滑脱或阻塞最为紧急，若为部分滑脱，运送过程中应该将留在内部的部分固定住，直到医疗人员接手。

尿管：尿管阻塞不通，可能导致尿液自尿道缝隙渗出，可先检查看看是否管道扭曲或压迫。没有尿液收集至尿袋，有时可能由于渗尿，也可能是尿液生成不足。尿管壁沉积物增加也很常见，但若没有合并出现发热、下腹疼痛、血尿或其他生命征象改变，可以适量提高水分摄取，或在下次更换尿管后予以观察。第一次出现明显沉积物，可取尿液送检。

五、跌倒

长期照护的患者平时活动时间较少，甚至为卧床不动，但仍有可能在少量活动、或被搬送、移位时摔倒或身体任何部位遭受撞击，特别要注意若为头部直接撞击，头骨关节明显移位断裂，意识或血压等生命征立即改变，严重伤口，则需立即就医。其他状况则可先予以观察和安抚，注意撞击处的保护，视情况就医。

六、其他

（一）感染症状

典型的感染症状，如发热、寒战、出现红肿热痛的现象和意识障碍等。然而，由于患者免疫力降低，又常有管路在身，且有多种慢性感染，加上多为老年人，在感染初期往往看不出典型症状。

因此，当患者出现精神不调、食欲缺乏、尿量减少、痰液变浓伴混浊或持续低热，即可能出现感染，照护者应先与护理师做出评估，或直接就医。

（二）胃肠道症状

呕血、便血，若为少量且稍后自动停止，测量生命征后予以观察。单次便血可能为痔疮，治疗可为清洁肛门后涂凡士林于肛门口，减少复发机会。

（三）呕吐、腹泻：常与感冒同时出现，严重的呕吐、腹泻，或喷射状呕吐，需就医。

第三节　照护者的每日记录表

照护者可以依据表格记录患者的身心状态，也能避免日常所遗漏的工作。

表 8-1　健康记录表

日期	身体健康状态								进食状态				排泄状态（次数）			运动状态（时间）			其他
	体重	腰围	体温	血压	心跳	血糖（饭前，饭后）	血氧	水肿	早餐	中餐	晚餐	其他	排尿	排便	其他	散步	运动	其他	

注：腰围测量：测量腰围时应除去受测者腰部受盖衣物，轻松站立，正常呼吸，一皮尺覆盖肚脐，围绕身体一圈即可。进食状态：（-）没吃；（+）三分饱；（++）五分饱；（+++）七八分饱

表 8-2　清洁记录表

日期	每日清洁工作								
	口腔	脸部	餐前洗手	洗澡或擦澡	会阴	沐浴露	更换衣服	毛巾消毒	其他

注：确认完成事项用"√"表示

表 8-3　生命征记录

每天定时测量患者体温、血压、呼吸、脉搏，可观察记录患者每天身体变化，有助于照护人员掌握患者近期的身体状况，如有异常时，可拿此记录表供专业医生参考。

日期	时间	生命征			
		体温（℃）	血压（mmHg）	脉搏（次/分）	脉搏（次/分）

（杨　兵）

第九章 照护资源篇

第一节 老年长期照护的相关政策和法规

从老龄化程度比较高的发达资本主义国家的发展历程来看，解决好老年人的长期护理服务问题是一项基本国策，也是一项老年卫生服务的系统工程，需要从国家的层面宏观调控和统筹解决。建议由全国老龄委办公室牵头，协调人保部、卫生部、民政部、财政部、教育部和科技部等各有关部门，共同研究和制定我国老龄化的发展战略，切实做好我国老年长期护理服务体系建设的顶层设计，尽早出台科学合理和符合国情的老年长期护理服务政策。

老年长期护理服务政策应主要包括以下内容：

一、建立老年长期护理保险制度

从保险制度选择来看，应以法定社会护理保险为主，商业护理保险为辅，把护理保险制度纳入到整个社会保险体系中去；从护理保险的路径选择来看，应当坚持渐进式推进，首先建立老年互助会，其次逐步发展成为准老年护理保险形式，最后在将来条件成熟时正式建立老年护理保险制度；从保险基金的来源看，应当采取三位一体的方式：保险基金由个人、企事业单位和政府各自缴纳。

二、确立老年长期护理服务模式

应和老年医疗服务模式和养老服务模式有效衔接，应建立以居家长期护理为基础、社区长期护理为依托和以社会机构护理（医院、疗养院、护理院和日间医院等）为补充的老年长期护理服务模式。

三、建立老年长期护理的法律保障制度

应在《老年权益保障法》的基础上制定适合实际的《老年长期护理保险法》。应在

调查的基础上，做好老年护理需求的预测，结合不同收入人群的实际情况，研究制定老年护理保险缴费的起始年龄、缴费标准和缴费形式（如缴纳护理保险费或劳务储蓄型护理保险），划分长期护理服务等级，逐步建立比较完善的老年长期护理法律保障制度。

第二节 老年长期照护的行政管理机构

一、国家与政府

国家应从老年发展战略的角度制定老年长期护理服务体系建设的政策和规划，出台相应的法律、法规或条例；各级政府部门应明确职责，充分发挥其主导作用，将构建老年长期护理服务体系作为"十二五"期间和今后十几年内应对人口老龄化的重要举措，更好地服务于老年人群和社会，有力保障失能老人能得到日常生活照料服务和医疗、康复和护理服务。

国家和政府应做好以下工作：

（一）要健全政府公共财政投入机制，建立起长期护理服务的整体预算制度，包括护理机构基础设施建设投资、服务机构运行经费补贴、困难老人医疗与养老服务补贴等，并规定以不低于国民收入增长的比例逐年增加，从而保证对护理服务的持续投入。

（二）要坚持社会福利社会化的方向，制定并落实扶持政策。动员社会力量，大力开展老年长期护理服务项目，逐步形成政府主导、社会各方积极参与的社会化老年人护理服务格局。

（三）要加强老年护理服务事业的法制化、制度化、规范化建设，建立专门的长期护理服务管理部门，协调不同供给主体提供的长期护理服务，制定长期护理服务分级指标体系和受益人准入制度，加强对服务质量的监督检查，以确保护理服务的有序开展。

（四）政府对不同主体提供的长期护理服务实行统一管理，统筹安排居家、社区和机构长期护理服务。在鼓励居家和社区长期护理服务的同时，应逐步扩大老年长期护理院等护理机构的规模和增加服务的种类，改变目前服务项目零散不全的状况，根据老年人的具体需要提供一揽子服务计划，使服务更具针对性。同时，制定居家和社区型长期护理和部分生活护理服务的有利配套政策。应利用社区卫生服务机构自身专业化的硬件和人员配备的优势，积极主动地为老年人提供更多灵活的、人性化的长期护理服务。

二、社会与组织

提供老年长期护理服务不仅仅是家庭的责任，更是社会的责任。延续传统的仅仅依靠国家福利系统来提供长期护理服务的模式，势必会给政府造成沉重的负担，不利于长期发展，还很难形成规模。社会上的各级各类组织机构都应积极参与到老年长期护理服务的行列之中。

在国有资产保值增值、维护老年人合法权益的前提下，我国应采取公办民营、托管、合资和合作等多种形式，加快福利性养老机构或长期护理服务机构的改革、改组和改造；应逐步淡化养老机构或长期护理服务机构的行政色彩和事业单位的属性，逐步实现向非营利性企业转变；应积极扶持民办老年长期护理服务机构，使其成为老年照护服务的主力军和社会事业、国民经济新的增长点。政府要实现职能转换，逐步实现老年照护服务的社会化，可向民办服务机构购买护理服务，允许护理服务机构适当收费。

社会力量应积极参与长期护理服务的供给，可引入竞争机制兴办各级长期护理服务机构，既可从市场中直接购买长期护理服务，也可向长期护理需求者提供不同方式的经济资助或咨询服务。各级护理机构可开展灵活多样、等级不同的长期护理服务，应积极探索一条产业化的发展道路。

三、教育机构

国家教育部和卫生部应将老年学与老年医学学科建设作为今后的一项重要工作来抓，各级各类高等医学院校应逐步建立老年医学院或老年医学系，逐步开展老年医学专业的教育和培训，各级护理教育机构应加强老年护理人才和养老护理员的培养，逐步建立老年长期护理服务人才队伍。

四、科研机构

随着我国老年医学学科的发展，国家自然科学基金委员会、发改委、科技部、卫生部和教育部等各级各类科研管理机构应逐步扩大老年医学方面的科研投入，从老年政策、老年医疗卫生服务模式、老年基础医学、老年临床医学、老年预防医学、老年康复医学和老年社会医学等多方面进行研究，从而揭示老年病的发生发展规律，更好地为老年人谋福祉。

五、学术团体或行业协会

老年长期护理是老年医疗卫生服务的一种模式，应该成立有关老年长期护理方面的学会、协会或专业委员会。老年长期护理方面的学术团体有助于学术理论的交流、护理服务模式的推广、行业标准的制定和学科建设的发展。建议在中华医学会或中国老年学学会下成立老年长期照护专业委员会，从而引领我国老年长期护理专业学科的发展方向，逐步建立和完善老年长期护理服务体系。

六、职能管理与监督网络的建设机构

老年长期照护服务需要由保险机构提供照护服务中的经费支持，需要由民政部门提供长期护理服务设施建设与护理机构的管理，需要由卫生部门提供老年功能状况的综合评估、医疗保健、康复护理和精神慰藉等服务，保险机构、民政部门和卫生部门分别构成老年长期护理服务中经费筹资的主体、经营的主体和服务提供的主体。目前还未建立老年长期护理保险制度，老年长期护理服务涉及卫生和民政两套不同管理部门管理，两者间存在严重的交叉和分割。如果能建立一个制度完善、高效运行的老年长期护理服务管理机构来进行统一管理，那可能是最好的，但根据我国管理体制只能是建立不同部门之间的分工协作机制，具体分工如下：

（一）保险机构的管理职能

根据卫生部门对老年长期照护服务申请者健康状况（尤其是功能状况）的综合评估，结合民政部门对其申请者照护需求的具体分析，确定老年长期护理保险支付的形式和比例，并予以保险费用的拨付与管理。保险机构由国家和地方各级人力资源和社会保障部门进行管理，逐步将养老保险、医疗保险和长期护理保险统一管理，并进行合理调配，使其协调发展。

（二）民政部门的管理职能

负责组织实施老年长期护理服务设施的建设、护理机构的经营与管理、养老护理员的配备与使用。民政部门主要从事养老服务和部分老年长期护理服务。

（三）卫生部门的管理职能

负责对老年长期照护服务申请者健康状况（尤其是功能状况）的综合评估，并对确定的服务对象提供居家、社区或机构的老年长期照护医疗卫生服务，主要包括医疗保健、康复护理和精神慰藉等服务。卫生部门主要从事老年医疗卫生服务和部分老年长期

护理服务。建议我国的各级卫生行政管理部门应自上而下建立老年医疗卫生管理机构，逐步将老年长期护理服务纳入到医疗卫生服务之中去。

老年长期护理服务需要卫生部门和民政部门协调管理，因此，在老年长期护理服务中的"医养结合"就显得非常重要。国家和政府应结合卫生与民政部门，充分调研老年长期护理服务中存在的问题或弊端，明确定位，合理分工，高效协调，尽早建立我国的老年长期护理服务体系。

七、监督、检查机构的建设机构

建立监督、检查机构，专门负责老年长期照护服务质量的监督和检查，从而保证护理服务的水平和质量，保障老年人能够安享晚年。

（一）对护理服务质量的监督

在卫生行政管理部门建立老年长期护理服务的监督和检查机构，负责对护理机构服务质量的评估和对医护人员的考评。应在全国范围内统一评估标准，对护理服务机构的评估，重点调查护理机构的资源配备、护理措施的有效性和及时性、被护理对象及其亲属对护理服务质量的满意度等；对于护理人员服务质量的考评，不仅要注重护理人员护理动作的规范性、护理知识的专业性和护理时间的有效性，更应该注重护理人员是否真正以护理对象为中心，实施以人为本的人性化服务。

（二）对老年护理保险资金使用的监督

在各省市的人力资源和社会保障局下设置老年护理保险资金使用的监督检查机构，负责对老年长期护理服务的经营主体进行老年护理保险资金使用的监督和检查。监督、检查机构应加强与财政、审计等相关部门的联系和合作，逐步完善老年护理保险资金使用的监督和检查制度。本机构应建立老年长期护理服务的申请程序和对申请人进行综合评估的专家团队。只有这样，才能有效保障老年护理保险参保对象的合法权益，对老年长期护理服务经营主体起到制约作用。

（三）对老年护理服务需求的监察

在民政部门建立调研老年长期护理服务需求的监察机构，负责对其照护服务需求的调查和监察。对老年护理服务需求的监察不仅能够有效避免过度的长期护理服务消费，而且可以避免出现老年护理服务的不足和护理保险资金的不到位，有利于有效地利用老年长期护理服务资源，避免老年护理保险经营机构为了逃避赔保责任或故意减少保险金的支出，而降低老年护理服务的水平。

八、建立长期照护服务的行业协会和监督委员会

当大量的各种长期照护服务机构涌现、大量长期照护服务产品出现的时候，国家就需要设立特定的监管机构对服务机构的行为进行监督。例如，英格兰地区建立了国家照护标准委员会（National care standards commission，NCSC）。这个委员会从 2002 年 4 月起负责管理英格兰的长期照护服务标准。2003 年又通过修订的《健康与社会照护法》设立了社会照护督察委员会负责检查、监督社会照护服务。由此，我国也可以设立相应的机构针对长期照护进行必要的监督和检查。构建我国老年长期护理服务的监管网络，政府组织机构应合理分工、紧密协作，有效配置有限的护理服务社会资源。一是要建立长期照料服务行业协会以加强行业指导和行业管理。二是应在地方建立长期照料服务监督委员会，由政府管理部门、老年人协会和失能老人家属代表组成，对长期照料服务质量实行监督。

综上所述，我国正处于社会转型期，面对迅速发展的人口老龄化和未富先老的主要特征，我国必须建立一个以居家护理为基础、以社区护理为依托和以社会机构护理为补充的多元化的老年长期护理服务体系。该体系从服务内容上讲可分生活护理和医学护理，前者主要包括日常生活护理和家政服务，如帮助配膳、喂饭、洗澡、陪送看病、洗衣、聊天和读报等服务；后者主要包括专业性的医疗、康复、护理和精神慰藉等服务，如常见老年慢性疾病的治疗、各种留置管道的护理、预防性的老年康复训练、常规的医学照护和排解孤独与烦恼等。要进行老年长期护理服务体系的建设，必须全面构建老年长期护理服务的职能管理与监督、服务机构、人才队伍、信息化管理和保障支撑五大网络，只有各级各类相关部门的密切合作和共同努力，才能使失能老人尽享夕阳之美。

在发达国家，除了国家设立的养老院外，还存在着大量的营利性的养老机构。而对于我国长期照护的需求状况而言，现有的民政体系下的福利院和私人兴办的养老服务机构根本无法满足日益增长的需要。因此，国家应当在政策上倡导此类机构的设立，并简化此类机构的设立程序，避免其设立受到过多的行政审批拖累。同时，一方面提供税收上的适当减免，另一方面可以提供优惠的低息或无息银行贷款。在人员方面，国家可以免费提供护理和生活照料的基本培训，以满足其照护人员应有的相关专业知识的需要。

居家的老年人长期照护服务的比例在近年的发展中呈上升趋势。越来越多的老年人更愿意在家中接受照护服务，而不是采用机构照护模式。这要求我国必须尽快修改目前的建筑法规，增加强制性的要求以适应这样的发展趋势。英国在这一问题上反应非常迅

速，新首相布朗一上任就制定了新的住房计划：至 2020 年，英国将建造 300 万套住房，并且这些住房要求必须是可以供老年人无障碍的居住，符合老年人居家照护的各种需要。除此之外，英国政府还将对现有住房进行改造。这样的政策是在对未来发展老年人长期照护发展趋势作出准确的预测之后作出的，其必将对居家照护产生不可估量的积极影响。

建立我国自己的老年人长期照护制度虽然不是一朝一夕就可以完成的，但其迫切性已是显而易见。目前，如若在立法上积极推进相关法律的修改和制定，建立起一套基本的老年人长期照护制度，则可以避免在以后老年人口超过 30% 再来制定对策时的唐突，从而在老年人长期照护问题上占据主动地位，也可以在国家立法层面更深入地继承和发扬"孝道"这一传统美德，使这样的美好道德传统与先进的法律制度进一步紧密结合，以彰显具有我国特色的法律制度的巨大魅力。

第三节　老年长期照护的服务机构

构建不同层级的老年长期护理服务模式，应综合考虑患者的健康状况、机体功能、自理程度、个人意愿、需要社区提供的服务量和社会经济条件等具体情况。不同的服务模式应适应老年人的失能水平、居住格局、接受服务的偏好以及收入和教育水平。由于老年长期护理的服务模式主要为居家护理、社区护理和机构护理，所以老年长期护理服务机构的网络包括居家护理的家庭、社区卫生服务机构、老年长期护理院和老年医院等。

一、承担居家长期护理任务的家庭

无论在哪一个国家，居家照护都是不可替代的，尤其是在我国"未富先老"的情况下，不管是对政府还是对老年人自身，家庭是长期护理服务的最宝贵资源，家庭的温暖和自然的照护环境是社区和机构长期护理所不能替代的。因此，家庭长期照护是整个长期护理服务体系建设的基础，家庭成员是老年长期护理服务的主要提供者。当然，家庭成员也需要接受一定的专业护理培训。

家庭赡养老年人不仅是我国传统道德伦理的要求，同时也是我国宪法和《老年人权益保障法》的要求，居家长期护理符合我国老年人的养老观念，容易被人们所接受。家庭作为长期护理单元，家庭成员在机构或社区医护人员的指导下完成长期护理任务，主要承担对老年人的经济支持、生活照料和精神慰藉。专业化的医疗护理服务需要依赖于社区或专业医疗护理机构来完成。这种居家照护服务模式符合我国传统的"孝道"文化，是我国老年长期护理服务体系建设中首选的和最主要的服务模式。

二、社区卫生服务机构

随着社会经济的发展和计划生育国策的实行，"空巢家庭"大量涌现，人口流动性增加，住房条件改善并趋向于小型化，加之长期护理专业性强（涉及医疗、康复、护理、心理以及管理等多个学科）等问题，家庭提供老年人长期护理的负担日益沉重，所以构建符合社会发展、满足老年人切实需求的社区长期照护势在必行。

社区长期照护模式是以社区卫生服务中心为依托，或在社区中心开设老年长期照料病床，或是为居家的老年人提供长期照护服务，便于与区域卫生规划协调发展，并可节约医疗卫生资源。社区作为老年人日常活动的主要场所，社区卫生服务中心可以依据本社区老年人的年龄分布、生理特征、居住特征和照顾来源针对性地设计不同层次、不同生活维度、不同专业化程度的长期护理服务。社区长期护理服务内容既包括对失能老人个体的日常生活照料、医疗护理服务和精神慰藉，同时也包括对社区失能老人的统一管理；服务提供者可分为专业和非专业人员，分别负责解决老年人不同的服务需求。

社区长期照护是"一站式"的连续照护，社区卫生服务机构和社区内的养老设施联合协作，将居家长期照护纳入其中，为社区老人提供慢病防控、急危重症救治、康复护理、长期照护和临终关怀等连续性的服务。社区卫生服务机构可以根据失能老人的具体情况进行个案管理，科学地为其提供更加综合性和专业化的长期护理服务。因此，社区长期护理服务将能够成为家庭护理最有力的补充和后援支持，是老年长期护理服务的重要依托。

三、老年长期护理院

在国家和地方有关政策的支持下，必须大力发展以政府为主导、以民营为补充的老年长期护理院。国家和政府应加大对老年护理院的投资力度，严格按照原卫生部《护理院基本标准（2011版）》进行老年长期护理院的建设，合理配置医疗和护理资源，保证医疗、康复、护理、营养和临床药师等人员的数量和质量。国家和政府除应不断增加老年长期护理院的数量和功能外，还应不断提高其服务质量和逐步扩大其覆盖范围。

老年长期护理院是为长期卧床患者、晚期姑息治疗患者、生活不能自理的老年人以及其他需要长期护理服务的患者提供医疗、康复、护理和临终关怀等服务的医疗机构和养老机构。老年长期护理院为老年人提供全天 24 小时的住院服务，住院时间可以数月到数年，甚至到终身。服务的对象主要是心功能出现障碍、日常生活依赖度高而同时家庭照顾资源缺乏或无家庭照顾资源，且无法以社区或居家方式照顾的老年人。老年长期护理院是未来老年长期照护的中坚力量，各种层次和形式的老年长期护理机构会成为家庭护理和社区护理的有效补充。

四、老年病医院

老年病医院以医疗为主体，可为居家长期护理、社区长期护理和长期护理院作技术支撑。长期护理体系的建设和发展离不开医疗服务的有力支持，两者相辅相成，不可分割。市级老年病医院应开设示范性的老年医疗专护病区，充分利用其医疗资源，承担各地区老年护理工作的指导和专业护理人员的培训任务。区县级老年医院在病床比较富裕的情况下可设老年长期照护病区和老年临终关怀病区。

我国失能老年人数量庞大、结构复杂，孤、寡、鳏、独或失独者占有很大的比例，高龄失能者又逐年增加，不管其家庭是否有照护能力，这些失能的老人既涉及养老服务问题，同时也涉及医疗卫生服务问题，给家庭、社区或社会都造成了巨大的压力和沉重的负担，需要国家卫生部门和民政部门密切配合、宏观调控和统筹解决，构建以居家照护为基础、以社区照护为依托、以机构照护为补充的老年长期护理服务体系已是大势所趋、人心所向。

第四节　老年长期照护人才的培养

我国正处于老龄化飞速发展的时期，老年医学人才严重匮乏，尽管老年长期护理所需的专业医护人员相对较少，但仍难满足日益增长的老年长期护理服务需求。由于我国的老年长期照护服务体系还未建立，老年医学方面的管理人才、养老护理员、社会工作者、营养师和心理师同样处于非常短缺的状态。因此，构建老年长期护理服务的人才队伍网络应是体系建设中首当其冲的事情。

一、管理人才的培养

建立老年长期护理服务体系，需要大量的管理人才，医学院校和非医学院校都可以设置一些老年健康管理方面的专业进行老年事业管理人才的培养。

二、老年医学专业技术人才的培养

目前我国多数医学院校无老年医学专业的设置，老年医学人才的培养仅限于研究生的培养。限于我国老年医学人才严重紧缺的状况，老年医学专业技术人才的培养应从以下三方面着手进行，其一是抓好现有非老年医学人才的老年医学继续再教育，一般让他们接受两年左右的老年医学培训，经考核合格后使其从事老年临床医学工作；其二是扩大老年临床医学研究生的招生比例，加大对老年临床医学人才的培养力度；其三是逐步在医学高等院校开设老年医学专业或成立专门的老年医学系或老年医学院，以便培养一定数量的老年医学人才，逐步满足老年医疗卫生和老年长期照护服务对老年医学人才的需求。

三、养老护理员的培养

养老护理员无论从规模还是从专业水平都不能满足老年人对于长期护理服务的需求，国家和政府亟待建立一个制度健全、标准规范的养老护理员培养机制。应强化养老护理员的培训力度，规范养老护理员的护理行为，推行养老护理员的专业技术等级评定、资格认证和上岗考核培训制度，逐步实现服务人员的职业化和专业化，不断提高服务人员的职业道德、业务技能和服务水平。

国家和政府可依托教育机构鼓励有条件的职业院校、职业培训机构开办老年长期护理服务培训课程，规范老年照护服务内容，提高服务人员的服务技能和水平，以适应和满足不同类型老年人的需要；应鼓励青年学生关爱老人，热心老年事业，积极从事老年照护服务工作；应鼓励医疗卫生机构进入社区，为照料老人的家政服务员、民间保姆、家庭成员开设康复护理知识和技巧的知识讲座，并上门进行康复护理指导，不断提高家庭照护的质量和水平。

四、其他学科人才的培养

从事老年长期照护服务，除需进行上述人才的培养外，还需进行营养师、临床药师和老年社会工作者等的培养。

第五节 老年用品店

目前我国老年用品和服务的市场需求为每年 6000 亿元，但目前每年为老年人提供的产品和服务则不足 1000 亿元，供需之间的巨大差距让老龄产业"商机无限"。

老年用品店的经营范围其实可以很广，涉及老年食品、日常用品、运动品、健身品、礼品等。通常包括伸缩拐杖、坐便器、助听器、野生植物健康枕等

一、老年食品

老年人的饮食和营养摄取需要特别照顾。因此，营养专家列出十条老年饮食原则：

（一）少量多餐，以点心补充营养

老年人由于咀嚼及吞咽能力都比较差，往往一餐吃不了多少东西，而且进食时间又拖得很长。为了让老年人每天都能摄取足够的热量及营养，营养师建议，不妨让老年人一天分 5~6 餐进食，在 3 次正餐之间另外准备一些简便的点心，如低脂牛奶泡饼干（或营养麦片）、低脂牛奶燕麦片，老年或是豆花、豆浆加蛋，也可以将切成小块的水果或水果泥拌酸奶食用。

（二）以豆制品取代部分动物蛋白质

老年人必须限制肉类的摄取量，一部分的蛋白质来源应该以豆类及豆制品（如豆腐、豆浆）取代。老年人的饮食内容里，每餐正餐至少要包含 170g 质量好的蛋白质（如瘦肉、鱼肉、蛋、豆腐等），素食者要由豆类及各种坚果类（花生、核桃、杏仁、腰果等）食物中获取优质蛋白质。

（三）主食加入蔬菜一起烹调

为了方便老年人咀嚼，尽量挑选质地比较软的蔬菜，如西红柿、丝瓜、冬瓜、南瓜、茄子及绿叶菜的嫩叶等，切成小丁块或是刨成细丝后再烹调。如果老年人平常以稀饭或汤面作为主食，每次可以加入 1~2 种蔬菜一起煮，以确保他们每天至少吃到 500g 的蔬菜。

（四）每天吃 350g 水果是常被老年人忽略的食物

一些质地软的水果，如香蕉、西瓜、水蜜桃、木瓜、芒果、猕猴桃等都很适合老年人食用。可以把水果切成薄片或是以汤匙刮成水果泥食用。如果要打成果汁，必须注意控制分量，打汁时可以加些水稀释。

（五）补充维生素 B

近年来的研究逐渐显示，维生素 B 与老年人易罹患的心血管疾病、肾脏病、白内障、脑部功能减退（认知、记忆力）及精神健康等都有相当密切的关联。无论生病、服药或是手术过后，都会造成维生素 B 大量流失，因此对于患病的老年人来说，需要特别注意补充维生素 B。没有精加工的谷类及坚果中都含有丰富的维生素 B，所以在为老年人准备三餐时，不妨加一些糙米、胚芽等和白米一起煮成稀饭，或者将少量坚果放进搅拌机里打碎成粉，加到燕麦里一起煮成燕麦粥。

（六）限制油脂摄取量

老年人摄取油脂要以植物油为主，避免肥肉、动物油脂、猪油、牛油），而且也要少用油炸的方式烹调食物。另外，甜点糕饼类的油脂含量也很高，老年人应尽量少吃这一类的高脂肪零食。最好多不饱和脂肪（如玉米油、葵花籽油）和单元不饱和脂肪（如橄榄油、花生油）轮换着吃，这样比较能均衡摄取各种脂肪酸。

（七）少加盐、味精、酱油，善用其他调味方法

味觉不敏感的老年人吃东西时，常觉得索然无味，食物一端上来就猛加盐，很容易吃进过量的钠，埋下高血压的隐患。可以多利用一些具有浓烈味道的蔬菜，例如香菜、香菇、洋葱，用来炒蛋或是煮汤、煮粥。利用白醋、水果醋、柠檬汁、橙汁或菠萝汁等各种果酸味，也可以变化食物的味道。用一些中药材，尤其像气味浓厚的当归、肉桂、五香、八角或者香甜的枸杞、红枣等，取代盐或酱油，丰富的味道有助于勾起老年人的食欲。

（八）少吃辛辣食物

虽然辛辣香料能引起食欲，但是老年人吃多了这类食物，容易造成体内水分、电解质不平衡，出现口干舌燥、火气大、睡不好等症状，所以少吃为宜。

（九）白天多补充水分

因为担心尿失禁或夜间频繁如厕，不少老年人整天不大喝水。其实应该鼓励老人在白天多喝白开水，也可泡一些花草（尽量不放糖）变换口味，但是要少喝含糖饮料。晚餐之后，减少水分摄取，这样就可以避免夜间上厕所影响睡眠。

（十）每天服用一颗复合维生素补剂

老年人的个体差异很大，加上长期服药，所以不同的老年人需要额外补充的营养素也大不相同。让老年人每天服用一颗复合维生素补剂，是最基本且安全的强化营养方法，尤其可以补充老年人特别需要的维生素 B、抗氧化维生素 C 及维生素 E、维持骨质

的钙、增强免疫力的锌等。不要擅自服用高剂量的单一补充剂，尤其是脂溶性的维生素A、维生素D、维生素E等，吃得过多会累积在体内，甚至引发毒性。

二、老年生活用品

在德国，老年人的用品非常丰富，德国老年人的生活质量也因此大大提高。比如拐杖，商店里，我们能够看到各种专供行动不便的老年人使用的走路辅助工具。比如老年人用的各种拐杖，与地面接触的一端有单头的，有双头的，还有三头的，以确保老年人行走时有个稳定的支撑。对于那些拄拐杖都难以维持平衡的老年人，则可以选择能当拐杖用的手推车，老年人既可以借此维持平衡，也可以用作购物车，随身的小东西，上街时买的面包和蔬菜都可以放在车里，这使老年人的生活自理能力大大提高。有的拐杖上面还有个小凳子，老年人累了可以在小凳子上坐着歇一会。

电话上有大按键。电话是老年人与家人、朋友保持联系的一个重要途径，但许多老年人或是视力不好，或是听力退化，使用普通的电话比较费劲。因此有几款专门为老年人设计的电话：一种是为那些听力不好的老年人设计的电话，增大了震铃和话筒的音量，让那些没戴助听器的老年人也能与电话线另一端的人交流；另一款电话机按键特别大，再印上大号的数字，保证老年人不会按错号码。电话的按键上还可以贴上亲友的照片，将这些人的号码缩位后，以后只要按一下照片相对应的键就能拨通对方号码，大大方便了记忆力不好的老年人。所有的老年人专用电话都设置了急救键，危急关头，老年人不需要一个数字一个数字地拨号，只要按一下颜色醒目的急救键便可接通救助机构。

年岁大的老年人，穿衣穿鞋、上厕所都是个难题。市场上于是出现了加长的鞋拔子，老年人只需将鞋拔子一端放在鞋里，将脚伸进鞋里往下一踩，鞋就穿上了。

小药盒保证按时服药。许多老年人一天要服多种药，他们往往搞不清到底该吃哪种药，每种药该吃多少。于是，又有老年人专用药盒，里面分成若干可抽拉的栏，每栏又分成若干格。配药的时候，药房会根据处方将各种药片放在一个个小格里，一次所需服用的药全放在一格中，老年人每天只需抽出那一栏，一次把一小格中的药全部吃完就行，小药盒保证老人每天能按时按量服药。

第六节　老年福利机构或慈善机构

养老涉及千家万户，养老问题关系国家的未来。新时期下的养老问题势必给老年人自身及其家庭乃至整个社会带来一系列新问题。近50年来中国人口的发展经历了前中期对生育水平的高度关注和后期对人口年龄结构的变化、特别是人口老龄化和高龄化的严重关切。人口老龄化的变化趋势及未来庞大老年群体的养老（无论是社会还是家庭养老）问题已是个人和社会必须认真思考和准备的一个问题。对于个人来说，现在的老年人，甚至是年轻人都已经开始对此有所意识，无论是被动地由工作单位督促积累养老金、加入不同水平的医疗保险体系，还是主动地参加不同类别的商业养老保险，都希望提高个人晚年经济水平、医疗服务保障和生活水平。对于社会来说，国家更是意识到人口老龄化、老年人群不断膨胀的事实，已经在原有的社会福利机构的基础上增加了新型的养老机构，以满足老年人群的不同需求。现今养老机构的名称繁多（养老院、敬老院、老年公寓、老年活动中心、老人院、福利院、老年护理院等），所有制的性质也有所不同（公办、民办、公助民办、公办民营），国家对不同类别养老机构的建立与管理有不同的要求，各类机构也对自己的发展有明确的目标。

在我国，养老机构属于社会福利机构的一种，它的建立和管理受民政部门的指导和监督。有关养老机构的主要政府规定包括民政部门于1999年开始实行的《社会福利机构管理暂行办法》（以下简称《暂行办法》）。这一〈暂行办法〉将社会福利机构定义为"国家、社会组织和个人举办的，为老年人、残疾人、孤儿和弃婴提供养护、康复、托管服务的机构"。县级以上地方人民政府民政部门的社会福利机构的主管部门承担具体的管理、监督和检查工作。根据《暂行办法》，县级以上的民政部门的主管部门对养老机构有审批和管理的责任。有关部门的审批流程为：依法成立的组织或具有完全民事行为能力的个人提出筹办申请，然后由民政部门审查并在30日内做出统一筹办或不予统一筹办的决定，获得同意筹办的组织或个人申请领取《社会福利机构设置批准证书》，最后得到《证书》后到登记机关办理登记手续。2002年民政部办公厅又发出通知，要在全国范围内统一制发《社会福利机构设置批准证书》，证书有效期为3年，每3年更换一次（民办函［2000191］）。申请者应具备的主要条件为：申办有资格证明、养老机构有资金来源（与其服务内容和规模相适应的开办经费）和固定场所（固定的服务场所、必备的生活设施及室外活动场地）。北京市的《北京市养老服务机构管理办法》（2000年10月13日，北京市人民政府令第63号）还详细规定了规定场所和设施的标准为床位不得少于30张；收养的老年人的人均居住面积不得少于5平米。国家除对申请的机构和人员在场所和资金方面规定符合有关要求外，其机构的场所还应符合国家消防安全和卫生防疫标准，符合《老年人建筑设计规范》和《方便残疾人使用的城市道路和建筑物设计规范》。其医务、护理、工作人员需分别符合卫生行政部门的资格条件和有关部门规定的健康标准。

民政部门对养老机构的监督和管理主要包括要求各机构建立健全的各项规章制度和服务标准，并须张榜公布；各机构须按时向上级部门提交工作报告及工作计划，加强财务管理，报批更换名称、服务项目及场所；主要负责人更换时也需要到民政部门备案。县级以上人民政府民政部门也会定期对养老机构的工作进行年度检查。《暂行办法》中以上这些内容规定了国家民政部门有权全面管理和监督公办、民办养老机构的建立和运营过程，从根本上保证了养老机构符合基本的机构要求和服务水平。

然而人口老龄化的速度已远远超过国家和集体办养老机构所能承受的程度。国家意识到这种现状，并于 2000 年由国务院办公厅转发了一个民政部等部门《关于加快实现社会福利社会化的意见》的通知（国办发〔2000〕19 号），明确提出要从"长远和全局出发，广泛动员和依靠社会力量，大力推进社会福利社会化，加快社会福利事业的发展"。社会福利社会化主要体现在投资主题多元化、服务对象公众化、服务方式多样化等方面。在通知中还提出了推进社会福利社会化的目标：到 2005 年在我国基本建立以国家兴办的社会福利机构为示范、其他多种所有制形式的社会福利机构为骨干、社会服务为依托、居家供养为基础的社会福利服务网络。在城市各种所有制形式的养老服务机构床位数达到每千名老人 10 张左右，普遍建立起社区福利服务设施并开展家庭护理等系列服务项目。在农村 90% 以上的乡镇建立起以"五保"（保吃、穿、住、医、葬）老人为主要对象，同时面向所有老年人、残疾人和孤儿的社会福利机构。

《通知》中也说明政府会对社会力量投资创办的养老机构给予政策上的扶持和优惠。如在地价上可适当得到优惠，在用电上得到当地最优惠的价格，在电话和电信业务方面会得到优先照顾和优惠。财政部、国家税务总局又发出《关于对老年服务机构有关税收政策问题的通知》（财税〔2000〕97 号），更为细致地规定对包括个人等社会力量投资兴办的福利性、非营利性的老年服务机构（主要包括老年社会福利院、敬老院〔养老院〕、老年服务中心、老年公寓〔含老年护理院、康复中心、托老所〕等），暂免征收企业所得税以及老年服务机构自用房产、土地、车船的房产税、城镇土地使用税、车船使用税。对企业单位、社会团体和个人等社会力量向老年服务机构的捐赠在缴纳企业所得税和个人所得税前准予全额扣除。

从上面不同政策规定中我们应该看到，尽管国家十分希望依靠各方力量承办养老机构，但在资质的条件及机构设施的硬件条件上是有严格的要求的。例如就建筑设计方面，目前仍在实施的是 1999 年（5 月 14 日）民政部办公厅、建设部办公厅下发的《关于发布行业标准（老年人建筑设计规范）的通知》（建标〔1999〕131 号；民办函〔1999〕161 号）。这一通知首次严格规定了老年人建筑的行业设计标准，包括基地环境的设计（如交通医疗文娱活动方便；安静、卫生、无污染；阳光充足、通风好）、建筑本身的设计（如出入口、过厅走道、楼梯、坡道和电梯、居室、厨房、卫生间、阳台、门窗、室内装修）以及建筑设备与室内设施。

国家除对养老机构整体有规定外，对农村的敬老院还有单独的要求——《农村敬老院管理暂行办法》（民政部令第 1 号，1997）。这一有关农村养老机构的〈暂行办法〉将敬老院定性为农村集体福利事业单位，提倡企业、事业单位、社会团体、个人兴办和资助敬老院。其中也规定了农村敬老院的资金来源（乡镇统筹），上级主管部门（民政部门），供养对象（以五保对象为主），院务、财产管理，生产经营等方面的内容。各地区也都有自己的养老机构管理办法，如北京市人民政府 2000 年发布的《北京市养老机构管理办法》。

（杨　兵）